中国防痨公益基金全国结核病防控促进计划
－人才培训项目（星辰计划）资助出版

结核病防治培训教材

防控篇

组织｜中国防痨协会
编写｜中国疾病预防控制中心结核病预防控制中心

U0229315

主　审　刘剑君　成诗明
主　编　赵雁林　张　慧

人民卫生出版社
·北京·

图书在版编目（CIP）数据

结核病防治培训教材.防控篇 / 赵雁林，张慧主编
. — 北京：人民卫生出版社，2023.11
ISBN 978-7-117-33672-7

Ⅰ.①结…　Ⅱ.①赵…　②张…　Ⅲ.①结核病－防治
－职业培训－教材　Ⅳ.①R52

中国版本图书馆 CIP 数据核字（2022）第 190738 号

| 人卫智网 | www.ipmph.com | 医学教育、学术、考试、健康，购书智慧智能综合服务平台 |
| 人卫官网 | www.pmph.com | 人卫官方资讯发布平台 |

结核病防治培训教材——防控篇
Jiehebing Fangzhi Peixun Jiaocai——Fangkongpian

主　　编：赵雁林　张　慧
出版发行：人民卫生出版社（中继线 010-59780011）
地　　址：北京市朝阳区潘家园南里 19 号
邮　　编：100021
E - mail：pmph @ pmph.com
购书热线：010-59787592　010-59787584　010-65264830
印　　刷：北京印刷集团有限责任公司
经　　销：新华书店
开　　本：787 × 1092　1/16　印张：18
字　　数：382 千字
版　　次：2023 年 11 月第 1 版
印　　次：2023 年 12 月第 1 次印刷
标准书号：ISBN 978-7-117-33672-7
定　　价：60.00 元

打击盗版举报电话：010-59787491　E-mail：WQ @ pmph.com
质量问题联系电话：010-59787234　E-mail：zhiliang @ pmph.com
数字融合服务电话：4001118166　E-mail：zengzhi @ pmph.com

结核病防治培训教材
防控篇

编写委员会

主　审　刘剑君　中国防痨协会
　　　　　成诗明　中国防痨协会

主　编　赵雁林　中国疾病预防控制中心结核病预防控制中心
　　　　　张　慧　中国疾病预防控制中心结核病预防控制中心

编　委（按姓氏笔画排序）
　　　　　王　倪　中国疾病预防控制中心结核病预防控制中心
　　　　　王　健　西藏自治区疾病预防控制中心
　　　　　王　嘉　中国疾病预防控制中心结核病预防控制中心
　　　　　王晓林　宁夏回族自治区结核病防治所
　　　　　王朝才　青海省疾病预防控制中心
　　　　　王新旗　新疆维吾尔自治区疾病预防控制中心
　　　　　白丽琼　湖南省结核病防治所　湖南省胸科医院
　　　　　成　君　中国疾病预防控制中心结核病预防控制中心
　　　　　刘　洁　安徽省结核病防治所
　　　　　刘二勇　中国疾病预防控制中心结核病预防控制中心
　　　　　刘新文　新疆生产建设兵团疾病预防控制中心
　　　　　许　琳　云南省疾病预防控制中心
　　　　　孙定勇　河南省疾病预防控制中心
　　　　　孙彦波　黑龙江省疾病预防控制中心
　　　　　李　涛　中国疾病预防控制中心结核病预防控制中心
　　　　　李进岚　贵州省疾病预防控制中心
　　　　　杨枢敏　甘肃省疾病预防控制中心
　　　　　沈　鑫　上海市疾病预防控制中心
　　　　　张　帆　天津市结核病控制中心
　　　　　张　慧　中国疾病预防控制中心结核病预防控制中心
　　　　　张天华　陕西省结核病防治研究所

张灿有　中国疾病预防控制中心结核病预防控制中心
张建辉　广东省结核病控制中心
张铁娟　吉林省结核病防治科学研究院
陈　闯　四川省疾病预防控制中心
陈　彬　浙江省疾病预防控制中心
陈明亭　中国疾病预防控制中心结核病预防控制中心
陈海峰　河北省疾病预防控制中心
范　君　重庆市结核病防治所
范月玲　山西省疾病预防控制中心
林淑芳　福建省结核病防治所
罗兴雄　海南省疾病预防控制中心
竺丽梅　江苏省疾病预防控制中心
周　林　中国疾病预防控制中心结核病预防控制中心
周丽平　湖北省疾病预防控制中心
郑建刚　江西省疾病预防控制中心
屈　燕　中国疾病预防控制中心结核病预防控制中心
赵雁林　中国疾病预防控制中心结核病预防控制中心
钟　球　中国防痨协会
贺晓新　北京市疾病预防控制中心
耿　红　山东省公共卫生临床中心
夏　辉　中国疾病预防控制中心结核病预防控制中心
徐彩红　中国疾病预防控制中心结核病预防控制中心
高雨龙　内蒙古自治区疾病预防控制中心
黄　飞　中国疾病预防控制中心结核病预防控制中心
梁大斌　广西壮族自治区疾病预防控制中心
蒋轶文　辽宁省疾病预防控制中心

序

　　结核病是一种古老的疾病，已在人群中肆虐了数千年，目前仍然是全球面临的公共卫生问题，是我国政府重点控制的重大传染病之一。近几十年来，我国积极推行结核病控制策略，贯彻预防为主、防治结合、依法防治的原则，采取多项防治措施，使全国结核病发病率显著下降，结核病死亡率也已下降到较低水平。然而，想要如期实现世界卫生组织提出的终结结核病流行的目标，还面临许多的问题和挑战，如结核病潜伏感染人群基数大、发病后患者负担重，耐药结核病控制进程缓慢，部分地区结核病疫情仍相当严重，各地结核病控制工作发展不平衡，结核病防治能力和条件尚不能满足我国结核病防治工作的需求等。在实现我国终结结核病流行目标的关键时刻，需要针对我国结核病防治的现状，继续加强政府领导、多部门合作和全社会参与的结核病防治行动，加速人才队伍建设，推广结核病防治新技术，提高结核病防治水平。

　　2020 年国家卫生健康委员会疾病预防控制局、医政医管局和基层卫生健康司联合印发了《中国结核病预防控制工作技术规范（2020 年版）》。中国疾病预防控制中心组织编写了《中国结核病防治工作技术指南》和《中国结核病预防性治疗指南》。中国防痨协会相继出版了《结核潜伏感染人群预防性治疗手册》《监管场所结核病防治技术指南》等著作，为我国结核病预防控制工作提供了重要的技术支撑。

　　为促进我国结核病防治策略的实施，加快结核病防、诊、治新技术的推广和应用，提高各级结核病防治人员的知识水平、业务技能和实践能力，建立全国结核病防治人才队伍，中国防痨协会于 2021 年启动了"中国防痨公益基金全国结核病防控促进计划 - 人才培训项目（星辰计划）"。该项目通过建立全国结核病防治师资队伍，组织全国结核病防治、临床诊疗、实验室检测等多领域的权威专家，围绕全国结核病防治规划目标、技术规范和指南，汇集了国家级和省级权威专家多年的研究和工作经验，针对不同的培训对象和培训需求，精心编写了《结核病防治培训教材——防控篇》《结核病防治培训教材——临床篇》和《结核病防治培训教材——学校篇》系列培训教材。

　　《结核病防治培训教材——防控篇》系统阐述了我国结核病防治策略、防治措施和技术对策的产生背景、发展过程和实施进展；介绍了结核病患者诊断、治疗、管理和关怀等内容，包含了结核病防、诊、治新研究、新理论、新技术和新方法，并凝练了每一章学习掌握的重点和要点。本教材注重理论与实际相结合，具有非常好的操作性和实用性。

本教材作为系列培训教材之一，既可作为各级结核病防治人员培训和学习使用的教材，也可作为实际工作中重要的参考书。希望通过对该教材的学习和对全国结核病防治人员的培训，能够有效提升各级、各类结核病防治人员的业务能力，提高结核病防治水平，助力终结结核病流行目标的早日实现。

中国防痨协会理事长　刘剑君

2023 年 8 月

前言

结核病是由结核分枝杆菌复合群引起的慢性感染性疾病，是单一病原体致死的主要原因，是受全球关注的重大公共卫生和社会问题。我国结核病防治形势严峻，结核潜伏感染人群基数大，结核病发病人数较多，耐药结核病疫情较重。在我国的法定传染病中，肺结核的报告发病率位于甲类、乙类传染病的前两位。在每年新发肺结核患者中，超过60%的患者居住在农村，超过60%的患者为劳动力人口，超过20%的患者存在跨区域流动。

自1992年我国实施现代结核病控制策略以来，全国结核病防治工作不断进展。一是在2005年实现了全球结核病控制阶段性目标，即以县为单位的现代结核病控制策略100%覆盖，新涂阳肺结核患者发现率为70%、治愈率为85%的目标。二是在2010年提前5年实现了联合国千年发展目标，即与1990年相比，结核病患病率和死亡率分别下降50%的目标。三是在2015年和2020年分别实现了"十二五"和"十三五"全国结核病防治规划的防治目标。当前，全国逐步明确了由疾病预防控制机构牵头负责和技术指导、定点医疗机构诊断和治疗、综合医疗机构发现报告和转诊、基层医疗卫生机构推介和管理的责任分工，建立并完善了协调配合、科学合理的结核病新型防治服务体系。随着全国结核病防治工作的不断深入，结核病防、诊、治新技术不断研发和使用，结核病防治策略和措施不断发展。

为了夯实并提高各级、各类结核病防治人员的工作能力，中国防痨协会和中国疾病预防控制中心结核病预防控制中心组织专家编写了系列培训教材。本教材为该系列教材中的《防控篇》，内容是在国家结核病防治技术规范、技术指南的基础上，针对结核病预防控制机构在结核病防治工作中的职责和任务，涵盖结核病的病原学、流行病学防治策略和防治服务体系，结核潜伏感染筛查与预防，结核病实验室检查，结核病诊断、治疗，患者管理和患者关怀，聚集性疫情处置，感染控制，健康促进与社会动员、监测与评价、质量控制和科学研究等重要内容。为了突出学习重点，便于读者学习和理解，每个章节均提出了具体的学习目的和知识要点，同时还设置测试题，并给予参考答案。

本书主要供各级结核病防治工作相关人员进行规范化培训和日常工作技术指导，也可供相关行政管理人员和公共卫生人员参考。

由于时间有限，编写过程中可能存在不足之处，有待在实践中进一步完善。

编者

2023年8月

目录

第九章　感染控制

第十章　健康促进与社会动员

第十一章　监测与评价

第十二章　质量控制

第十三章　科学研究

第一章
概述

学习目的

1. 了解结核病的病原学特征。
2. 了解全球和我国的结核病流行特征及结核病的危害。
3. 了解全球结核病防治策略的演变过程。
4. 掌握终结结核病流行策略的目标与主要内容。
5. 掌握我国现阶段结核病防治策略的目标与主要内容。
6. 掌握不同机构在结核病防治方面的职责和工作任务。

结核病是由结核分枝杆菌复合群引起的慢性感染性疾病，是严重危害人类健康的主要传染病之一，是全球关注的公共卫生和社会问题。除了毛发、牙齿和指甲，人体各器官、系统均可发病，其中以肺结核最为常见。

第一节　结核病病原学

1882 年德国细菌学家 Robert Koch 发现了结核杆菌，在 1896 年 Lehmann 与 Neumann 将结核杆菌正式命名为结核分枝杆菌。结核分枝杆菌复合群是一组基因组高度同源、可引起结核病的分枝杆菌，包括结核分枝杆菌、牛分枝杆菌、非洲分枝杆菌、田鼠分枝杆菌等。其中，结核分枝杆菌、牛分枝杆菌和非洲分枝杆菌为引起人类结核病的主要病原菌。

一、结核分枝杆菌的形态和染色特性

典型的结核分枝杆菌为细长略弯曲或直、两端圆钝的杆菌，无菌毛和鞭毛，不形成芽孢，有荚膜。长 1 ~ 4μm，宽 0.3 ~ 0.6μm，单个散在或呈 X 形、Y 形或条索状。在人工培

养基上，由于菌型、菌株和培养环境条件不同，可出现多种形态，如近似球形、棒状或丝状。在电子显微镜下观察由细胞壁、细胞膜、细胞质和核物质构成。结核分枝杆菌本身无颜色，革兰氏染色不易着色，经齐 - 内染色呈红色。痰标本涂片经齐 - 内染色后在 1 000 倍的生物显微镜下可以看到。

二、培养特性

结核分枝杆菌为专性需氧菌，最适温度为 37℃，低于 30℃ 不生长。结核分枝杆菌细胞壁的脂质含量较高，影响营养物质的吸收，故生长缓慢。在含氧 40% ~ 50%、CO_2 5% ~ 10%，温度（36.0±0.5）℃、pH6.8 ~ 7.2 的条件下生长旺盛。在一般培养基中，结核分枝杆菌每分裂 1 代需 18 ~ 24 小时；营养丰富时，只需 5 小时。

根据接种菌多少，一般 2 ~ 4 周可见菌落生长。菌落呈颗粒、结节或菜花状，乳白色或米黄色，不透明。在液体培养基中可能由于接触营养面大，细菌生长较为迅速。一般 1 ~ 2 周即可生长。

三、抵抗力

结核分枝杆菌对物理和化学因素的作用比一般致病菌的抵抗力强。在干燥痰内可存活 6 ~ 8 个月，黏附在飞扬的空气尘埃中可保持传染性 8 ~ 10 天；耐低温，在 −6 ~ 8℃ 可存活 4 ~ 5 年。对湿热、酒精和紫外线敏感，在 60℃ 可存活 30 分钟、70℃ 可存活 10 分钟，80℃ 可存活 5 分钟，90℃ 可存活 1 分钟，在阳光下暴晒可存活 2 ~ 7 小时；在 70% ~ 75% 乙醇中可存活 5 ~ 30 分钟；5% 苯酚中无痰时可存活 30 分钟，有痰时可存活 24 小时；5% 煤酚皂溶液中无痰时可存活 5 分钟，有痰时可存活 1 ~ 2 小时。对酸（3% 盐酸或 6% 硫酸）和碱（4% 氢氧化钠）有抵抗力，酸、碱作用 15 分钟，对其无影响。对 1：13 000 孔雀绿有抵抗力，加在培养基中可抑制杂菌生长。

四、变异性

结核分枝杆菌可发生形态、菌落、毒力、免疫原性和耐药性等变异。卡介苗（Bacillus Calmette-Guérin，BCG）就是 Calmette 和 Guérin 于 1908 年将牛结核分枝杆菌在含甘油、胆汁、马铃薯的培养基中经 13 年 230 次传代而获得的减毒活菌株。

五、致病性

结核分枝杆菌不产生内毒素和外毒素，其致病性可能与细菌在组织细胞内大量繁殖引起的炎症、菌体成分和代谢物质的毒性以及机体对菌体成分产生的免疫损伤有关。其致病物质与荚膜、脂质和蛋白质有关。

六、耐药性

耐药性是结核分枝杆菌的重要生物学特性，耐药菌不断生长繁殖，终致菌群中以耐药菌为主（敏感菌被药物淘汰），抗结核药物即失效。结核分枝杆菌发生耐药性有两种情况，一种是因基因突变而出现的极少量天然耐药菌（自然突变），自然突变率在 $10^{-10} \sim 10^{-5}$ 之间，通常不会引起严重后果；另一种发生耐药性的机制是药物与结核分枝杆菌接触后，有的细菌发生诱导变异，逐渐能适应在含药环境中继续生存（继发耐药）。目前，已知的产生耐药的机制包括：①屏障机制；②药物降减或灭活酶；③参与药物失活或代谢途径改变；④细胞内药物靶位改变或靶位扩增。

七、免疫机制

结核分枝杆菌是人体的一种免疫系统寄生菌，主要是以 T 细胞为主的细胞免疫，在巨噬细胞、中性粒细胞和树突状细胞等吞噬细胞中存活和复制，从人体防御核心攻击宿主细胞，即通过诱导宿主细胞自我毁灭引发传播。一部分侵入机体的结核分枝杆菌会立刻被机体的免疫系统杀死，幸存的结核分枝杆菌通过刺激免疫细胞产生适应性反应在其内部复制繁殖。被侵入的宿主在几周内建立细胞介质免疫反应，以阻止其复制。此阶段的反应，可通过抗原刺激试验检测感染和细胞介导免疫应答。结核菌素皮肤试验就是通过皮内接种结核分枝杆菌纯蛋白衍生物使得皮肤产生免疫应答。另一种常用的检测方法，是用结核分枝杆菌特异性抗原刺激巨噬细胞和 T 细胞，通过在其他细胞因子中产生 γ 干扰素从而检测结核分枝杆菌感染。

第二节　结核病流行特征与危害

结核潜伏感染、结核病发病和死亡是三个重要的结核病流行病学指标。结核潜伏感染是结核病发病的重要来源。

一、结核潜伏感染

结核潜伏感染（latent tuberculosis infection，LTBI）是指机体内感染了结核分枝杆菌，但没有发生临床结核病，没有临床细菌学或者影像学方面活动性结核病的证据。已有研究结果显示，如果不经过预防性治疗，有 5%～10% 的 LTBI 者在其一生中，特别是在感染后的前 5 年内，可能会发展成为活动性结核病。

根据模型研究的结果，估计全球的结核潜伏感染率约为 23%。目前，全球结核潜伏感染人群已达到 20 亿人。东南亚、西太平洋和非洲地区是 LTBI 高负担地区，占全球感染总人数的 80% 左右。近期一项结核潜伏感染率的研究结果估算，我国 5 岁及以上人群的结核潜伏感染率为 18.1%（95%CI：13.7%～22.4%），男性高于女性，且会随年龄增加而升高，估算潜伏感染人数约 2.5 亿人。

二、结核病发病

结核病发病率是反映结核病对人群健康影响大小的基本指标，是指一定地区、一定人群，在一定时间内（通常为 1 年）新发生结核病患者的人数，通常以十万分率表示。结核潜伏感染者发病的风险，主要取决于其感染到发病的速率、感染后的预期寿命和再次感染的机会。想要获得一个国家／地区真实、准确的发病率数据，需要开展有代表性的队列研究，由于需要耗费大量的人力、物力及财力所以很难实施。目前主要通过结核病的患病率、感染率、存量研究结果、漏报率以及模型研究等进行估算而获得。

不同国家，一个国家的不同地区、不同人群的结核病发病情况有所不同。不考虑其他条件，有 5%～25% 的感染者在被感染后的前 5 年内发展为结核病患者，5 年后每年发病的风险较小。婴幼儿感染者的发病风险很高，随着免疫系统的逐渐成熟完善而降低，5～15 岁的儿童发病率显著降低，青春期儿童的发病风险再次升高，女孩更早一些。结核病以肺结核为主，在不同人群中肺外结核的比例不同，占结核病的 10%～30%。与成年男性相比，肺外结核在女性、儿童和免疫力低下的人群 [如人类免疫缺陷病毒（HIV）感染者和艾滋病病人] 中更为常见。

在 2020 年，全球估算有 987 万（95%CI：888 万～1 090 万）结核病发病病例，估算结核病发病率为 127/10 万（95%CI：114/10 万～140/10 万）。世界卫生组织按照结核病负担设定的 30 个高负担国家发病病例占全部估算发病病例的 86%。各国的估算发病率变化很大，57 个国家低于 10/10 万，大多数分布在美洲区和欧洲区，少数分布在东地中海区和西太平洋区。而 30 个高负担国家中多数达到 150/10 万～400/10 万，少数几个国家结核病发病率高于 500/10 万。估算结核病新发病例中约有 8.0% 的患者是合并 HIV 感染者。成年男性患者占 56%，成年女性占 33%，儿童占 11%。

我国结核病的发病率是基于常规信息监测系统每年新报告患者数 / 新登记患者数和漏报 / 漏登率进行测算所得。2020 年我国结核病新发患者数为 84.2 万，结核病发病率为 59/10 万，在 30 个结核病高负担国家中我国估算结核病发病数排第 2 位，结核病发病率与 2015 年相比下降了 9%。在我国疾病监测信息报告管理系统中，肺结核报告发病率位居甲类、乙类传染病前列。

三、结核病死亡

结核死亡率可反映一个国家 / 地区在不同时期的结核病流行状况、对人群健康状况影响和综合评价结核相关卫生保健工作的水平。结核病是单一传染源的头号死亡原因，也是全球第 13 大死因。

受新冠疫情的影响，2020 年结核病作为单一传染源的头号死亡原因降至第 2 位。全球 HIV 阴性人群结核病患者的死亡率约为 17/10 万人，约有 128 万（95%CI：121 万 ~ 136 万）患者死于结核病；HIV 阳性人群结核病死亡率为 2.7/10 万人，约有 21.4 万（95%CI：18.7 万 ~ 24.2 万）患者死于结核病。各国的死亡率差异很大，多数高收入国家死亡率低于 1/10 万人，多数非洲区域和亚洲的 2 个高负担国家（朝鲜和巴布亚新几内亚）死亡率高于 40/10 万人。

我国结核病的死亡率数据来源于全国死因监测点数据，经死亡率漏报调查校正后所得。我国的结核病死亡率近年来一直处于较低水平，2020 年我国的结核病死亡率为 2.1/10 万，结核病死亡人数约为 3 万人。

四、结核病的危害

结核病被列为影响全球健康的主要疾病之一。据调查，一个痰涂片阳性的肺结核患者如果不进行治疗，5 年内死亡的概率为 50%，10 年内死亡的概率为 70%，耐药肺结核患者死亡率更高。在我国登记治疗的肺结核患者中，因诊断治疗延误、营养不良、出现合并症和并发症、不规律治疗或药物不良反应导致中断治疗等原因，结核病患者死亡率在 3% ~ 5%，部分地区患者死亡率可达到 5% 以上。耐药结核病患者的死亡率明显增高。

结核病不仅危害患者个体的健康，造成患者精神及心理创伤、机体功能降低、劳动能力降低甚至丧失，还会造成个人和家庭经济负担加重，是患者"因病致贫"和"因病返贫"的主要因素之一。肺结核是经呼吸道传播的慢性传染病，据研究估算，一个传染性肺结核患者每年感染 10 ~ 15 人，在学校、工厂、社区等人群聚集场所，短时间内感染人数达数十人，甚至引发聚集性疫情，对人群危害更大。

第三节 结核病防治策略

自 1882 年德国细菌学家 Robert Koch 发现引起结核病的病原菌为结核分枝杆菌后，人类进入了与结核病斗争的新阶段。直到抗结核化学疗法问世，逐步形成了完整的结核病防治策略，并在各个历史阶段不断实施和发展。

一、直接面视下短程治疗策略

直接面视下短程治疗（directly observed treatment of short course strategy，DOTS）策略，在我国被称为"现代结核病控制策略"，是世界卫生组织提出的在 1995—2005 年期间的以控制传染源为核心手段的策略。

（一）出台背景

在 20 世纪 50 年代，随着链霉素、对氨基水杨酸和异烟肼等可治疗结核病的药物问世，结核病治疗进入化学治疗时代。推行化学治疗后，许多工业化国家的结核病发病趋势迅速下降。在 20 世纪 80 年代初，人们甚至认为在 20 世纪末可以消灭结核病。因此，许多工业化国家减少了对结核病防治体系和防治工作的经费投入。20 世纪 80 年代中期至 90 年代初，结核病发病趋势在工业化国家不断攀升，结核病也重新受到国际社会的广泛关注。

1991 年的第 44 届世界卫生大会设立了到 2000 年的结核病防治目标；在 1993 年的第 46 届世界卫生大会上，世界卫生组织宣布"全球结核病紧急状态"；在 1994 年，世界卫生组织出版了《有效控制结核病框架》（*Framework for Effective Tuberculosis Control*），提出了将痰涂片检查作为诊断方法和标准化治疗方案；在 1995 年，世界卫生组织开始推行以直接面视下短程药物治疗为基础的 DOTS 策略。

（二）目标

到 2005 年，实现"新涂阳肺结核患者发现率达到 70%、治愈率达到 85%"的目标。

（三）主要内容

DOTS 策略以传染源治疗管理为关键环节，集中人力、物力和财力确保结核病患者坚持合理规律地完成全疗程的化学治疗。

DOTS 策略包含以下 5 个要素。

1. **政府对国家结核病防治规划的政治承诺** 各级政府要将结核病列为重点控制的疾病之一，要制订结核病防治规划，建立健全结核病防治网络，提供结核病防治规划所需要的人力和经费。

2. **以痰涂片显微镜检查作为传染性肺结核患者发现的主要手段** 将痰涂片显微镜检查作为发现传染源的主要手段，要保证痰涂片镜检的质量。

3. **为结核病患者提供直接面视下标准化短程化疗** 对确诊的传染性肺结核患者应实施医务人员直接面视下的督导治疗，使用标准化的短程化疗方案。

4. **不间断地供应有质量保证的抗结核药物** 对抗结核药物进行有效的管理，包括采购、供应和使用的全过程，保证抗结核药物的高质量和不间断供应。

5. **建立和维持一个结核病控制规划的监测系统** 建立结核病登记报告系统，以确保及时、准确地报告和分析患者发现、治疗管理和治疗转归等相关数据。

（四）DOTS 策略在我国的实施

1991 年以前，我国仅有北京、上海和天津等地区实行 DOTS 策略。自 1992 年起，我国政府利用世界银行贷款和配套经费在河北等 13 个省（自治区）开始实施 DOTS 策略。1994 年，在中央财政的支持下，在其余 15 个省（自治区）的部分县（区）开始实施。2002 年，我国开始在全国全面推行 DOTS 策略。到 2005 年，我国实现了全国以县（区）为单位的 DOTS 策略覆盖率 100%，新涂阳肺结核患者发现率为 70%、治愈率 85% 的结核病控制阶段性目标。

二、遏制结核病策略

遏制结核病策略（stop TB strategy）是世界卫生组织提出的 2006—2015 年期间强调以 DOTS 策略为基本要素，同时关注应对结核病控制中更多的制约和挑战的策略。

（一）出台背景

DOTS 策略的实施与扩展，尤其是在结核病高负担国家的实施，使全球结核病控制工作取得了显著成就。但是，随着结核病防治工作需求的变化和面临的挑战，结核病防治工作中仍面临阻碍其进一步扩展的制约因素，主要包括 HIV 感染，由于缺乏规范治疗而产生耐多药结核病，卫生系统在政策、人力资源、筹资、管理、提供服务和信息管理等方面薄弱，卫生服务提供者（特别是私营部门提供者）的参与不足，以及新诊断方法、药物和疫苗的研究投资不足等。针对以上制约因素，2006 年世界卫生组织在 DOTS 策略基础上扩展形成新的遏制结核病策略，以实现结核病控制策略的可持续发展。

（二）愿景与目标

遏制结核病策略的制订是为了实现联合国千年发展目标（millennium development goals，MDGs）及由遏制结核病伙伴关系所提出的结核病相关目标，见表 1-1。

表 1-1　遏制结核病策略愿景与目标概览

愿景	一个没有结核病的世界
总体目标	2015 年大幅度降低全球结核病负担,实现联合国千年发展目标(millennium development goals,MDGs)以及遏制结核病伙伴目标
目的	· 实现高质量的诊断以及以患者为中心的治疗普遍可及 · 减少由结核病给人类带来的痛苦和降低社会经济负担 · 保护贫困和脆弱人群远离结核病,减少结核分枝杆菌 / 人类免疫缺陷病毒(TB/HIV)双重感染和耐药结核病 · 支持开发新手段和新方法,并使之及时、有效地应用
具体目标	· 2015 年,结核病发病率停止上升趋势并逐步下降 · 2015 年,在 1990 年基础上降低 50% 的结核病患病率和死亡率 · 2050 年,消除作为公共卫生问题的结核病(小于 1/100 万)

(三)主要内容

针对主要的制约因素,遏制结核病策略共有以下 6 个要素。

1. 继续扩展 DOTS 策略和强化 DOTS 质量

(1)加强政府承诺,保证充足和持续的资金投入。

(2)采用有质量保证的细菌学方法。

(3)开展督导下的标准化治疗,并保证治疗的依从性。

(4)保证有效的药物供应和管理。

(5)对实施过程和效果进行监测和评价。

2. 应对结核分枝杆菌 / 人类免疫缺陷病毒双重感染(下简称 TB/HIV 双重感染)、耐多药结核病和其他挑战

(1)实施 TB/HIV 联合行动。

(2)预防和控制耐多药结核病。

(3)关注监狱、难民和其他高危人群和特殊场所。

3. 为卫生系统加强作出贡献

(1)积极参与改善卫生政策、人力资源发展、经费、后勤供应、服务提供和信息系统。

(2)分享包括肺部健康实用措施(practical approach to lung health,PAL)在内的加强系统的革新经验。

(3)吸纳其他领域成功的经验和方法。

4. 吸纳所有的卫生服务提供者参与结核病控制

(1)通过公立 - 私立医疗机构合作模式,动员公立、志愿者和私立机构参与结核病控制工作。

(2)促进应用国际结核病关怀标准。

5. **动员患者和社区的力量**

（1）倡导、交流和社会动员。

（2）促进社区参与结核病关怀、预防和健康促进。

（3）促进使用患者关怀宪章。

6. **促进和开展科学研究**

（1）开展为结核病防治规划服务的应用性研究。

（2）研发新诊断方法、药物和疫苗。

（四）遏制结核病策略在我国的实施

我国在 2005 年实现"三大"结核病控制阶段性目标后，开始全面实施遏制结核病策略。主要的策略内容如下。

1. **加强政府承诺** 制订并实施结核病防治规划，坚持政府领导、多部门合作、全社会参与，共同做好结核病防治工作。坚持以政府投入为主和多渠道筹资，将结核病防治经费列入国民经济发展总体规划，保证结核病防治工作经费。

2. **健全结核病防治服务体系** 健全各级结核病防治的领导机构和业务机构（疾病预防控制机构、各类医疗卫生机构和乡、村初级卫生保健网络或社区卫生服务中心、服务站）组成的结核病防治服务体系。逐步推广实施疾病预防控制机构负责结核病防治规划管理、结核病定点医疗机构负责诊断和治疗、非定点医疗机构负责报告和转诊、基层医疗卫生机构负责结核病健康管理的防治服务体系。

3. **提高肺结核患者发现和治疗管理工作质量** 在以患者因症就诊、因症推荐、转诊和追踪等被动发现的基础上，开展对涂阳肺结核患者密切接触者的追踪和检查。增加对肺结核患者的诊疗服务内容，逐步开展痰结核分枝杆菌分离培养和药物敏感性试验。规范使用抗结核药物，推广使用抗结核固定剂量复合制剂。引入新技术、新方法诊治和管理患者，提高患者治疗的依从性。

4. **应对新领域的挑战** 坚持预防为主，开展耐多药结核病防治工作；开展结核病和艾滋病防治联合行动；将流动人口纳入当地结核病防治规划，重点关注高危和脆弱人群，以及矿场、监狱等特殊场所的结核病防治工作。

5. **完善社会动员和健康促进工作** 制定并在全国范围内实施倡导、交流和社会动员策略。与多部门合作，开展结核病防治健康促进工作。有计划、有针对性地开展多种形式的健康促进活动，并进行效果评价。

6. **强化监控与评价** 充分利用结核病管理信息系统，做好结核病常规资料的收集与整理，并做到及时报告；积极开展督导工作，规范督导方法，提高督导质量；采用现代流行病学方法开展专题调查，获得科学资料。通过整理分析资料，对结核病防治规划进行监控与评价，以深入了解结核病防治规划实施情况及疫情状况。

7. **积极开展研究工作**　开展为结核病防治规划服务的研究工作，包括实施性和基础性研究。确定实施性研究优先领域，积极推广实施性研究成果；研发新型诊断方法、药物和疫苗。

通过以上策略与措施的实施，我国的结核病防治工作取得了显著成效。到 2010 年，提前 5 年实现了传染性肺结核患者患病率和结核病死亡率与 1990 年相比下降一半的联合国千年发展目标。到 2015 年，我国结核病的发病率为 67/10 万，下降幅度远高于全球平均水平，结核病死亡率为 2.8/10 万。

三、终结结核病流行策略

终结结核病流行策略（end TB strategy）是世界卫生组织提出在 2016—2035 年的全球结核病预防、治疗和控制策略。终结结核病流行意味着将全世界的结核病疫情水平降低到许多发达国家已经达到的水平，即每年每十万人口中发生的新结核病例少于 10 例。

（一）出台背景

在过去的 20 年中，全球通过实施 DOTS 策略加强了各国的结核病防治规划，减轻了药物敏感结核病的负担。以 DOTS 为基础的遏制结核病策略，提出解决耐药结核病和艾滋病相关结核病的问题，同时促进了新工具的研究开发，也在加强卫生系统的框架下，帮助扩大了与所有服务提供方、民间团体组织和社区的合作伙伴关系。

但是当时全球每年仍然有超过 1 000 万新发结核病患者，超过 130 万人死于结核病，特别是给贫困和脆弱人群带来了巨大的社会经济负担。结核病发病率水平极不平衡，部分高收入国家的结核病发病率已经降至 10/10 万以下，多数结核病高负担国家的结核病发病率一般在 150/10 万 ~ 300/10 万，一些国家结核病发病率超过 500/10 万。为了制定与健康相关的联合国可持续发展目标，从 2012 年开始，世界卫生组织发起了 2015 年后全球结核病战略的制定工作。经过广泛的协商，该策略在 2014 年世界卫生大会上得到所有会员国的认可。

（二）愿景与目标

终结结核病流行策略的愿景是实现"无结核病的世界"，也可表述为"结核病零死亡、零发病和零痛苦"。其目标是终结全球结核病流行，即与 2015 年相比，将结核病死亡数减少 95%，结核病发病率下降 90%，从推测的 2015 年的 142/10 万降至 2035 年的 10/10 万或以下。上述目标相当于北美、西欧和西太平洋地区一些低发病率国家在 2015 年时的水平，见表 1-2。

表 1-2　终结结核病流行策略愿景与目标概览

愿景	无结核病的世界			
目标	终结全球结核病流行			
相对于 2015 年	里程碑			目标
	2020 年	2025 年	2030 年	2035 年
结核病死亡数下降的百分比	35%	75%	90%	95%
结核病发病率下降的百分比和绝对值	20% （< 85/10 万）	50% （< 55/10 万）	80% （< 20/10 万）	90% （< 10/10 万）
由结核病所致家庭灾难性支出的比例 /%	0	0	0	0

资料来源：World Health Organization. Implementing the end TB strategy[R]. Geneva：World Health Organization，2015.

同时，还增加了针对确保在全民健康覆盖和社会保障方面取得进展所提出的另一项目标。到 2020 年，任何结核病患者或者家庭都不会因结核病而面临灾难性支出。世界卫生组织提出的由结核病所致家庭灾难性支出的定义是在一个家庭中，如果有 1 个或多个结核病患者，患者从出现症状开始到完成治疗的过程中，所花费的直接医疗费用、直接非医疗费用和间接费用总和占家庭年总收入的比例超过 20%。

想要实现到 2035 年的目标，结核病发病率在 2015—2025 年的年递降率为 7%，在 2015—2035 年的年递降率为 17%。17% 的年递降率至今在任何国家和任何人群中都没有出现过，需要在 2025 年前开发出新工具，尤其是有效的暴露前和暴露后的新型疫苗，更好的诊断工具，以及针对结核病潜伏感染期更安全和更简便的检测技术和预防性治疗方法。

（三）主要内容

1. 实施原则

（1）政府负责管理和问责，同时进行监测和评价：全球终结结核病流行的目标能否实现，取决于政府能否与所有利益相关方密切合作并有效发挥领导责任。通过国家结核病规划和卫生系统提出愿景和方向；收集并利用数据不断完善结核病关怀和预防服务；通过监管和其他手段施加影响，从而实现策略既定的目标。

（2）与民间社会组织和社区建立强大的联盟：要让社区代表和民间团体更积极地参与结核病防治规划的制订与设计、服务提供、监测、信息教育、患者及其家庭支持、研究和宣传等工作。

（3）保护和促进人权、伦理和公平：在设计总体国家结核病防治工作和如何提供结核病关怀与预防服务时，相关的政策和策略一定要明确考虑到人权、伦理和公平问题。

（4）全球协力，在国家层面调整应用策略和目标：没有任何全球策略能够同样地用于各个国家或一个国家的各个地区。终结结核病流行策略也需要按照不同国情进行调整。应在充分了解本国的结核病流行情况的基础上，包括摸清高风险人群，了解脆弱人群的社会经济状况，掌握卫生系统情况，包括服务不足地区的情况等，根据当地情况、需要和能力水平，对各种干预措施进行优先排序。

2. **三大支柱**

（1）以患者为中心的综合治疗和预防：早期诊断结核病包括开展药物敏感试验，系统筛查接触者和高危人群；对包括耐药结核病在内的所有结核病患者进行治疗，同时提供患者支持；开展结核病/艾滋病联合防控，管理并发症；为高危人群提供预防性治疗；以及接种抗结核病疫苗。

（2）强有力的政策和支持性系统：具有充分资源用于结核病治疗和预防的政治承诺；社区、民间社会组织以及公立和私立卫生保健提供者的参与；实现全民健康覆盖；社会保护、缓解贫穷以及针对结核病其他决定因素的行动。

（3）强化研究和创新：开发、研制并迅速利用新的工具、干预措施和战略；开展研究以优化实施和影响，并促进创新方案。

（四）我国当前的结核病防治策略

1. **工作原则**　坚持以人民健康为中心，坚持预防为主、防治结合、依法防治、科学防治，坚持政府组织领导、部门各负其责、全社会协同，坚持以突出重点、因地制宜、分类指导的原则开展结核病科学防治工作。

2. **技术措施**　我国在现阶段所采取的结核病防治技术措施是在"终结结核病流行"策略的背景下，基于我国的结核病防治形势和需求而制订的。

（1）结核病预防

1）预防接种：研究表明已接种卡介苗的儿童可降低 20% 的感染风险，感染后发病的风险也可降低近 60%。卡介苗的免疫作用在大约 10 年后会逐渐下降。卡介苗属于我国免疫规划第一类疫苗，接种对象是新出生婴幼儿，接种剂量为 0.1mL，共 1 剂次，通过皮内注射在左上臂外侧三角肌中部略下处接种，严禁皮下或肌内注射。

2）预防性治疗：对结核分枝杆菌潜伏感染者进行药物或免疫预防性治疗可减少该人群发生结核病的机会。研究表明，现有的化学预防性治疗不同方案的保护效率为 60% ～90%。我国自主研发的免疫预防生物制剂对结核潜伏感染者保护效力达 54.7%（95%CI：29.8% ～ 70.8%），超过世界卫生组织提出的结核病疫苗研究保护率达 50% 的标准。预防性治疗优先针对结核病发病风险较高的人群（如肺结核患者的密切接触者、HIV 感染者或艾滋病病人等免疫功能低下的人群）。

3）感染控制：阻断结核病的传播不仅可以通过治疗传染源，还可以采取防止他人感染的措施。在结核病患者的诊断、治疗和管理机构可以采取感染控制的措施以降低在机构内的传播。

医疗机构、疾病预防控制机构和基层医疗卫生机构要开展本机构的感染控制工作，以便尽量减少机构内肺结核患者与其他人员的接触，开展环境消毒、降低接触者的感染风险。肺结核可疑症状者和肺结核患者佩戴医用外科口罩，与其接触的人员佩戴适合的医用防护口罩。

（2）以患者为中心的诊疗服务与关怀

1）患者发现方式：以患者发现和治疗为主的防治策略是通过早期发现患者、提高诊断准确性和治疗结局和减少疾病死亡等来进一步减少感染者的数量。在患者的被动发现措施下，及时发现患者取决于患者是否能识别结核病的可疑症状并及时就诊以及所有到医疗机构就诊的患者能否被及时地诊断和治疗。由于结核病的症状不典型等原因，有很大比例的患者并没有因症就诊。

我国现行的患者发现方式是以患者因症就诊的被动发现为主，对病原学阳性肺结核患者的密切接触者、HIV感染者或艾滋病病人、老年人、糖尿病患者、监管场所被监管人员、厂矿企业的矿工和疫情高发区域的特定人群等结核病高危人群开展主动筛查和健康体检等多种途径发现患者。

2）诊断：肺结核的诊断是以病原学检查结果为主，结合流行病学史、临床表现、胸部影像学和相关的辅助检查及鉴别诊断等开展。使用更先进的快速诊断技术可以提高诊断速度和能力。

我国的结核病病原学诊断方法在传统的痰涂片镜检、结核分枝杆菌培养和药物敏感性试验的基础上，积极推广应用结核分枝杆菌核酸检测和结核分枝杆菌耐药相关基因检测分子生物学快速诊断技术。

3）治疗：对于敏感肺结核患者在治疗依从性较好的情况下，一线抗结核药物治疗的成功率可达到90%以上，复发率较低，平均病死率小于5%。耐药结核病的治疗效果远不及敏感患者，全球2018年诊断利福平耐药患者的治疗成功率为59%。

我国推行以标准化治疗方案为主的规范性治疗措施。对于利福平敏感或耐药性未知患者，无特殊情况下推荐使用一线抗结核药物（异烟肼、利福平、利福喷丁、吡嗪酰胺、乙胺丁醇和链霉素）进行抗结核治疗，优先选用抗结核药物固定剂量复合剂（FDC）。对利福平耐药患者，治疗方案分为长程治疗方案（至少由4种有效抗结核药物组成的18~20个月的治疗方案，针对氟喹诺酮类药物敏感或耐药的分别有推荐标准化方案）和短程治疗方案（由7种抗结核药物组成的9~11个月标准化组合治疗方案），如患者适合则优先选择短程治疗方案。

4）管理和关怀：对患者开展全疗程的治疗管理和一体化的关怀服务是提高患者治疗依从性完成规范治疗的重要手段。

当患者在结核病定点医疗机构接受治疗后，由基层医疗卫生机构负责患者的用药管理工作，推广应用"互联网＋辅助技术"如电子药盒、手机 App、微督导等创新方法。对患者的关怀以尊重并响应每个患者偏好、需求和价值观，提供针对性干预措施和个性化的支持，如为患者提供经济救助、心理支持服务等。

（3）健康促进：结核病防治健康促进是实现普及防治知识、提升健康素养、培养健康文化、改善结核病防治相关资源和政策等社会环境的有力手段。

我国结核病防治的健康促进策略包括政府倡导、社会动员和健康教育。倡导各级政府积极统筹社会各方资源，在结核病防治的领导力开发和防病政策的制定与实施等方面发挥主力军作用。在全社会发动相关机构、企事业单位、社会团体、有影响力的公众人物和公益志愿者积极参与到结核病防治工作中，形成多部门合作和全社会共同参与的结核病防治工作局面。积极持续组织开展针对社会公众、重点人群和重点场所的健康教育相关活动。

（4）监测与评价：结核病防治监控与评价，是综合运用流行病学、统计学和社会学等研究方法，对国家或地区的结核病疫情和防治工作进行监测，对防治工作效果进行评价，为决策者提供依据并采取相应措施，使结核病防治规划的实施日趋完善。

1）疫情监测：各级各类医疗卫生机构对诊断肺结核及疑似肺结核患者按照《中华人民共和国传染病防治法》乙类传染病的报告要求进行传染病报告，获得的肺结核报告发病率。该率反映一个地区在一定时间内医疗卫生机构诊断和报告肺结核患者的水平，也可利用肺结核报告发病率、调查漏报率等估计肺结核的发病率。

结核病死亡率主要来源于全国 31 个省（自治区、直辖市）605 个具有省级代表性的死因监测点数据，占监测人口超过 3 亿。各级各类医疗卫生机构均为死因信息报告的责任单位。

2）学校病例预警：对传染病疫情报告中人群分类为"幼托儿童""学生"和"教师"，或人群分类为其他但年龄为"3～24 岁"的肺结核病例，通过国家传染病自动预警信息系统开展学校肺结核单病例预警。

3）结核病患者信息登记管理：结核病定点医疗机构负责对诊断的结核病患者进行登记管理。登记管理的信息包括患者的诊断、治疗、随访和转归等主要信息。基层医疗卫生机构负责结核病主动筛查、肺结核可疑症状者／疑似患者的推介／转诊、患者服药管理信息和密切接触者筛查等信息的登记管理。

4）评价：对国家或地区的结核病防治工作实施过程、质量、效果进行评价，以发现问题，总结经验和教训。为决策者提供依据并采取相应措施，从而不断改善和提高防治工作实施质量和效果。

（5）科学研究：加强研究和创新是实现全球终结结核病流行策略目标的重要保障措施之一。我国针对结核病防治工作中的科技薄弱环节和防控需要开展科学研究，推动基础研究和应用研究紧密结合，加快科技成果转化，以促进科学研究成果在结核病防控中发挥科技支撑作用，大力推行循证施治、循证决策，以及科学防治的政策、策略和措施。

3. 保障措施

（1）组织保障：加强政府组织领导，强化部门责任。将结核病防治工作作为重要民生建设内容，纳入当地经济社会发展规划和政府目标管理考核内容。

（2）经费保障：中央财政提供结核病公共卫生服务经费，地方政府要将结核病防治经费纳入本级财政预算，不断完善"政府投入为主、多渠道筹资"的经费筹措机制。做好基本医疗保险与公共卫生项目的衔接，积极探索按病种付费等支付方式改革，切实降低结核病患者医疗负担。

（3）工作保障：强化医疗机构的公共卫生服务职能，规范医疗机构结核病患者报告、登记和转诊流程；提升各级结核病防治机构能力，加强队伍建设，建立健全结核病防治工作考核激励机制。

第四节　结核病防治服务体系

随着我国防治形势的变化和工作的不断发展，我国结核病防治服务体系为疾病预防控制机构牵头负责，与医疗机构和基层医疗卫生机构分工明确、协调配合的新型结核病防治服务体系。

一、疾病预防控制机构

疾病预防控制机构主要指各级疾病预防控制中心（公共卫生中心）内设的结核病预防控制所（科）或独立设置的结核病预防控制中心（院、所）、慢性病防治院等。

（一）设置情况

结核病预防控制机构分国家、省（自治区、直辖市）、地（市）和县（区）四级。国家级的结核病预防控制机构是中国疾病预防控制中心的结核病预防控制中心。全国31个省（自治区、直辖市）和新疆生产建设兵团，及所辖地（市）和县（区）均设有结核病预防控制机构。

（二）主要职责

疾病预防控制机构的职责是在卫生健康行政部门的领导下，牵头负责管理辖区内结核病防治工作，对开展结核病防控工作的医院、基层医疗卫生机构进行技术指导、管理和考核。其在结核病防治工作中的具体职责如下。

1. 在卫生健康行政部门的领导下，组织开展结核病规划实施、管理及评估工作。

2. 负责结核病预防控制工作的技术指导、质量监控和技术考核。

3. 收集、分析信息，监测肺结核疫情；及时准确报告、通报疫情及相关信息；开展流行病学调查、疫情处置等工作。

4. 组织落实肺结核患者治疗期间的规范管理。

5. 组织开展肺结核或者疑似肺结核患者及密切接触者的追踪工作。

6. 组织开展结核病高发和重点行业人群的防治工作。

7. 开展结核病实验室检测，对辖区内的结核病实验室进行质量控制。

8. 组织开展结核病防治培训，提供防治技术指导。

9. 组织开展结核病防治健康教育工作。

10. 开展结核病防治应用性研究。

二、结核病定点医疗机构

结核病定点医疗机构是指由属地卫生健康行政部门指定的承担肺结核诊断、报告、登记、治疗、随访检查和健康教育等工作的医疗机构。其设置应符合《医疗机构管理条例》规定并具备呼吸道传染病诊疗和防护条件。

（一）设置情况

我国的结核病定点医疗机构分省（自治区、直辖市）、地（市）和县（区）3级，由县（区）级及以上地方卫生健康行政部门指定。原则上每个县（区）应确定至少1家定点医疗机构负责诊断治疗一般结核病患者；省级、地市级卫生健康行政部门根据本地区域卫生规划和结核病防治工作需要，确定定点医疗机构诊断治疗耐多药肺结核及疑难、重症结核病患者。

（二）主要职责

结核病定点医疗机构在结核病防治工作中的主要职责如下。

1. 负责肺结核患者诊断治疗，落实治疗期间的随访检查。

2. 负责肺结核患者报告、登记和相关信息的录入工作。

3. 对传染性肺结核患者的密切接触者进行检查。

4. 对患者及其家属进行健康教育。

三、非结核病定点医疗机构

非结核病定点医疗机构指除结核病定点医疗机构之外的其他医疗卫生机构。包括各类综合医疗机构、妇幼保健院、中医院、健康体检机构等。其在结核病防治工作中的主要职责如下。

1. 指定内设职能科室和人员负责结核病疫情报告。

2. 负责结核病患者和疑似患者转诊工作。

3. 开展结核病防治培训工作。

4. 开展结核病防治健康教育工作。

5. 新生儿的卡介苗预防接种，新近结核分枝杆菌潜伏感染者抗结核预防性治疗。

四、基层医疗卫生机构

基层医疗卫生机构是结核病防治服务体系的网底，包括社区卫生服务中心 / 乡镇卫生院、社区卫生服务中心站 / 村卫生室、医务室、门诊部和诊所等。在结核病防治工作中的主要职责如下。

1. 负责推介、转诊肺结核可疑症状者或疑似肺结核患者。

2. 负责肺结核患者居家治疗期间的督导管理。

3. 协助疾病预防控制机构开展辖区内肺结核患者追踪和重点人群的结核病主动筛查工作，开展结核病家庭密切接触者筛查和预防干预。

4. 对辖区内居民开展结核病防治知识宣传。

知识要点

1. 结核病是由结核分枝杆菌复合群引起的慢性感染性疾病。人体除了毛发、牙齿和指甲外，各器官、系统均可发病，其中以肺结核最为常见。

2. 结核分枝杆菌复合群包括结核分枝杆菌、牛分枝杆菌、非洲分枝杆菌和田鼠分枝杆菌。

3. 结核分枝杆菌本身无颜色，革兰氏染色不易着色，经齐 - 内染色呈红色。痰标本涂片经抗酸染色后在 1 000 倍的生物显微镜下可以看到。

4. 结核潜伏感染（LTBI）是指机体内感染了结核分枝杆菌，但没有发生临床结核病，没有临床细菌学或者影像学方面活动性结核病的证据。

5. 结核潜伏感染的预防性治疗包括化学药物预防性治疗和免疫制剂预防性治疗。对结核潜伏感染开展筛查和预防性治疗是终结结核病流行的重要措施之一。

6. 结核病发病率是反映结核病对人群健康影响大小的基本指标，是指一定地区、一定人群，在一定时间内（通常为 1 年）新发生结核病患者的人数。

7. 结核病死亡率可反映一个国家／地区在不同时期的结核病流行状况对人群的健康状况的影响和综合评价结核相关卫生保健工作的水平。

8. 结核病不仅危害患者个体的健康，造成患者的痛苦和经济负担，更严重的是肺结核经呼吸道传播，危害大众健康，对社会经济发展和国家稳定造成影响。

9. 终结结核病流行策略是世界卫生组织提出的在 2016—2035 年的全球结核病预防、治疗和控制策略。其主要目标是到 2035 年将全球结核病的发病率降至 10/10 万以下。

10. 我国在现阶段所采取的结核病防治技术措施主要包括结核病预防、诊断、治疗、管理与关怀、健康促进、监测与评价和科学研究等。

自测题

一、选择题

1. 结核分枝杆菌是哪一年被发现的（　　　）

   A. 1880 年　　　　　　　　　　　　　B. 1882 年

   C. 1884 年　　　　　　　　　　　　　D. 1896 年

2. 现代结核病控制策略的要素包括以下哪几项（　　　）

   A. 政府承诺

   B. 以痰涂片检查作为传染性肺结核患者发现的主要手段

   C. 为肺结核患者提供直接面视下标准短程化疗

   D. 不间断地供应有质量保证的抗结核药物和建立结核病登记报告系统

3. 以下哪几项是遏制结核病流行策略的要素（　　　）

   A. 扩展 DOTS 策略和强化 DOTS 质量

   B. 应对结核分枝杆菌／人类免疫缺陷病毒（TB/HIV）双重感染、耐多药结核病和其他挑战

   C. 动员患者和社区的力量

   D. 强化重点人群预防性干预

4. 世界卫生组织提出的终结结核病策略的三大支柱包括哪几项（　　　）

   A. 以患者为中心的关怀和预防

   B. 有力的政策和支持系统

   C. 加强研究与创新

   D. 以政府为主，吸纳社会团体参与

5. 终结结核病流行策略到 2030 年要实现的可持续发展目标中不包括以下哪项（　　）

  A. 与 2015 年相比，结核病发病率下降 80%

  B. 与 2015 年相比，结核病死亡数下降 90%

  C. 与 2015 年相比，结核病死亡率下降 80%

  D. 与 2015 年相比，结核病引起的灾难性支出为 0

6. 患者从出现症状开始到完成治疗的过程中，所花费的直接医疗费用、直接非医疗费用和间接费用总和占家庭年总收入的比例超过多少被世界卫生组织定义为结核病家庭灾难性支出（　　）

  A. 10%   B. 20%   C. 30%   D. 40%

7. 肺结核主动筛查的人群包括哪几类（　　）

  A. 肺结核患者密切接触者   B. HIV 感染者和艾滋病患者

  C. 65 岁以上老年人   D. 糖尿病患者

8. 我国目前采取的结核病预防措施不包括以下哪项（　　）

  A. 接种卡介苗   B. 复种卡介苗

  C. 对高危人群预防性治疗   D. 感染控制

9. 新型结核病防治服务体系包括哪些机构（　　）

  A. 疾病预防控制机构   B. 结核病定点医疗机构

  C. 基层医疗卫生机构   D. 以上都是

10. 结核病定点医疗机构在结核病防治工作中的职责和任务包括哪些（　　）

  A. 诊断肺结核患者   B. 治疗肺结核患者

  C. 追踪肺结核患者   D. 报告和登记肺结核患者

二、名词解释

1. 结核分枝杆菌复合群
2. 结核潜伏感染

三、简答题

1. 简述结核分枝杆菌的免疫机制。
2. 简述终结结核病流行策略的三大支柱。
3. 简述疾病预防控制机构在结核病防治工作中的职责和任务。

第二章
结核潜伏感染筛查与预防

学习目的

1. 了解结核病的感染和发病过程。
2. 掌握结核分枝杆菌潜伏感染的检测技术和结果判定。
3. 掌握结核病预防性治疗的对象、方案和实施过程。
4. 掌握预防性服药效果评价的内容。

结核潜伏感染者是一个潜在的巨大的结核病"患者库"。预防结核潜伏感染者发展成活动性结核病，是降低结核病发病率重要的干预措施之一。

第一节　结核感染与发病

一个传染性肺结核患者 1 年内可感染 10～15 人，结核病的发病是结核分枝杆菌与宿主的一系列相互作用过程。充分了解结核感染和发病的过程，对于明确结核发病的高危人群，准确界定干预目标人群，从而采取有针对性的干预措施至关重要。

一、结核感染

结核分枝杆菌潜伏感染是指人体在感染 MTB 后对其抗原刺激产生的一种无活动性结核病的临床症状和影像学改变的持续免疫状态。

从原发感染形成时起，人体在 MTB 的刺激下逐渐产生特异性免疫力，结核病的特异性免疫主要是细胞免疫，以 T 细胞为介导，以巨噬细胞为效应细胞的免疫反应。此外体液免疫可以调节细胞反应，从而参与抗结核保护性免疫反应的调控。结核病患者免疫球蛋白的改变与结核病的发生发展的变化有一定相关性。

二、结核发病

人体在感染 MTB 后，细菌与宿主处于共存状态，宿主的免疫力与 MTB 的相互作用处于相对平衡，临床上并不引起发病，一旦人体某个时期因各种原因免疫力下降时，潜伏灶内的残存 MTB 可以重新生长繁殖成为继发结核病的根源，在潜伏感染者中有 5%~10% 的人群可在其一生中任何时候发病，特别是在感染后的前两年内。

由于免疫系统尚未发育成熟，婴儿和儿童发生活动性肺结核的可能性要高于成年人，并且还较成年人易于向肺以外的器官扩展。促使成人发生活动性肺结核的最主要诱因是免疫防御功能的减退，尤其是在 HIV 感染后。结核感染致发病、发展或呈隐匿性潜伏感染与细菌在体内的繁殖及宿主的固有免疫及适应性免疫反应有关。

因此，结核感染所致发病实质上是宿主与体内结核分枝杆菌间相互制约、相互斗争过程的结果，从而呈现不同性质的病理变化、临床表现和不同的结局。

第二节 结核感染检测

目前，LTBI 诊断尚缺乏"金标准"，主要是通过检测机体的结核病特异性免疫反应表明机体是否受到结核分枝杆菌感染。常用的检测方法包括：皮肤试验 [（结核菌素皮肤试验（tuberculin skin test，TST）、重组结核杆菌融合蛋白（EC）皮肤试验以及 γ 干扰素释放试验（interferon-γ release assay，IGRA）。

一、结核菌素皮肤试验

TST 的特点是操作简单、不需要特殊设备和实验室操作，是临床上广泛使用的 LTBI 筛查和病原学阴性肺结核辅助诊断的免疫学方法。

（一）原理

TST 是基于Ⅳ型迟发型变态反应的一种皮肤试验。将结核分枝杆菌抗原注射于人体皮肤内，会激发机体产生细胞免疫反应，激活 T 淋巴细胞、单核细胞和巨噬细胞，释放大量细胞因子，并使这些细胞增殖、聚集，包裹抗原形成结节，其反应强度与细胞免疫呈正相关。

（二）检测试剂

纯蛋白衍化物（purified protein derivative，PPD）是通过结核分枝杆菌或卡介苗菌经培养、杀菌、过滤去除菌体后纯化制成，是最为常用的 TST 制剂。目前在我国注册上市 PPD 产品有结核菌素纯蛋白衍生物（TB-PPD）及卡介菌素（BCG-PPD）。

1. **操作方法和查验反应**

（1）操作方法：在左前臂掌侧前 1/3 中央皮内注射 0.1mL，以局部出现直径 7～8mm 的圆形橘皮样皮丘为宜。

（2）查验反应：72 小时（48～96 小时）检查反应，以局部皮下硬结平均直径为准。

2. **判定标准**

（1）在没有卡介苗接种和非结核分枝杆菌干扰时，PPD 反应硬结直径不小于 5mm 应视为已受 MTB 感染。

（2）在卡介苗接种地区和 / 或非结核分枝杆菌有感染地区以 PPD 反应硬结直径不小于 10mm 为结核感染标准。

（3）在卡介苗接种地区和 / 或非结核分枝杆菌流行地区，对 HIV 阳性、接受免疫抑制剂时间超过 1 个月和与涂阳肺结核有密切接触的未接种卡介苗的 5 岁以下儿童 PPD 反应硬结直径不小于 5mm 应视为感染。

（三）优缺点

基于 PPD 的 TST 已经在世界范围内安全应用近百年，并且由于其成本低、操作简单，不需要借助特殊仪器，因此适合于在各级医疗卫生机构使用，目前仍然是检测 LTBI 的重要手段之一。

结核菌素含有 200 多种抗原，这些抗原为致病性分枝杆菌、非结核分枝杆菌（nontuberculous mycobacteria，NTM）和卡介苗（BCG）所共有，使用 PPD 检测不能明确区分，试验结果可能出现假阳性。由于 TST 反应机理是基于 Ⅳ 型迟发型变态反应，因此在 HIV 感染患者、自身免疫性疾病、老人和幼儿等免疫力低下的人群中容易出现假阴性。TST 检测还存在费时（48～72 小时）、需要受试者回访、检测结果的测量和解释存在主观依赖性等缺点。

二、重组结核杆菌融合蛋白（EC）皮肤试验

我国自主研发的重组结核杆菌融合蛋白（EC）是由高效表达 MTB 的 ESAT6 和 CFP10 的大肠埃希菌经发酵、分离和纯化后制成。ESAT6 和 CFP10 均是结核分枝杆菌早期分泌的低分子量蛋白，在结核分枝杆菌、牛分枝杆菌和少数致病性分枝杆菌基因组（除堪萨斯分枝杆菌、苏加分枝杆菌、海分枝杆菌和微黄分枝杆菌外）中有表达，而在所有卡介苗菌株和大多数环境分枝杆菌中不表达，能够诱导结核特异的皮肤迟发型变态反应，卡介苗接种者和大多数非结核分枝杆菌感染者不产生假阳性。

1. **适用对象**　用于 6 月龄及以上婴儿、儿童及 65 周岁以下成人，结核潜伏感染的诊断和病原性阴性肺结核的临床辅助诊断。因试验结果不受卡介苗（BCG）接种和非结核分枝杆菌感染的影响，对儿童结核病诊断和 NTM 高流行区人群检查具有更好的诊断价值。

2. **产品规格**　在我国上市使用的重组结核杆菌融合蛋白（EC）制剂产品规格有 4 种：每瓶 0.1mL、0.3mL、0.5mL 和 1.0mL。

3. **试验方法**　在左前臂掌侧前 1/3 中央皮内注射，注射剂量为每人皮内注射 0.1mL（5IU）。

4. **结果测量**　注射后 48～72h 检查注射部位反应，测量记录红晕和硬结的横径及纵径的毫米数，以红晕或硬结平均直径大者为判断标准，即如果红晕平均直径大于硬结平均直径，则以红晕平均直径作为判断标准，反之，如果硬结平均直径大于红晕平均直径，则以硬结平均直径作为判断标准。

5. **阳性结果**　判断反应平均直径（横径与纵径之和除以 2）不低于 5mm 为阳性反应，即在实际应用判断中，反应平均直径（横径与纵径之和除以 2）≥ 5mm 为阳性反应，不论反应平均直径大小，凡有水疱、坏死、淋巴管炎者均属强阳性反应。

三、γ干扰素释放试验

IGRA 具有高敏感性和特异性，主要用于临床检测，诊断结核感染，辅助菌阴结核病、肺外结核病和儿童结核病的诊断和鉴别诊断。

（一）原理

IGRA 是采用 MTB 蛋白质的多肽抗原（包括 ESAT6、CFP10 和 TB7.7），刺激效应 T 淋巴细胞分泌 γ 干扰素（IFN-γ），检测并定量分析 IFN-γ 的浓度，判断是否存在 MTB 特异性细胞免疫反应。IFN-γ 为 Th1 细胞分泌的一种细胞因子，当机体内被结核分枝杆菌抗原致敏的 T 细胞再次遇到同类抗原时能产生高水平的 IFN-γ，因此可用于 LTBI 的筛查。

（二）检测技术

目前，最常用的 γ 干扰素释放试验检测方法有两种。

1. **酶联免疫吸附试验**　采用酶联免疫吸附试验（ELISA）检测全血中致敏 T 细胞再次受到 MTB 特异性抗原刺激后释放 IFN-γ 水平，称之为全血检测或结核感染 T 细胞免疫检测。

2. **酶联免疫斑点技术**　采用酶联免疫斑点技术（ELISPOT），测定在 MTB 特异性抗原刺激下，外周血单个核细胞中能够释放 IFN-γ 的效应 T 细胞数量，称之为细胞检测或结核感染 T 细胞检测。

（三）判断标准

γ 干扰素释放试验检测阳性说明存在结核分枝杆菌感染，临床上可用于 LTBI 的诊断。

（四）优缺点

IGRA 采用的抗原与 BCG 及绝大多数 NTM 无交叉，可避免 BCG 接种和 NTM 感染带来的假阳性。此外 IGRA 检测所需时间短（一般 24 ~ 48 小时内即可出结果）；不需要受检者回访；在结果判断上的主观依赖性较小，但检测费用高，需要借助仪器设备，人群结核潜伏感染者筛查受到一定的条件限制。

第三节　预防性治疗

对结核潜伏感染者开展结核病预防性治疗，从而降低活动性结核病发生是终结结核病流行策略的重要措施。由于 MTB 感染的人群数量大，我国实施高危人群和重点人群开展 LTBI 筛查和预防性治疗的策略。

一、潜伏感染检测和预防性治疗的对象

（一）对象

《中国结核病预防控制工作技术规范（2020 年版）》将结核感染检测和预防纳入结核病预防性治疗的重要内容。结合我国结核病疫情水平和实际情况，我国开展潜伏感染检测和预防性治疗的重点对象包括以下几类。

1. 与病原学阳性肺结核患者密切接触的结核潜伏感染者，特别是 5 岁以下儿童。

2. HIV 感染者及艾滋病病人中的结核潜伏感染者，或感染检测未检出阳性而临床医生认为确有必要进行治疗的个体。

3. 与活动性肺结核患者密切接触的学校人群。

4. 需使用肿瘤坏死因子治疗、长期应用透析治疗、准备做器官移植或骨髓移植者、硅肺患者以及长期应用糖皮质激素或其他免疫抑制剂的结核潜伏感染者。

（二）依据

1. **肺结核患者的密切接触者**　肺结核患者的密切接触者是近期感染的主要人群，相较于普通人群，肺结核的密切接触者发展为活动性肺结核的风险更高。15 岁以上的儿童、青少年以及成人的结核潜伏感染率高于 5 岁以下的儿童及婴儿，但后者发展为活动性结核病的风险更高。多项研究表明对密切接触者开展预防性治疗能够有效降低结核病的发生风险。

2. **HIV 感染者**　一个 HIV 阴性者感染结核分枝杆菌后，在他一生中有 5%～10% 的机会发生结核病，而对于 HIV 阳性者，在一年中就有 10% 的机会发病。2011 年，世界卫生组织首次提出对所有 HIV 感染者开展结核病预防性治疗的建议。研究显示，在 HIV 感染者中开展预防性治疗可将患结核病的总体风险降低约 1/3；结核病预防性治疗联合抗逆转录病毒治疗在降低结核病发病率和总死亡率方面具有相加作用，保护效果能够持续 5 年以上。

3. **其他重点人群**　世界卫生组织于 2015 年首次建议应对接受透析的患者、接受抗肿瘤坏死因子治疗的患者、硅肺患者等免疫功能缺陷的高危人群开展结核潜伏感染的检测和预防性治疗。有研究显示合并硅肺的患者发生结核病的风险是未合并硅肺人群的 2.8 倍，接受免疫抑制剂治疗，如接受肿瘤坏死因子拮抗剂治疗的患者，结核病的发病风险增加 1.6～25.1 倍。

二、化学预防性治疗

我国技术规范推荐使用的结核潜伏感染者的预防性治疗方案共有 4 种，见表 2-1。

表 2-1　结核潜伏感染者化学预防性治疗方案

治疗方案	药物	剂量				用法	疗程
		成人 /mg·次$^{-1}$		儿童			
		< 50kg	≥ 50kg	用药剂量 / mg·(kg·次)$^{-1}$	最大剂量 / mg·次$^{-1}$		
单用异烟肼方案	异烟肼	300	300	10	300	每日 1 次	6 或 9 个月
异烟肼、利福喷丁联合间歇方案	异烟肼	500	600	10～15	300	每周 2 次	3 个月
	利福喷丁	450	600	10(>5 岁)	450(>5 岁)		
异烟肼、利福平联合方案	异烟肼	300	300	10	300	每日 1 次	3 个月
	利福平	450	600	10	450		
单用利福平方案	利福平	450	600	10	450	每日 1 次	4 个月

（一）单用异烟肼方案

1. **推荐原则**

（1）用异烟肼进行预防性治疗主要适用于异烟肼原发耐药率低（＜10%）的地区。

（2）可用于全年龄人群、HIV 感染者人群、不适合使用利福平或利福喷丁者。

2. **优缺点**　单用异烟肼方案时不良反应发生较少，但由于服药时间较长，服药依从性受影响，导致治疗完成率较低，进而影响保护效果。此外如果预防性治疗对象存在未被发现的少数活动性病灶，单用异烟肼容易发生耐药。

（二）异烟肼、利福喷丁联合间歇方案

1. 推荐原则

（1）肝功能不全者和孕妇慎用，宜空腹服药。

（2）由于利福喷丁无对于 5 岁以下儿童的剂量规定，本方案主要适用成人。

（3）由于利福喷丁为肝细胞色素 P450 酶系统的潜在诱导剂，并可降低 HIV 感染者的几种常见抗病毒药物的活性，而限制了其在 HIV 感染者人群中的应用。

2. 优缺点　利福喷丁具有长效作用和间歇用药的特点，不良反应较利福平轻微。本方案为短程间歇方案，服药者容易接受，依从性高，方便督导管理。该方案安全性较高，但相对于单药方案不良反应发生率更高。

（三）异烟肼、利福平联合方案

1. 推荐原则

（1）肝功能不全和孕妇者慎用，宜空腹服药。

（2）适用于全年龄人群，是 HIV 感染者人群的首选方案。

2. 优缺点　由于疗程较短，对象接受治疗程度较高，可减少耐药结核的发生。该方案安全性较高，但相对于单药方案，不良反应发生率更高，且利福平与异烟肼并用可增加肝毒性。

（四）单用利福平方案

1. 推荐原则

（1）肝功能不全和孕妇者慎用，宜空腹服药。

（2）可用于全年龄人群、HIV 感染者人群、不适合使用异烟肼人群。

2. 优缺点　单用利福平方案时不良反应发生较少，但如果服药前未发现的已存在的少数活动性病灶，单用利福平有产生耐药性的风险。

（五）耐药结核病患者密切接触者预防性治疗

明确传染源且传染源确诊为耐利福平或异烟肼患者，根据指示病例分离菌株的药敏试验结果，由临床专家确定治疗方案，并进行详细的风险评估和治疗方案论证。

三、免疫预防性治疗

免疫预防性治疗指人体在 LTBI 状态下，使用结核免疫预防疫苗或生物制品进行预防

性治疗，预防结核潜伏感染发展为活动性结核病。目前，我国自主研发的注射用母牛分枝杆菌生物制品适用于结核潜伏感染人群的预防性治疗。世界卫生组织在"结核病研究与发展战略划"中也予以推荐。

在注射用母牛分枝杆菌对结核潜伏感染人群预防性治疗大规模Ⅲ临床试验研究中，对结核潜伏感染人群间隔 2 周给药 1 次，全程给药 6 次后，对照组肺结核发病率显著低于安慰剂组，保护效力达 54.7%（95%*CI*：29.8% ~ 70.8%），超过世界卫生组织提出的免疫预防性治疗 50% 的标准，见表 2-2。

表 2-2　结核病新发病例的发病密度和保护率

	试验组			对照组			保护率(95%*CI*)/%
	发病数/人	人年数/人年	发病密度(95%*CI*)/人年	发病数/人	人年数/人年	发病密度(95%*CI*)/人年	
新发结核病例	29	8 846.3	0.328(0.228,0.472)	64	8 838.2	0.724(0.567,0.925)	54.7(29.8,70.8)
病原学确诊病例	8	8 858.3	0.090(0.045,0.181)	16	8 872.2	0.180(0.110,0.294)	49.9(−17.0,78.6)
临床诊断病例	21	8 851.7	0.237(0.155,0.364)	48	8 852.1	0.542(0.409,0.720)	56.2(26.9,73.8)

临床研究表明注射用母牛分枝杆菌的不良反应发生率 0.6%（按针次计算），不良反应主要表现为轻度皮疹、低热、局部红肿硬结，均为一过性反应，可自行恢复。至今尚未发生过严重不良反应。

（一）适宜对象

15 ~ 65 岁人群。

（二）剂量和用法

1. **剂量**　每次 1.0mL，含母牛分枝杆菌菌体蛋白 22.5μg。

2. **用法**　用 1.0mL 灭菌注射用水稀释，摇匀后，臀部肌肉深部注射。每次给药 1 瓶，间隔 2 周给药 1 次，共给药 6 次。

（三）注意事项

1. 家族或个人有惊厥、癫痫、脑病和神经系统症状或体征病史者，有严重药物过敏史者、过敏体质者，有并发症的糖尿病、有症状的艾滋病、恶性肿瘤患者，以及肝肾功能异常患者慎用。

2. 处于发热、急性病、慢性病急性发作期者，应暂缓使用。

3. 在溶解摇匀后使用，如有凝块、异物、药瓶有裂纹及超过有效期均不得使用。

4. 注意本品肌内注射的深度，注射过浅可能导致局部红肿、硬结。不得作皮内注射、皮下注射或静脉注射。

5. 与具有免疫抑制作用的药物伴随使用，可能会降低机体对该产品的免疫应答。

四、注射用母牛分枝杆菌与抗结核药物联合治疗肺结核

注射用母牛分枝杆菌除对结核潜伏感染人群预防发病的作用外，经多项肺结核治疗方案和效果评价的研究，对肺结核治疗有效，可作为肺结核联合治疗方案使用。在"十二五"和"十三五"国家艾滋病和病毒性肝炎等重大传染病防治科技重大专项的支持下，以研究针对涂阴肺结核新型短程治疗方案为突破口，采用随机对照试验开展符合我国人群特征的短程化疗干预方案验证，探索具有我国自主知识产权的免疫学干预手段。对研究纳入的 1 659 例初治涂阴肺结核患者，采用 6 个月的标准化疗方案（2HRZ/4HR）与 4 个月的短程化疗方案（2HRZ/2HR）加 6 针注射用母牛分枝杆菌联合治疗方案进行多中心随机对照研究，结果显示两组的治疗成功率分别是 91.36% 和 94.29%，65 岁以下年龄组胸部影像学病变吸收率后者高于前者。采用短程化疗加免疫治疗联合治疗方案，提高了治疗疗效，同时，减少了 2 个月使用利福平和异烟肼的治疗，对减少化学药物所致的肝毒性、减少耐药结核病的发生具有十分重要的作用。

在国内完成的一项随机对照的Ⅱ期临床试验中，共入组 568 例 18～65 岁经痰结核分枝杆菌检查阳性（直接涂片或集菌法或培养法，连续 3 次至少 1 次阳性）确诊的初治、复治或难治活动性肺结核患者，结果显示注射用母牛分枝杆菌能提高机体的细胞免疫功能，加快痰菌阴转、病灶吸收及空洞缩小关闭的速度，缩短化疗疗程，不良反应少且较轻微，提高治疗效果。

第四节　预防性治疗实施步骤

为了使结核病预防性治疗获得最佳效果，最大限度地避免或减少耐药性的产生，及时发现和处理不良反应，各地应制订开展结核病预防性治疗的实施细则，明确工作流程和各机构的任务。

一、治疗前的准备

（一）排除活动性结核病

通过症状筛查、全面体格检查和影像学检查，排除全身任何部位可能隐蔽的活动性结核病变。

1. **症状筛查** 所有需要接受结核潜伏感染预防性治疗的人群，在用药前须进行结核病相关症状筛查。如果发现有咳嗽、发热、体重下降或夜间盗汗等结核病疑似症状，应进行结核病和其他疾病的评估。

2. **体格检查** 肺结核早期或病灶较轻，体征常不明显。体格检查是肺外结核筛查重要手段，尤其是对症状不典型或症状较轻的肺外结核患者。浅表淋巴结、胸部及腹部、四肢关节、脊柱是重点部位。

3. **影像学检查** 对于结核病症状不典型病例或无结核疑似症状病例，胸部 X 线检查是发现肺部病灶最敏感方法之一。所有接受结核潜伏感染预防性治疗的人群，服药前均应接受胸部 X 线检查，除外结核疑似病变。

（二）排除预防性治疗禁忌证

在开始用药前必须进行全面评估，从而最大程度减少不良反应的发生。医务人员应仔细询问患者既往疾病史、用药史、药物过敏史、结核病患者接触史（是否有耐多药结核患者接触史）。进行血常规、肝功能、肾功能检查，排除用药禁忌，依据评估结果选择适宜抗结核预防用药方案。

二、治疗期间的管理

用药期间，为了防止不规律用药产生耐药性和减少抗结核药物不良反应发生，应有监督管理措施，保证服药者的依从性并能顺利完成疗程。

（一）管理对象

所有接受预防性治疗人群均是管理的对象。

（二）管理流程

1. **健康教育** 在 LTBI 检测前、开始预防性治疗用药前，以及治疗过程中均需要对用药者及其家属，通过多种形式开展结核病防治知识健康教育，增强其对结核潜伏感染检测和预防性治疗重要性的认识，提高治疗依从性及家属督促用药的责任心，并与患者签署治疗知情同意书。

建议每次宣教时间不少于 10 分钟，宣教内容浅显易懂，能让用药者充分理解。核心信息包括：

（1）检测结核潜伏感染的重要性：活动性肺结核患者密切接触者结核病发病风险较高，一旦发病影响就学、工作。不但危害自身健康，也会给家人和朋友带来危险。

（2）抗结核预防性治疗重要性：抗结核预防性治疗可以降低结核发病风险，减少结核病发生。

（3）可能出现的不良反应：开始服药前向服药对象说明服用抗结核化学药物可能出现的不良反应，嘱咐一旦出现不良反应症状，及时报告医生。

（4）用药中的注意事项：口服抗结核药物应晨间空腹顿服，如服药过程中出现胃肠道不良反应，可经定点医院医生同意将空腹顿服药改为饭后服用、睡前服用或分服。

2. **确定管理方式**　根据对象的实际情况，如职业、文化程度、家庭成员组成和交通距离远近等，可采取不同的督导服药管理方式。包括医务人员管理、家庭成员管理、志愿者管，以及智能工具辅助服药管理。

3. **治疗期间随访**　无论采取何种管理方式，基层医疗机构均应对辖区内接受预防性治疗的对象进行治疗期间的随访评估，至少每月记录 1 次患者随访评估结果。

随访评估可采用上门访视、约定地点面谈、电话访谈等方式开展。评估内容包括：治疗依从性评价、药物不良反应及处置措施评价、心理状态及社会支持评价等。

4. **信息登记**　对服药者的资料应予以定期记录、汇总，并留存相应资料。主要内容包括：结核潜伏感染者的一般情况，症状筛查及体格检查结果，预防性治疗前、后的胸部 X 线检查结果（至少保存治疗前、后两张胸部 X 线），肝功能、肾功能等检查的结果等信息。

三、随访观察

（一）接受预防性治疗的对象

在治疗结束后应该进行定期的随访与观察，一般认为，患者感染结核分枝杆菌之后两年之内发病风险最高，所以通常在治疗结束后至少要观察两年。

（二）未接受预防性治疗的对象随访

应该每年进行体检和随访，同时做好患者的健康教育工作，当患者出现结核病的可疑症状后能够及时就诊，早期发现。

第五节　效果评价

疾病预防控制机构应负责定期在区域内开展预防性治疗的效果评价，各医疗机构也需对本机构开展预防性治疗进行效果总结分析。

一、评价内容

1. 目标人群结核潜伏感染筛查情况。
2. 高危人群、重点人群中符合预防性治疗者的预防性治疗覆盖情况。
3. 对预防性治疗者的规范管理情况和治疗完成情况。
4. 用药过程中不良反应发生情况，因不良反应停止治疗情况。
5. 治疗期内及治疗后发生结核病的情况。

二、评价指标

（一）目标人群筛查率

1. **定义**　指一定期间内、某一地区目标人群中进行了结核病筛查和感染检查的人所占的百分比。

2. **公式**　目标人群筛查率 $= \dfrac{同期完成结核病和感染筛查人数}{某一时期目标人群总数} \times 100\%$

3. **意义**　对目标人群进行结核病和潜伏感染筛查是发现高危人群、开展预防性治疗的基础。可按不同重点人群分别统计，反映对各重点人群开展筛查的情况；同时也可将各重点人群合并统计，反映整体筛查工作的开展情况。

（二）预防性治疗覆盖率

1. **定义**　指一定期间内、某一地区符合预防性治疗条件的人群中，接受预防性治疗者所占的百分比。

2. **公式**　预防性治疗覆盖率 $= \dfrac{同期接受预防性治疗人数}{某一时期符合预防性治疗总人数} \times 100\%$

3. **意义**　该指标反映的是根据国家和当地政策，在符合预防性治疗者中接受预防性治疗的情况，根据覆盖水平可采取相应的措施。与目标人群筛查率相同，此指标可单独评价某一重点人群预防性治疗覆盖率，也可评价全部重点人群预防性治疗覆盖率。

（三）化学药物预防性治疗完成率

1. **定义**　指一定期间内、某一地区接受化学药物预防性治疗者中，按照规定方案完成治疗者的比例。化学药物预防性治疗完成：指预防性治疗者在预期治疗时间内完成应服药剂次数的 80% 及以上。

2. **公式**　$化学药物预防性治疗完成率 = \dfrac{同期完成化学药物治疗人数}{某一时期接受化学药物预防性治疗总数} \times 100\%$

3. **意义**　预防性治疗的效果取决于预防性治疗的完成程度，因此该指标有助于评估化学药物预防性治疗的实施质量。

（四）免疫预防性治疗全程完成率

1. **定义**　指一定期间内、某一地区接受免疫预防性治疗者中，按照规定方案完成免疫治疗者的比例。免疫预防性治疗完成全程治疗：指免疫预防性治疗者在预期治疗时间内完成全疗程治疗的人数。

2. **公式**　$免疫预防性治疗全程完成率 = \dfrac{同期完成免疫治疗全程人数}{某一时期接受免疫预防性治疗总数} \times 100\%$

3. **意义**　预防性治疗的效果取决于预防性治疗的完成程度，因此该指标有助于评估免疫预防性治疗的实施质量。

（五）因不良反应停止治疗率

1. **定义**　指一定期间内、某一地区接受预防性治疗者中因不良反应停止治疗者的比例。

2. **公式**　$因不良反应停止治疗率 = \dfrac{同期因不良反应停止治疗者人数}{某一时期接受预防性治疗总数} \times 100\%$

3. **意义**　该指标反映了接受预防性治疗者中因出现不良反应而停止治疗的情况。

（六）预防性治疗者结核病发病率

1. **定义**　指一定期间内、某一地区接受预防性治疗者中，在治疗期间出现结核病患者的比例。

2. **公式**　$预防性治疗者结核病发病率 = \dfrac{同期发生结核病患者人数}{某一时期接受预防性治疗总人数} \times 100\%$

3. **意义**　该指标可以反映开展预防性治疗后近期和远期的预防效果。

知识要点

1. 机体内感染了结核分枝杆菌，但没有发生临床结核病，没有临床细菌学或者影像学方面活动性结核病的证据为结核潜伏感染。

2. 人体在感染结核分枝杆菌后，约 5%～10% 的人群可在其一生中任何时间发病。

3. 目前判断结核潜伏感染（LTBI）的方法因灵敏度和特异度及实施受各种因素影响，诊断 LTBI 尚缺乏金标准。目前常用检测方法包括：结核菌素皮肤试验、重组结核杆菌融合蛋白（EC）皮肤试验和 γ 干扰素释放试验。

4. 对结核潜伏感染者开展抗结核预防治疗，从而降低活动性结核病发生是终结结核病流行策略的重要措施，目前采取对重点人群开展结核病筛查和预防性治疗的策略。

5. 我国技术规范推荐使用的结核潜伏感染者的预防性治疗方案包括化学预防性治疗方案和免疫预防性治疗方案，其中化学性预防性治疗方案包括以下 4 种：① 6～9 个月单用异烟肼方案；② 3 个月异烟肼、利福喷丁联合间歇方案；③ 3 个月异烟肼、利福平联合方案；④ 4 个月单用利福平方案。免疫预防性治疗方案为注射用母牛分枝杆菌生物制剂，每人注射 6 次，每两周 1 次。

自测题

一、选择题（单选题）

1. 一个传染性肺结核患者一年可感染多少人（　　　）

　　A. 5～10 人

　　B. 10～15 人

　　C. 15～20 人

　　D. 20～30 人

2. 人体感染结核分枝杆菌后，一生发生结核病的风险是多少（　　　）

　　A. 25%～30%　　　　B. 35%～40%　　　　C. 5%～10%　　　　D. 55%～60%

3. 目前常用的结核感染检测方法包括（　　　）

　　A. 结核菌素皮肤试验（TST）

　　B. 重组结核杆菌融合蛋白（EC）皮肤试验

　　C. γ 干扰素释放试验（IGRA）

　　D. 以上都是

4. 我国结核感染预防性服药的重点人群包括以下哪类人群（　　　）

A. 与病原学阳性肺结核患者密切接触的结核潜伏感染者，特别是 5 岁以下儿童

B. HIV 感染者及艾滋病病人中的结核潜伏感染者，或感染检测未检出阳性而临床医生认为确有必要进行治疗的个体

C. 与活动性肺结核患者密切接触的学生等潜伏感染者

D. 需使用肿瘤坏死因子治疗、长期应用透析治疗、准备做器官移植或骨髓移植者、硅肺患者以及长期应用糖皮质激素或其他免疫抑制剂的结核潜伏感染者

E. 以上都是

5. 以下哪种说法不正确（　　　）

A. 结核菌素皮肤试验在 HIV 感染患者、自身免疫性疾病、老人和幼儿等免疫力低下的人群中容易出现假阴性

B. γ 干扰素释放试验可避免卡介苗接种和非结核分枝杆菌感染带来的假阳性

C. γ 干扰素释放试验是检测结核潜伏感染的金标准

D. 重组结核杆菌融合蛋白（EC）可用于结核潜伏感染人群的筛查

6. 开展抗结核预防性治疗健康教育哪些内容不正确（　　　）

A. 活动性肺结核患者密切接触者结核病发病风险较高

B. 抗结核预防性治疗可以降低结核发病风险

C. 服药中出现不良反应后应坚持服药，不能停药

D. 如服药过程中出现胃肠道不良反应，可经定点医院医生同意将空腹顿服药改为饭后服用、睡前服用或分服

7. 结核潜伏感染免疫预防性治疗的特点有哪些（　　　）

A. 我国批准上市作为免疫预防性治疗的生物制剂为注射用母牛分枝杆菌

B. 注射用母牛分枝杆菌对结核潜伏感染者预防发病的保护率达到 54.7%，超过 WHO 提出的免疫预防性治疗 50% 的水平

C. 注射用母牛分枝杆菌的不良反应主要表现为轻度皮疹、低热、局部红肿硬结，均为一过性反应，可自行恢复

D. 以上都是

8. 接受预防性治疗的对象在治疗结束后通常至少应该随访和观察几年（　　　）

A. 半年

B. 1 年

C. 2 年

D. 10 年

9. 开始预防性治疗前，需要通过何种检查，排除全身任何部位可能隐蔽的活动性结核病变（　　）

    A. 症状筛查

    B. 体格检查

    C. 影像学检查

    D. 以上都是

10. 以下指标中哪个不是评价某地开展结核潜伏感染预防性治疗工作效果的指标（　　）

    A. 目标人群筛查率

    B. 预防性治疗覆盖率

    C. 预防性治疗者结核病发病率

    D. 患者发现率

二、名词解释

1. 结核潜伏感染

2. 结核抗原皮肤试验

三、简答题

1. 简述我国抗结核预防治疗的重点人群。

2. 简述开始抗结核预防性治疗前应开展哪些健康教育工作，核心信息包括哪些。

3. 简述如何评价抗结核预防性治疗的效果。

第三章
结核病实验室检查

学习目的

1. 掌握正确的标本采集方法，了解标本保存和运输要求的重要性。
2. 掌握各种实验室检测方法的预期用途、优缺点和临床结果解读。
3. 了解结核病实验室检测的生物安全要求和质量控制。

结核病病原学检查是结核病诊断、治疗及聚集性疫情处置中的重要手段和方法。传统细菌学和分子生物学方法在结核分枝杆菌及其对抗结核药物耐药性检测方面各有优势，结果的准确性既与采用的方法自身的灵敏度和特异度相关也与操作质量相关，不同方法检测意义也不尽相同，因此掌握每种方法原理、操作要点、结果解读对于结核病防治工作非常重要。

第一节　标本收集与运输

正确的标本采集、运送、保存和处理对于检查质量至关重要。应制订详细的标本采集手册，内容包括但不限于标本类型、采集容器、采集方法、标本的质量和体积要求、储存条件、转运时限、标识方法、生物安全要求、需要获得的临床资料等。

一、标本采集、接收及拒收

（一）痰标本采集

1. **采集时机**　痰标本尽量在抗结核药物治疗之前采集，治疗中为评估治疗效果、怀疑耐药发生或耐药谱变化及治疗后评估结局可以在相应时间进行采样。

2. **采集场所**　由于患者咳嗽、咳痰时，易产生含有结核分枝杆菌的飞沫和气溶胶，故采集痰标本时应在远离人群的开放空间进行，或在通风良好、有消毒装置的专用留痰室内进行。留痰室应与其他场所进行物理隔离，装备外排风或换气装置、紫外线灯和洗手设施等。

3. 采集容器 应使用透明、螺旋盖、可密封、广口的容器采集痰标本，参考规格：直径 4cm，高度 2cm。

4. 采集方法

（1）咳痰：首先用清水漱口两次，戴假牙的患者摘掉假牙；深呼吸，并屏住呼吸片刻，从肺深部剧烈咳嗽同时呼气，勿将唾液和鼻后分泌物当作痰，将痰标本小心收集入痰盒内，立即拧紧盖子，手不要接触痰盒和盖子的内壁，避免痰液泄漏到痰盒外部。如确实咳不出痰，可以尝试在运动（如慢跑、爬楼梯）后进行，或在采集痰标本前轻拍后背帮助咳痰。

（2）诱导痰：当咳嗽无痰或少痰时可采集诱导痰，患者先刷牙（口腔黏膜、舌头和牙龈），勿用牙膏，再用无菌水或生理盐水漱口，用超声雾化器使患者吸入 3% NaCl 3～5mL，用无菌螺帽宽口容器收集诱导痰标本。

5. 痰标本性状判断

（1）干酪痰：标本外观以黄色或奶酪色、脓样、团块状的肺部分泌物为主，黏度较黏液痰低，制片时较易涂抹；涂片染色后镜检，可发现大量脓性炎症细胞、肺上皮脱落细胞。

（2）血痰：此类标本因黏液痰或干酪痰标本中混有血液而形成，颜色为褐色或深褐色、鲜红色或伴有血丝；痰涂片染色后镜检，除能够观察到黏液痰或干酪痰的细胞特征外，含新鲜血液的标本中可见到被染色的血细胞。

（3）黏液痰：标本外观以白色、黏稠度较高的肺部和支气管分泌物为主；痰涂片染色后镜检时，镜下可见支气管内膜纤毛柱状上皮细胞，伴有少量肺上皮脱落细胞、脓性炎症细胞、口腔脱落细胞及口腔寄生菌。

（4）唾液：标本外观以透明或半透明水样、黏度较低的口腔分泌物为主，标本中有时伴有气泡；痰涂片染色镜检时，镜下可见少量口腔上皮脱落细胞和口腔内寄生菌，有时可见食物残渣。唾液属于不合格的标本。

6. 采集量 要采集足够量的标本满足检查项目的要求，理想状况下至少 3～5mL，过少的标本量可能会影响检测结果。痰涂片镜检至少需 0.5～1mL，分枝杆菌分离培养或分子生物学检测需 1～2mL。

7. 标本标识 标签应使用放入冰箱后仍能粘贴牢固的材料制成，标签应贴在容器壁上而非容器盖上。标签上的信息至少包括但不限于患者姓名、唯一性标识（门诊序号登记号、住院号等）、痰标本序号（1 为即时痰，2 为夜间痰，3 为次日晨痰）、标本采集日期和时间、标本类型、检验项目。

（二）其他标本

1. 婴幼儿、儿童诊断肺结核时，鉴于无法采集痰标本或支气管灌洗液，推荐采集胃液标本，通过胃灌洗术吸出咽下去的痰液。

2. 对于确实无法留取痰标本的患者，可以使用侵入性采集技术获取标本，比如纤维支气管镜检查、细针穿刺术、肺活组织检查。

（三）标本接收和拒收

1. **标本接收** 实验室应设置单独的标本接收处。标本到达实验室后在接收记录簿、计算机或其他实验室信息系统中对收到的所有原始标本记录相关信息，若信息不全应联系采集部门获得准确信息。标本标识错误或无患者姓名需重新采集标本。对于集中运送的标本，运送人员和接收人员均需做记录并签字存档。

2. **标本拒收** 应制订有关拒收原始样本的准则并告知患者和标本采集负责人员。因各种原因拒收标本时，同时告知临床医生标本被拒收。如确实无法重新获取标本，接收了不合格的标本并进行检测，应在其最终的报告中标注标本不合格及原因，并在检验结果解释中予以说明。

二、标本和菌株的储存及运输

（一）标本及菌株临时储存

痰标本采集后及时送检，否则放置于 2~8℃ 冰箱临时保存。实验室收到标本后，应及时检测，否则需将痰标本储存于 2~8℃ 冰箱暂时保存。若用于诊断患者是否耐药或确定耐药谱推荐在 1 周内运送，用于耐药性监测可延长保存时间在 1 个月内运送。

（二）标本及菌株运送

1. **运送** 实验室间运输标本时应按照《可感染人类的高致病性病原微生物菌（毒）种或样本运输管理规定》进行标识和包装，运送过程符合生物安全要求。随样本应附有与样本唯一性编码对应的送检单，送检单应与送检标本容器分开，包含受检者姓名、样本种类等信息，并应放置在第 2 层和第 3 层容器之间。

县区级医疗机构需要将标本或菌株转运至上一级实验室进行耐药筛查时，建议每周至少运送两次，若确实因距离遥远无法在 1 周内运送痰标本时应在采集痰标本后将痰标本放置于 −20℃ 或 −70℃ 冰箱保存。

2. **接收** 地市级实验室接收县（区）级转运的标本或菌株时，样本运输箱须至少在生物安全二级实验室内、由经过培训的工作人员穿戴个人防护装置在生物安全柜中打开。核对标本与送检单信息是否相符，检查标本的状况是否合格、菌株是否发生污染等，如果污染过重或者不符合接收要求，应将样本经过生物安全处理后废弃，并立即将样本情况通知送样人，要求重新采集样本。接收样本时应填写样本接收单。

第二节　结核病病原学检查方法

常用的结核病病原学检查方法包括抗酸杆菌显微镜检查、分枝杆菌分离培养、菌种鉴定、药敏试验表型检测、结核分枝杆菌核酸检测及结核分枝杆菌耐药基因检测。

一、抗酸杆菌显微镜检查

（一）抗酸杆菌显微镜检查用途

抗酸杆菌显微镜检查（简称镜检）通过检测标本中的抗酸杆菌，用于结核病诊断及治疗过程中的疗效监测。

用于确定诊断的涂片检查应采集 3 个合格的痰标本。就诊当时在门诊留 1 份"即时痰"标本，同时给患者 2 个痰盒，嘱患者留取"夜间痰"和"晨痰"，于次日交验。随访检查的涂片检查每次按照前述正确的痰标本采集方法采集 2 个合格的痰标本，嘱患者留取"夜间痰"和"晨痰"于次日交验。

（二）抗酸杆菌涂片镜检方法原理

分枝杆菌细胞膜含脂质较多，其中主要成分为分枝菌酸，分枝菌酸具有抗酸性，染料将分枝杆菌染色后，分枝杆菌细胞膜能抵抗脱色剂作用，使分枝杆菌能保持染料的颜色。分枝杆菌抗酸性是菌体内的分枝菌酸、RNA、蛋白及其细菌壁的完整性相结合的综合反应，即抗酸性的强弱除与细菌壁的完整性有关以外，还与其细菌成熟和衰老程度有关。

（三）抗酸杆菌涂片镜检方法优势和局限性

1. **不同涂片镜检方法的对比**

（1）涂片镜检可使用手工涂片、染色及镜检方法，亦可使用经过性能验证质量可靠的自动化涂片、染色及镜检，常用方法包括齐 - 内染色显微镜检查法和荧光染色显微镜检查法，后者较前者敏感性提高。

（2）荧光显微镜检方法优势：荧光显微镜检方法灵敏度更高，荧光显微镜的主要优点是它使用低倍（25×）物镜，因此看到的视野比在传统明场显微镜中看到的视野大许多倍：使用荧光显微镜每个视野约为 0.34mm^2，而使用油浸物镜看到的视野仅约 0.02mm^2。对于同一区域的痰膜进行阅片，荧光显微镜镜检时间较明场显微镜镜检所用时间明显缩短。在同一检测时间内，荧光显微镜镜检的视野是明场显微镜的 15 倍，因此发现抗酸杆菌的可能性更高，特别是如果涂片只包含少数抗酸杆菌时。

2. **涂片镜检方法优势**　涂片镜检方法简单、快速、易行且成本低，适于广泛开展。肺结核患者尤其是有空洞疾病患者的痰标本含有足够多的抗酸杆菌，通过直接涂片镜检可检测到。

3. **涂片镜检方法局限性**　涂片镜检方法检测限较低，直接涂片抗酸杆菌镜检的检测限约为 5 000 ~ 10 000 个菌 /mL 样本，明显低于分枝杆菌培养敏感度（10 ~ 100 个菌 /mL 样本）。与分枝杆菌分离培养相比，抗酸染色直接涂片镜检灵敏度范围大致为 25% ~ 65%，但也要注意涂片镜检灵敏度随病变类型、标本类型和数量、分枝杆菌种类、染色技术以及病变治疗反应程度而变化。肺外和儿童结核病以及大多数由非结核分枝杆菌引起的疾病的涂片敏感性非常低。

通过检查来自患者的多份标本，可以进一步提高灵敏度。研究表明，第 1 份标本可以检出 80% ~ 82% 最终涂片阳性患者，第 2 份和第 3 份标本分别可再检出 10% ~ 14% 和 5% ~ 8% 的阳性患者。

（四）抗酸杆菌涂片镜检操作

可使用手工涂片、染色及镜检方法，亦可使用经过性能验证质量可靠的自动化涂片、染色及镜检，常用方法包括齐 - 内染色显微镜检查法和荧光染色显微镜检查法。具体操作方法及操作注意事项可参照《中国结核病防治工作技术指南》中操作流程进行。

（五）抗酸杆菌涂片镜检方法结果解读

1. **用于诊断时抗酸杆菌涂片镜检阳性意义**　检测到抗酸杆菌很大程度提示结核分枝杆菌，但也有可能是非结核分枝杆菌或其他抗酸杆菌（如诺卡菌属，广泛分布于自然界，亦可引起人和动物的诺卡菌病）。结合临床症状、体征、影像学等，尤其是在非结核分枝杆菌流行率高的地区，在临床需要时可进一步通过其他方法进一步明确。

痰标本中抗酸杆菌涂片结果分级可以反映抗酸杆菌的数量，未接受治疗的患者涂片阳性提示其具有传染性，源病例的涂片状态是确定接触者调查优先级的重要因素。

2. **用于疗效评价时抗酸杆菌涂片镜检结果意义**

（1）在治疗过程中阳性涂片转为阴性通常表明对治疗的良好反应，随着患者得到有效治疗，抗酸杆菌的数量应逐渐减少。

（2）涂片阴转的时间是对治疗反应的重要衡量标准，取决于空洞病变的存在、疾病的严重程度和对抗结核治疗方案的依从性等。

（3）采用标准化治疗方案，治疗 2 ~ 3 个月时涂片镜检可因标本中存在的死菌而呈阳性，肺结核患者的痰液中含有大量结核分枝杆菌的软化坏死颗粒，通过直接涂片镜检会发现阳性，但此时培养可能为阴性。因此，需要按照规范和指南的要求在不同的治疗时间点采集标本进行涂片镜检。

二、分枝杆菌分离培养

（一）分枝杆菌分离培养用途

分离培养检查通过检测标本中存活的分枝杆菌，结合菌种鉴定可用于结核病诊断及治疗过程中的疗效监测。用于确定诊断和疗效监测：每例患者应按照前述正确的痰标本采集方法采集 2 份合格的痰标本用于固体分离培养或 1 份合格的痰标本用于液体分枝杆菌分离培养。

（二）分枝杆菌分离培养方法及原理

分枝杆菌培养是按照分枝杆菌的生长规律，根据分枝菌对营养和代谢需要的条件，人工营造出有利于分枝杆菌生长而抑制其他细菌生长的环境，达到分离的目的。依据分枝杆菌培养基的不同，分为固体和液体培养方法。固体培养中最常用的是罗氏培养基，其他基于鸡蛋基质的还有丙酮酸培养基、小川培养基和基于 Middle brook 7H10、Middle brook 7H11 等的琼脂培养基。分枝杆菌在人工培养基上的生长要求包括简单的化合物，如钾、镁、磷和硫。铵盐或鸡蛋成分提供氮源，葡萄糖或甘油提供碳源。生长 pH 范围是 6.5 ~ 7.0。对于非皮肤来源的标本，孵育条件应包括高湿度和 35 ~ 37℃ 的温度。来自皮肤部位的培养物应在 35 ~ 37℃ 和较低温度（28 ~ 30℃）下孵育，使某些非结核分枝杆菌获得最佳程度生长。

分枝杆菌因较厚的细胞壁有耐受酸碱的特点，能耐受碱性消化液的处理，消化液处理后的标本直接接种于酸性培养基上，酸性培养基能中和碱性标本处理液，因此分枝杆菌能在酸性罗氏培养基上生长，此为简单法固体培养的基础。

液体培养基能为结核分枝杆菌提供更加充足的营养，利于结核分枝杆菌的生长，结合自动化的分枝杆菌培养系统，配备相关的检测仪器，通过仪器检测分枝杆菌生长过程中产生的化学信号等变化，能够自动报告监测结果。有些检测系统通过检测液体培养基中消耗氧气的量来确定是否有细菌生长，在阳性情况下，每毫升培养基中大约有 10^5 ~ 10^6 个菌落形成单位。有些是通过检测液体培养基中释放二氧化碳的量来确定是否有细菌生长的，还有通过监测培养基瓶子顶部的氧气消耗量来查看生长。

（三）分枝杆菌分离培养优势和局限性

1. 分枝杆菌分离培养优势

（1）分枝杆菌分离培养具有高灵敏度：痰中分枝杆菌的浓度主要取决于来源的结核病

变的类型。当细菌浓度低于每毫升 1 000 个时，在涂片中观察到分枝杆菌的概率小于 10%，分枝杆菌分离培养灵敏度较涂片检查高，每毫升痰标本中至少含 10 ~ 100 个分枝杆菌即可被检测到，是目前诊断肺结核的金标准。

如直径约 2cm 的空洞（通向支气管）可能包含大约 1 亿个结核分枝杆菌，而相同大小的非空洞结节病变可能仅包含 100 ~ 1 000 个结核分枝杆菌。因此来自仅排出少量结核分枝杆菌的结节性病变患者使用痰液涂片显微镜检查可能为阴性，但使用培养则为阳性。

（2）基于鸡蛋的固体培养基的主要优点是它支持大多数分枝杆菌的生长。固体培养基上的菌落形态有助于识别分枝杆菌，检测混合培养物，并且比液体培养基更不容易受到污染。

（3）液体培养较固体培养可以提高阳性检出率，并可以缩短结果报告时间。

2. **分枝杆菌分离培养局限性**　结核分枝杆菌增殖极其缓慢（增殖周期为 18 ~ 24 小时），故固体和液体培养结果报告周期均较长。某些结核分枝杆菌（尤其是某些耐药菌株）可能需要更长的孵育时间才能产生可见的生长。

（四）分枝杆菌分离培养操作

固体分离培养方法具体操作方法及操作注意事项可参照《中国结核病防治工作技术指南》中操作流程进行。液体分离培养方法应经过性能验证，具体操作方法应按照产品说明进行。

（五）分枝杆菌分离培养结果解读

1. **固体分枝杆菌分离培养阳性结果的意义**　分枝杆菌分离培养阳性结合临床、胸部影像学、流行病学史提示可能为结核分枝杆菌感染，但结核分枝杆菌复合群包含多个菌种，它们的生长速度、菌落形态、生化特性、天然耐药属性非常相近。分枝杆菌培养阳性时如果发现有黄色、表面光滑、湿润的菌落，提示可能为非结核分枝杆菌。如果发现这类菌应进行菌种初步鉴定，并通知医生，嘱患者再留取一份标本进行培养。如果再次出现非结核分枝杆菌培养阳性，将对诊断非结核分枝杆菌病和治疗具有重要意义。

分枝杆菌分离培养可以获得生长菌落的半定量评估如罗氏培养基的菌落数和液体培养结果报告时间等提示患者肺部细菌载量的不同，治疗过程中细菌载量的变化和阳转 / 阴转提示治疗方案的有效性。

2. **固体分枝杆菌分离培养结果为几个菌落的结果的意义**

（1）对于初诊患者，若此前没有接受过抗结核药物治疗，一般极少出现低菌落数的情况。但若在诊断前用过某些抗生素类药物（如氟喹诺酮类），易出现此类情况。另外，胸部 X 线病变轻微、免疫缺陷类疾病（如 TB/HIV 双重感染）也可能出现几个菌落的情况。若与以上情况均不符，提示可能为实验室交叉污染（回顾性查看同批次操作临近的标本是否有高阳性级别结果），有条件可通过基因分型证实。

（2）对于随访患者，治疗过程中比初诊时阳性级别降低（如"1+"变为几个菌落），需结合治疗时间、临床疗效、药敏试验结果、胸部 X 线结果综合判断。但也要注意的是菌落数极低也可能提示实验室交叉污染。注意疗效随访中单一的 1 次（特别是治疗早期）培养结果有时不能准确反映药物治疗方案的有效性，需要连续多次监测培养结果来评估疗效。

三、菌种鉴定

（一）菌种鉴定用途

菌种鉴定是在培养的基础上，进一步对获得的纯菌进行鉴定，以确认该菌的细菌学分类。用于定性检测来源于临床疑似结核病和非结核分枝杆菌（*nontuberculous mycobacteria*，NTM）病患者经过分离培养的分枝杆菌分离株样本中的分枝杆菌，可用于结核病和非结核分枝杆菌病的辅助诊断，也可用于流行病学调查等领域。

（二）菌种鉴定方法原理

1. **分枝杆菌分类** 分枝杆菌种类繁多，各菌种生物学特性、致病性、药物敏感性等不尽相同，在分枝杆菌及其所致疾病的基础研究、预防和治疗中，菌种鉴定具有十分重要的意义。结核分枝杆菌复合群包括结核分枝杆菌（*mycobacterium tuberculosis*，MTB）、非洲分枝杆菌（*mycobacterium africanum*）、卡内蒂分枝杆菌（*mycobacterium canetti*）、卡普拉分枝杆菌（*mycobacterium caprae*）、田鼠分枝杆菌（*mycobacterium microti*）、鳍足分枝杆菌（*mycobacterium pinnipedii*）、牛分枝杆菌（*mycobacterium bovis*）和牛分枝杆菌卡介苗（*mycobacterium bovis* BCG vaccine，MBCG）。除了牛分枝杆菌外，没有必要在物种水平上进一步确定结核分枝杆菌复合群。由于牛分枝杆菌独特的流行病学特征和固有的对吡嗪酰胺的耐药性，是否需要进一步区分结核分枝杆菌复合群成员需与临床进一步沟通。

2. **菌种鉴定方法及原理**

（1）生化试验

1）分枝杆菌菌种鉴定时首先经对硝基苯甲酸（p-nitrobenzoic acid medium，PNB）生长试验、28℃ 生长试验、耐热触酶试验、观察记录细菌的生长速度、菌落形态和菌落颜色确定该菌株属于结核分枝杆菌复合群还是非结核分枝杆菌（NTM），其中 PNB 选择培养基生长试验是目前临床常用的方法。

2）经确定属于结核分枝杆菌复合群的菌株，根据临床需要进行噻吩 2- 羧酸肼（thiophene 2-carboxylic acid hydrazine medium，TCH）生长试验、硝酸还原试验和烟酸试验进行菌种鉴定，进一步区分是结核分枝杆菌还是牛分枝杆菌。

3）属于 NTM 的菌株，首先根据生长速度的快慢确定属于快速生长还是缓慢生长的分枝杆菌。快速生长的分枝杆菌可通过生长特征和生化实验进行菌种鉴定；缓慢生长的分枝杆菌经色素产生试验确定菌株的产色特征后，再通过生长特征和生化试验确定菌株的种类。

（2）胶体金法：结核分枝杆菌抗原检测对象为 MPB64，是在培养中分泌到菌体外的蛋白质，其分泌时间早，分泌量最多（达 8% 左右）。MPB64 是结核分枝杆菌复合群的特异分泌蛋白，而绝大多数非结核性分枝杆菌则不具有该蛋白。

（3）分子生物方法：目前临床上采用的分子技术包括核酸杂交探针、线探针杂交分析和 DNA 测序等。靶点如 16S 或 23S 核糖体 DNA 基因、热休克蛋白 Hsp65 基因、编码 *rpoB* 基因、*gyrB* 基因。

（4）基质辅助激光解吸电离飞行时间质谱（MALDI-TOF MS）：基质辅助激光解吸电离飞行时间质谱（matrix-assisted laser desorption ionization- time of flight- mass of spectrum, MALDI-TOF MS）主机由两部分组成，即基质辅助激光解吸电离和飞行时间质量分析器。其工作原理是基于不同的微生物种类具有不同的蛋白质谱图，而 MALDI-TOF MS 可电离相对分子质量为 100 ~ 1 000 000 的生物分子，电离后不同的离子又具有不同的质荷比，质谱能找出种间和株间特异保守峰作为生物标记从而将其区分开。

（三）菌种鉴定优势和局限性

1. **传统生长试验和生化试验** 鉴定结核分枝杆菌复合群及牛分枝杆菌应用最广泛的方法，但由于操作流程较复杂，在临床上大多只选取少数几个试验如 PNB 生长试验和 TCH 生长试验。

2. **胶体金试验** 胶体金检测主要优势是简单、便捷，更加适合基层应用，但是在 MPB64 发生突变的菌株则无法通过该法检测到结核分枝杆菌复合群。

3. **分子生物学方法** 能在较短的时间内鉴定出结核分枝杆菌复合群和常见非结核分枝杆菌致病菌，并且具有高特异性和敏感性，能为临床诊治 NTM 病和鉴别 NTM 病提供极为有意义的参考依据。

4. **基质辅助激光解吸电离飞行时间质谱** 使用 MALDI-TOF MS 平台鉴定分枝杆菌优势在于实验室可能已经存在用于鉴定细菌、酵母菌和霉菌的类似实验室工作流程。耗材试剂成本低，快速的结果报告时间可以降低总体患者管理成本。MALDI-TOF MS 缺乏区分几个密切相关菌种的分辨率，包括结核分枝杆菌复合群的个体成员。

（四）菌种鉴定操作

根据分枝杆菌对某些化学试剂的耐受性不同，将待检分枝杆菌制成菌悬液，接种于对硝基苯甲酸培养基（p-nitrobenzoic acid medium，PNB）的鉴别培养基上，根据细菌的生长情况即可初步鉴定结核分枝杆菌和非结核分枝杆菌。

根据需要也可开展基于免疫学方法、分子生物学方法、质谱鉴定方法及生化方法的菌种鉴定，以确定结核分枝杆菌复合群和非结核分枝杆菌中的具体菌种。具体的操作方法应按照使用的试剂说明书进行。

（五）菌种鉴定结果解读

抗酸杆菌和分离培养阳性均不能确定是否为结核分枝杆菌或非结核分枝杆菌。一些非结核分枝杆菌可以引起与结核分枝杆菌非常类似的疾病和症状，在临床上非常容易与结核病混淆，造成误诊误治。在 NTM 流行率高的地区，应常规检测具有临床意义的 NTM 分离株，并鉴定到菌种水平。临床医生和实验室之间的沟通对于确定 NTM 鉴定的重要性和范围至关重要。

四、药敏试验表型检测

（一）药敏试验表型检测用途

用于检测分离培养阳性且鉴定为结核分枝杆菌复合群的菌株对各种抗结核药物的敏感性。在无法获得基因型药敏试验，或基因型药敏试验结果与临床不符，当临床或放射学表现未改善甚至恶化时、确定治疗失败时或怀疑耐药时均需开展药敏试验。

（二）药敏试验表型检测方法原理

1. **固体比例法**　比例法是结核分枝杆菌药敏试验中使用最广泛的方法，与临床结果相关性很好，其理论前提是每个野生型结核分枝杆菌菌株都不是同质种群，而是同时包含对抗结核药物耐药的突变亚群与敏感亚群。

药敏试验将处于对数生长期的菌株加入含有已知临界浓度的含药培养基中，并与相同菌株的无药物生长对照进行比较。如果在含药培养基上生长的结核分枝杆菌与不含药对照培养基上生长的数量之比大于 1%，则该结核分枝杆菌将对所用药物耐药。临界浓度（critical concentration，CC）指体外抑制 99% 表型野生型结核分枝杆菌菌株的某种抗结核药物的最低浓度。

2. **液体药敏试验**　与固体比例法类似，如果药物对结核分枝杆菌有活性，则在含药培养管中生长将受到抑制并抑制荧光或其他信号的产生；同时，无药物对照管内细菌将生长并显示出增加的荧光或其他检测信号。如果分离株耐药，则在含药管和不含药管中都将明显生长，相应的荧光或其他生长信号增加。

3. **最低抑菌浓度**（minimum inhibitory concentration，MIC）　固体或液体稀释法药敏试验中能够抑制至少 99% 细菌生长的抗菌药物的最低浓度即为最低抑菌浓度。在最低抑菌浓度及以上，菌落不可生长。与比例法药敏试验中使用的关键浓度不同的是，临床菌株的 MIC 是分散分布在一个范围之内的，而同一株菌的某种药物的 MIC 一般是不变的。不同药物的 MIC 分布范围差别很大。但需注意的是目前没有对结核分枝杆菌 MIC 方法明确的指南和建议。

（三）药敏试验表型检测优势和局限性

1. 药敏试验表型检测的优势

（1）药敏试验表型检测方法可以对临床常用的抗结核药物进行敏感性和耐药性检测，并且可以量化分离株对单个抗结核药物的敏感性水平，如 MIC 方法。

（2）异烟肼、利福平、氟喹诺酮类等药物其药敏试验结果与临床相关性很好。当耐药结核分枝杆菌菌群占总体细菌数量不到 20% 时，分子方法往往不能检出耐药，但通过药敏试验表型检测可检测到。

（3）MIC 方法优势：与定性判断耐药相比，MIC 不仅可以判断是否耐药，还能在耐药株中区分不同的耐药程度，某些药物的疗效与剂量呈正相关性，对某些低耐药的患者来说，提高用药剂量可以获得增强的杀菌活性。

2. 药敏试验表型检测局限性　药敏试验表型检测的缺点是结果报告周期较长，固体药敏可能需要 4～8 周，液体药敏需要 7～14 天，吡嗪酰胺药敏试验可能长达 21 天。另外，当培养物被污染或发生混合感染时，检测结果可能会更加延迟。

（四）药敏试验表型检测操作

具体操作方法及操作注意事项可参照《中国结核病防治工作技术指南》中操作流程进行。目前推荐的比例法药敏试验表型检测各药物临界浓度，见表 3-1。

表 3-1　比例法药敏试验表型检测药物临界浓度

单位：μg/mL

药物（英文缩写）	固体培养基内药物临界浓度	液体培养基内药物临界浓度
异烟肼（INH）	0.2	0.1
链霉素（SM）	4.0	1.0
乙胺丁醇（EMB）	2.0	5.0
利福平（RFP）	40.0	1.0
吡嗪酰胺（PZA）	—	100.0
左氧氟沙星（LFX）	2.0[#]	1.0
莫西沙星（MFX）	1.0[#]	0.25/1.0

药物（英文缩写）	固体培养基内药物临界浓度	液体培养基内药物临界浓度
贝达喹啉（BDQ）	—	1.0#
利奈唑胺（LZD）	—	1.0
氯法齐明（CFZ）	—	1.0#
德拉马尼（DLM）	—	0.06#
阿米卡星（AK）	30.0	1.0
卡那霉素（KM）	30.0	2.5
氧氟沙星（OFX）	4.0	2.0
卷曲霉素（CPM）	40.0	2.5
乙硫异烟胺（ETO）	40.0	5.0
丙硫异烟胺（PTO）	40.0	2.5
对氨基水杨酸（PAS）	1.0	—

注：# 表示临时推荐浓度。

（五）药敏试验表型检测结果解读

1. **不同药物药敏试验表型检测结果的准确性** 对于多数药物药敏试验表型检测的结果与临床符合度很好，尤其是利福平、异烟肼和氟喹诺酮类耐药检测。某些药物目前的临界浓度设定不够合理，导致结果不稳定，如使用 MGIT 960 进行乙胺丁醇药敏试验检测会漏掉部分耐药结果，而错误报告为敏感。MGIT 960 进行吡嗪酰胺药敏试验时由于接种菌量较高，可能会将部分敏感菌株报告为耐药。

2. **导致药敏试验表型检测与基因药敏试验结果不同的因素** 无论是固体比例法或液体比例法药敏试验，均是基于特定临界药物浓度及 1%（吡嗪酰胺液体比例法为 10%）的比例判断耐药性，而使用耐药基因检测方法时，当耐药菌在整个细菌中的比例低于 20%时可能无法检测到耐药。因此当表型药敏与基因型药敏结果不一致时，需综合考虑方法学本身的因素以及临床治疗效果。

五、结核分枝杆菌核酸检测

（一）结核分枝杆菌核酸检测用途

结核分枝杆菌核酸检测阳性提示该检测标本中有结核分枝杆菌核酸目标片段的存在。传统核酸（nucleic acid）检测方法不能准确区分死菌或活菌，接受治疗或治愈的患者均有可能检测为阳性，因此目前的传统核酸检测方法仅能用于结核病的诊断，不能用于临床疗效的监测。

（二）结核分枝杆菌核酸检测方法原理

结核分枝杆菌复合群各成员间的 DNA 序列高度相似，具有共同的核心基因组，较难加以区分，故在临床检测中一般仅检测结核分枝杆菌复合群存在与否即可。

1. **荧光定量 PCR** 荧光定量 PCR 是利用荧光信号的变化实时检测 PCR 扩增反应中每一个循环扩增产物量的变化，并通过 Ct 值和标准曲线的分析对起始模板进行检测的方法。荧光定量 PCR 大体分为熔解曲线分析和荧光化学检测 2 种，在结核分枝杆菌检测试剂盒中常见的 TaqMan 探针、分子信标和杂交双探针等均属于后者。荧光定量 PCR 检测的靶序列通常为 16S rDNA、16S rRNA 和 23S rRNA 间的内转录间隔区 ITS、仅存在于结核分枝杆菌复合群的插入序列 IS6110，以及 *recA* 基因、*sodA* 基因、*hsp65* 基因和 *rpoB* 基因等，主要检测结核分枝杆菌复合群的存在与否。

2. **等温扩增** 环介导等温扩增法（loop mediated isothermal amplification，LAMP）是针对靶基因序列的不同区域设计几种特异引物，利用链置换 DNA 聚合酶（Bst DNA polymerase）在等温条件（65℃ 左右）完成核酸扩增反应，对结核分枝杆菌目的 DNA 片段进行检测的方法。

交叉引物扩增技术（crossing priming amplification，CPA）是另一种等温扩增技术。CPA 扩增体系中除包含具有链置换功能的 Bst DNA 聚合酶外，还主要包括扩增引物和两条交叉引物。这些寡聚核苷酸链能依靠 Bst DNA 聚合酶的高活性的链置换特性，不断地实现 DNA 循环扩增。

实时荧光核酸恒温扩增检测（simultaneous amplification and testing，SAT）是将核酸恒温扩增和实时荧光检测相结合的一种新型核酸检测技术。同一温度下，首先通过 M-MLV 反转录酶产生靶标核酸（RNA）的一个双链 DNA 拷贝，然后利用 T7 RNA 多聚酶从该 DNA 拷贝上产生多个（100～1 000 个）RNA 拷贝；每一个 RNA 拷贝再从反转录开始进入下一个扩增循环；同时，带有荧光标记的探针和这些 RNA 拷贝特异结合，产生荧光。该荧光信号可由荧光检测仪器实时捕获，反映扩增循环情况。

（三）结核分枝杆菌核酸检测优势和局限性

1. **结核分枝杆菌核酸检测优势** 结核分枝杆菌复合群核酸检测方法一般能在 2～6 个小时报告结果。较涂片镜检灵敏度提高，可以提高涂阴患者病原学检测依据，同时具有较高的特异性。

2. **结核分枝杆菌核酸检测主要局限性**

（1）不同试剂对于涂阴标本检测灵敏度差异较大，因此对于涂阴标本检测的灵敏度仍有待提高。

（2）结核分枝杆菌核酸检测方法对实验室设施设备和检验人员的能力和资质有一定要求，某些检测技术操作自动化程度不高，环境或操作不规范可能会造成污染引起假阳性结果。

（3）分子生物学检测方法中如果标本中存在扩增抑制物，扩增抑制会产生假阴性结果。

（4）结核分枝杆菌核酸检测方法死菌与活菌均能检测，因此此方法目前仅推荐用于诊断，不适用于结核病患者治疗过程中的疗效监测。

（四）结核分枝杆菌核酸检测操作

常规检测步骤包括试剂配制、痰标本处理、核酸提取（手工法或自动提取法）、扩增及扩增产物分析等。不同的技术对步骤的整合程度不同，具体操作流程遵照采用的技术说明书及本实验室编写的标准操作规程进行。

（五）结核分枝杆菌核酸检测结果解读

1. 结核分枝杆菌核酸检测阳性证明存在结核分枝杆菌复合群，可报告为结核分枝杆菌核酸阳性，但结果为阴性时仅能报告未检测到结核分枝杆菌核酸，不能报告为非结核分枝杆菌。若痰涂片抗酸染色镜检为阳性，在保证核酸检测质量的前提下则提示可能是非结核分枝杆菌感染，亦可重新对一份标本进行检测以便确认核酸检测结果的准确性或者是否存在扩增抑制物。

2. 如果痰涂片镜检和培养均阳性、结核分枝杆菌核酸检测阴性，排除扩增抑制的情况下应考虑是否为 NTM 感染等，少数情况下因靶基因突变或缺失导致假阴性结果。

3. 如果仅痰涂片镜检阳性、培养和核酸检测均阴性，则考虑可能为棒状杆菌和诺卡菌等其他抗酸杆菌的感染。

4. 如果痰涂片及结核分枝杆菌核酸检测结果均阴性，仅培养阳性，且为少数菌落生长，应排除在培养的操作过程中交叉污染的可能性，若再次培养或其他标本仍为阳性且培养物经鉴定确为结核分枝杆菌则为结核分枝杆菌分离培养阳性。

六、结核分枝杆菌耐药基因检测

（一）结核分枝杆菌耐药基因检测用途

耐药相关基因序列的突变会导致结核分枝杆菌对抗结核药物产生耐药性，通过检测耐药相关基因是否发生突变或野生型缺失，可以判断相应的抗结核药物的耐药性。耐药基因检测可以快速提供结果，且对利福平、异烟肼、氟喹诺酮类药物耐药性的检测准确性较好，可作为首选方法。

（二）结核分枝杆菌耐药基因检测原理

1. **结核分枝杆菌耐药基因突变特征**　结核分枝杆菌具有异常低的突变率，并且没有质粒携带的基因转移或株间重组的迹象，其耐药性是由单核苷酸多态性（single nucleotide polymorphism，SNP）、插入和缺失以及编码药物靶标或转化酶的基因缺失引起的。结核分枝杆菌耐药相关基因位点的突变会导致耐药的产生，如 *katG*，*inhA*，*rpoB*，*rpsL/rrs*，*embB*，*gyrA*，*rrl*，*rplC*，*mmpR* 基因一些位点突变分别与异烟肼、利福平、链霉素、乙胺丁醇，氟喹诺酮类药物，利奈唑胺，氯法齐明和贝达喹啉等耐药性的产生相关。当这些基因突变在耐药株中占有较大比率时，则可以用分子生物学的方法通过检测基因突变判断结核分枝杆菌的药物耐药性。

2. **不同耐药基因检测方法原理**　目前基于结核分枝杆菌突变基因位点检测有多种方法，如测序法、线性探针法、实时荧光定量 PCR 法以及基因芯片技术等。

（1）实时荧光定量 PCR 技术利用 PCR 反应体系中荧光信号的积累实时监测对模板进行定量分析。

（2）线性探针技术主要原理是基于对靶序列不同区域设计特异性探针，利用已知序列探针检测结核分枝杆菌对应基因区域是否发生突变，是一种基于核酸反向杂交技术，将带有生物素标记的目的片段与固定于杂交膜上的特异性寡核苷酸探针杂交，根据酶联免疫显色结果，判定杂交结果。基因芯片技术将含有荧光标记的 PCR 扩增产物与包被有特异性 DNA 探针的芯片杂交，通过检测分析杂交信号的强度即可获知样品信息。

（3）探针熔解曲线技术通过分析特异性的探针与基因扩增产物的解链温度来判断待检测基因是否发生基因突变，其是一种基于实时荧光定量 PCR 和熔解曲线分析相结合的新技术，直接检测扩增产物中饱和荧光染料荧光强度变化。由于靶序列中不同 GC 碱基含量和分布不同，DNA 分子解链温度（melting temperature）不同，会形成特殊的熔解曲线形状和位置，通过比较解链温度曲线与标准曲线的差异，即可准确区分野生型与突变型基因，可以区分单个碱基的序列差异。

（4）基因组测序技术通过对病原体基因序列测定分析，再与标准序列对比，以此实现对结核分枝杆菌耐药性的精准分析。全基因组测序在耐多药结核病和广泛耐药结核病的诊断中更具有前景价值。

（三）结核分枝杆菌耐药基因检测优势和局限性

1. **结核分枝杆菌耐药基因检测优势**

（1）缩短药敏试验结果报告时间，满足了临床耐药诊断即时性的需求。

（2）某些突变位点可提示不同水平耐药，在临床可以通过调整剂量达到理想的用药剂量和效果。

2. **结核分枝杆菌耐药基因检测主要局限性**

（1）基因型药敏试验目前不足以完全取代所有传统的药敏试验表型检测，因为并非所有抗结核药物耐药相关的突变都是明确或完全包含在商品化试剂中的。未来随着包括全基因组测序在内的科学研究的深入，基因型药敏试验有可能会逐步取代一些传统的药敏试验表型检测。

（2）一般认为在整个细菌中的比例低于 20% 时可能无法检测到耐药。因此出现表型药敏与基因型药敏结果不一致时，需综合考虑方法学本身的因素以及临床治疗效果。未来也需要进一步改进技术提高检测下限。

（3）某些突变如沉默突变并不引起表型耐药，会造成假耐药结果。

（四）结核分枝杆菌耐药基因操作

常规检测步骤及操作注意事项同上述结核分枝杆菌核酸检测操作。

（五）结核分枝杆菌耐药基因检测结果解读

1. 靶基因特定位点检测到突变型或野生型与否的意义

（1）一般来说检出明确的与耐药相关的基因突变可以说明结核分枝杆菌对该药物是耐药的，但同时也要注意检测到的某些突变也可能是沉默突变，而不是真正能够引起表型耐药的突变，此时会引起基因型的假耐药结果。而未检测到突变或野生型推断细菌对该药物是敏感的。"未检测到突变"表明该生物体很可能对所列药物敏感，但不能百分之百确定，意味着未发现与耐药性相关的最常见的突变。

（2）对于某些药物如异烟肼、氟喹诺酮类药物若未检测到突变，也有一定比例的可能是因为在试剂盒未包含的其他基因或位点发生突变，因此临床考虑耐药时可以进一步开展药敏试验表型检测。在解读基因型药敏试验结果时，应谨记并非所有与耐药性相关的基因都设计在所使用的基因型药敏试验中。

2. **针对不同药物的基因型药敏试验的准确性** 基因型药敏试验的敏感性因每种药物和与该药物耐药性相关的突变的一致性而异。目前无论是表型还是基因型检测利福霉素类耐药性的可靠性均最高，其次是异烟肼、氟喹诺酮类，最后是二线注射类药物。其他抗结核药物表型和基因型药敏的诊断效能差异很大。

3. **导致基因型药敏试验与药敏试验表型检测结果不一致的因素**

（1）结核病患者体内通常敏感菌和耐药菌并存，但是占比例不同。比例法在含有 1%以上的耐药菌时即可检出，而耐药基因检测需在临床标本中含有较高比率（一般在 20%以上）的耐药菌才能检出，其检测耐药菌的敏感度低于传统药敏试验表型检测。因此会出现表型与分子结果不一致或同时检出敏感基因型和耐药基因型的现象。

（2）一般低水平耐药时易出现表型和基因型药敏结果的不一致现象。

1）$rpoB$ 基因 531、526、513 位密码子突变通常导致利福平高水平耐药，如果菌株本身突变发生在某些临界耐药位点即较低水平耐药，如 L533P、L511P 等，现有药敏试验表型检测可能会报告敏感结果，从而造成基因型和表型药敏结果不一致。

2）在我国，50%～70% 的异烟肼耐药是 *katG* 基因 315 位突变所致，*katG* 315 位密码子突变往往与高程度 MIC 值升高相关，此时用基于现有临界浓度开展的药敏试验表型检测能够检出耐药结果，即表型和基因型方法检测一致性会很好。而 *inhA* 启动子发生突变一般引起较低水平的 MIC 值升高，利用现有药敏试验表型检测方法检测异烟肼耐药时可能报告敏感结果，从而引起基因型和表型药敏试验两种方法的结果不一致。

4. **同一个靶基因特定位点突变对于不同药物的耐药性提示意义不同**　*gyrA* 基因的某些突变可能与一系列不同水平 MIC 值相关，某些突变可能导致氧氟沙星的耐药性，但左氧氟沙星或莫西沙星却显示敏感。

七、结核分枝杆菌基因分型

（一）结核分枝杆菌基因分型用途

结核分枝杆菌分型方法主要用于结核病暴发流行调查、实验室污染调查、结核病近期传播研究以及患者的复发、再感染研究等。

（二）结核分枝杆菌基因分型方法原理

1. 分子流行病学相关理论基础

（1）分子流行病学研究结核病传播的前提是假设有一定的"簇"菌株，还有不同基因型的独特菌株。簇菌株提示患者可能是被同一传染源近期感染所致，而独特菌株提示患者发病可能是由于内源性复燃所致。

（2）与传播相关或流行病学相关的病例应具有相同的基因型。

（3）通过基因分型产生的数据能够检查验证接触者调查的有效性。当个体感染同一结核分枝杆菌但未发现流行病学联系时，就有机会重新回顾和分析接触者调查工作中的潜在差距，或许患者之间存在未知的关系或不寻常的传播环境。

（4）当在没有提示性临床表现的情况下有培养阳性结核分枝杆菌复合群的实验室报告时，基因分型可以迅速帮助识别潜在的假阳性培养。可以与实验室同时处理的其他标本中的分离物的基因型进行比较，以寻找可能的交叉污染。了解和监测可能的假阳性来源很重要，基因分型是确认疑似假阳性报告的有力工具。

2. 结核分枝杆菌基因分型方法

（1）检测插入序列（insertion sequence，IS）6110 数目与在基因组中位置的不同来区分不同的菌株。

（2）基于 DNA 重复序列（repetitive sequence）的方法：对同向重复（direct repeat，DR）区域的研究表明，不同菌株的 DRs 数量不同，且存在或缺失某些间隔序列，依此可区分不同的菌株。依据 DR 研究产生了 Spoligotyping 分型方法，能区分北京型结核分枝杆菌家族。可变数目串联重复序列（variable number of tandem repeat，VNTR）分型法是高等真核生物的基因分型中一种方法，基于多态性的微卫星或小卫星区域中重复序列的拷贝数在不同结核分枝杆菌基因组中各不相同，在结核分枝杆菌中的分布表现出高度的个体特异性，通过比较 VNTR 位点的重复序列的数目来区分不同的菌株，该分型方法的分辨力取决于所采用位点的分辨力。MIRU 位点是在基因组中散在分布的 41 个重复序列，重复单位的大小 46～100bp 之间，选取具有更高多态性的 MIRU 位点，可以提高分辨率。

（3）全基因组测序法：全基因组测序（whole genome sequencing，WGS）方法通过检测菌株间单核苷酸多态性差异鉴定其传播方向和传播链，从而识别传染源。

（三）结核分枝杆菌基因分型方法优势和局限性

1. 不同基因分型方法优劣势对比

（1）基于 IS6110 的基因分型方法因操作繁琐，实验时间结果无法进行标准化比对，现在基本不再应用此方法。

（2）目前应用较多的间隔区寡核苷酸分型（spoligotyping）和可变数目串联重复序列（variable number of tandem repeat，VNTR）分型方法在评估同源性方面分辨率有限，尤其是前者。此两种方法基于 PCR 的方法仍依赖手工操作，在结果判读时可能会产生偏差。

（3）WGS 分辨率最高，但操作流程还需统一化、标准化。工作流程的所有步骤，从 DNA 提取到测序、数据分析和报告，都应该标准化，并有良好的文档记录，还应该建立一个外部质量评估方案。

2. 基因分型方法主要局限性　现有的基因分型方法均不能直接对临床标本进行，需要一定量的结核分枝杆菌菌量才能产生有效的结果。因此得到阳性分离培养物是前提，考虑到分离培养的时间，基因分型的结果报告也会延迟。

（四）结核分枝杆菌基因分型检测结果解读

通过基因分型测试方法检测结果相同的菌株被视为相同的结核分枝杆菌菌株。若基因分型常规开展后，可以定期审查本区域内的患者中收集的分离株的基因型数据。当基因型与先前确定的流行病学联系相匹配时，这支持最近传播的发现。这也表明接触者调查是有效的。

当个体之间存在基因型匹配但没有流行病学联系时，这表明接触者调查的范围可能不够广泛，可能需要进行更彻底或更广泛的调查。如果已经进行了完善的接触调查，但对所有可用的流行病学数据的分析仍无法揭示联系，则可能的原因包括远距离传播或偶然接触的可能性。

基因型数据也有助于调查实验室假阳性结果的产生。在某些情况下，当临床发现患者症状体征与实验室结果不符的患者，可以进一步分析在与可疑标本相同的同一天收集和处理的所有标本，以查看实验室中是否存在交叉污染的可能性，或者是否存在来自已知有活动性结核病的另一名患者的标本标签不正确的可能性。

第三节　实验室生物安全与质量控制

质量与生物安全是结核病实验室的核心，两者良好执行才能确保为患者提供准确的服务。各级机构应设置满足要求的生物安全实验室，并逐步建立适宜的安全和质量管理体系。

一、生物安全

根据我国《病原微生物实验室生物安全管理条例》、《实验室生物安全通用要求》（GB 19489—2008）、《病原微生物实验室生物安全通用准则》（WS 233—2017）、《人间传染的病原微生物名录》和《医疗机构临床实验室管理办法》的规定，标本检测（包括涂片镜检、分枝杆菌分离培养、PCR 核酸提取等）可在符合生物安全二级（biosafety level 2，BSL-2）的环境中进行，药敏试验表型检测要求在加强型生物安全二级实验室中进行操作。从事结核病实验室检测活动或者疑似高致病性病原微生物实验活动的，应事先取得《高致病性病原微生物实验室资格证书》和相关行政部门的审批。实验室应建立各项生物安全相关制度确保生物安全管理和技术措施的实施。

二、质量控制

为了确保检测质量，各级结核病实验室要逐步建立并运行实验室质量管理体系，定期开展质量管理体系的内部检查和管理评审，落实纠正措施，不断提高体系的运行水平，提升实验室的整体质量和服务水平。实验室应确保按照标准化操作程序操作，按照要求开展室内质量控制，并参加开展检测项目的室间质评工作。

知识要点

1. 抗酸杆菌涂片镜检的原理是分枝杆菌细胞膜含脂质较多，其中主要成分为分枝菌酸。分枝菌酸具有抗酸性，染料将分枝杆菌染色后，分枝杆菌细胞膜能抵抗脱色剂作用，使分枝杆菌能保持染料的颜色。

2. 常用抗酸杆菌涂片镜检方法可以用于诊断，亦可用于疗效监测。抗酸杆菌阳性可能是活菌亦可能为死菌。

3. 分枝杆菌分离培养仍是结核病诊断的金标准。分为固体和液体分离培养，后者灵敏度更高，结果报告时间缩短，分离培养阳性需经过菌种鉴定才能报告结核分枝杆菌阳性。

4. 菌种鉴定有多种方法，包括选择培养基、生化试验、免疫学方法、分子生物学方法、质谱等。菌种鉴定对于结核分枝杆菌及非结核分枝杆菌的鉴定从而区分结核病和非结核分枝杆菌病有重要意义。

5. 药敏试验表型检测方法可以检测临床常用药物表型药敏。耐药菌在整个菌群中占比大于 1% 即可检测到。药敏试验表型检测对不同药物的准确性不完全相同，且比例法、液体法药敏试验仅针对一个临界浓度进行检测，而 MIC 方法可获得最低抑菌浓度，为临床提供更多的信息。

6. 结核分枝杆菌核酸检测较涂片镜检更加敏感，检测靶标为结核分枝杆菌复合群基因片段，传统核酸（DNA）检测方法不能准确区分死菌或活菌。

7. 结核分枝杆菌耐药基因检测通过检测不同药物耐药相关基因的突变或野生型检测是否对该药物耐药或敏感，其准确性与耐药相关基因与耐药的关联性密切相关，其中针对利福平的耐药基因检测最准确，其次为异烟肼及氟喹诺酮类耐药相关基因的检测，其他药物的耐药基因检测方法需要进一步完善。不同的基因突变位点可能提示不同水平的耐药。

自测题

一、选择题（单选题）

1. 以下哪个选项结果可能为抗酸染色阳性（　　）
   A. 结核分枝杆菌
   B. 非结核分枝杆菌
   C. 诺卡氏菌
   D. 以上都是
2. 以下哪个基因是利福平耐药相关基因（　　）
   A. *rpoB*
   B. *pncA*
   C. *katG*
   D. *embB*

3. 以下哪项是关于结核分枝杆菌核酸检测不正确的描述（　　）

　　A. 目前的商品化结核分枝杆菌核酸检测方法均检测结核分枝杆菌复合群

　　B. 通常结核分枝杆菌核酸检测较抗酸杆菌涂片镜检具有更高的灵敏度

　　C. 结核分枝杆菌核酸检测既可用于结核病诊断亦可用于治疗监测

　　D. 结核分枝杆菌核酸检测阴性不能报告非结核分枝杆菌阳性

4. 结核分枝杆菌相关临床样本检测如涂片镜检、分枝杆菌分离培养需要至少在哪个级别生物安全实验室开展（　　）

　　A. 生物安全一级实验室

　　B. 生物安全二级实验室

　　C. 生物安全三级实验室

　　D. 以上均可

5. 药敏试验表型检测的临床检测需要至少在哪个级别生物安全实验室开展（　　）

　　A. 生物安全一级实验室

　　B. 普通型生物安全二级实验室

　　C. 加强型生物安全二级实验室

　　D. 生物安全三级实验室

6. 以下哪个描述不属于抗酸杆菌涂片镜检的优势（　　）

　　A. 可快速检测抗酸杆菌

　　B. 涂片镜检相对于其他检测方法价格低廉

　　C. 抗酸杆菌涂片镜检灵敏度很高

　　D. 以上均不属于

7. 以下哪个关于耐药基因检测的描述是错误的（　　）

　　A. 耐药基因检测野生型表示敏感

　　B. 耐药基因检测突变一定为耐药

　　C. *katG* 基因突变通常与异烟肼高水平耐药相关

　　D. *inhA* 基因突变通常与异烟肼低水平耐药相关

8. 以下哪项关于液体分枝杆菌分离培养的描述是正确的（　　）

　　A. 液体分离培养可通检测培养管内的氧气消耗检测

　　B. 液体分离培养可通过检测培养管内的二氧化碳增加检测

　　C. 液体分离培养可通过检测培养瓶内压力改变检测

　　D. 以上都正确

9. 液体药敏试验表型检测系统检测吡嗪酰胺耐药时容易发生以下哪种结果（　　　）

　　A. 假敏感结果

　　B. 假耐药结果

　　C. 以上均正确

　　D. 以上均不正确

10. 利福平表型耐药和基因型耐药检测方法结果不一致可能原因正确的是（　　　）

　　A. 发生突变的位置不在检测靶区域内

　　B. 发生的是同义突变

　　C. 液体药敏试验表型检测方法临界浓度过高

　　D. 以上均正确

二、名词解释

1. 最低抑菌浓度

2. 药敏试验临界浓度

三、简答题

1. 简述菌种鉴定结果的意义和解读。

2. 简述细菌学检测方法如涂片镜检和分枝杆菌分离培养与结核分枝杆菌核酸检测结果不一致如何解释。

3. 简述耐药基因检测方法与药敏试验表型检测结果不一致的原因。

第四章
结核病诊断

学习目的

1. 掌握肺结核的全身症状和呼吸系统症状。
2. 掌握肺结核可疑症状者的定义和推介方法。
3. 掌握肺结核发病高风险人群结核病筛查和转诊追踪程序。
4. 掌握肺结核诊断方法及标准。
5. 了解肺外结核病诊断方法。

正确诊断结核病是结核病防治的重要环节，过诊和误诊不仅造成医疗资源的浪费，同时增加患者不必要经济负担和身体痛苦，相反结核病漏诊使患者贻误诊疗，造成疾病传播。为此，结核病诊断需要严格按照肺结核诊断程序和标准执行。活动性肺结核患者是发现的主要对象。

第一节　患者发现方式

患者发现的途径和方式有多个方面，活动性肺结核患者是发现的主要对象。

一、因症就诊

咳嗽、咳痰两周及以上，咯血或血痰是肺结核的主要局部症状，具有以上任何一项症状则为肺结核可疑症状者。此外，胸闷、胸痛、低热、盗汗、乏力、食欲减退和体重减轻等为肺结核患者常见的全身症状。

具有肺结核可疑症状的患者，直接前往医疗机构就诊是我国结核病发现的主要方式。没有条件开展结核病相关检查的机构，将肺结核病可疑症状者推介至结核病定点医疗机构进行检查诊断。对转诊或推介未到位的患者，疾病预防控制机构开展追踪，组织基层医疗卫生机构督促并尽力确保患者到结核病定点医疗机构及时进行诊治。

（一）直接就诊

具有肺结核可疑症状的患者，直接前往定点医疗机构就诊。医生要对其进行结核病的相关检查，对发现的确诊和疑似肺结核患者按照有关规定进行疫情报告。

1. 问诊及体格检查

（1）临床症状：临床症状分为全身症状和局部症状。咳嗽、咳痰两周及以上，或咯血为肺结核可疑症状。

1）全身症状：全身症状较局部症状出现得早，早期很轻微。可表现为全身不适、倦怠、乏力、不能坚持日常工作，容易烦躁，心悸、食欲减退、体重减轻、妇女月经不正常等轻度毒性和自主神经功能紊乱的症状；发热常是肺结核的早期症状之一，多见午后低热，常伴盗汗。

2）局部症状：局部症状主要由于肺部病灶损害所引起。严重的渗出性病灶，如干酪性肺炎或急性粟粒性结核，因其炎症反应较强、范围较广，中毒症状就非常显著。表现为咳嗽、咳痰、咯血、胸痛等症状。当肺组织破坏严重，范围广泛，或并发肺萎缩，肺气肿、广泛胸膜增厚时，代偿功能已经不能满足生理需要，患者首先在体力活动后感到气短。

（2）体征：病灶轻微者体征无明显改变。当肺变严重，并空洞形成，可听到响亮的中细湿啰音。

2. 胸部影像学检查

（1）对15岁及以上的所有就诊患者进行胸部影像学检查（拍摄胸部 X 线）。

（2）0~14岁儿童肺结核可疑症状者，要先进行结核分枝杆菌感染检测，对于感染者，与其他肺部疾病需要鉴别诊断者，要拍摄胸部 X 线。

（3）不同类型肺结核的典型胸部影像学表现如下。

1）原发性肺结核主要表现为肺内原发病灶及胸内淋巴结肿大，或单纯胸内淋巴结肿大。儿童原发性肺结核也可表现为空洞、干酪性肺炎以及由支气管淋巴瘘导致的支气管结核。

2）血行播散性肺结核急性血行播散性肺结核表现为两肺均匀分布的大小、密度一致的粟粒阴影；亚急性或慢性血行播散性肺结核的弥漫病灶，多分布于两肺的上中部，大小不一，密度不等，可有融合。儿童急性血行播散性肺结核有时仅表现为磨玻璃样影，婴幼儿粟粒病灶周围渗出明显，边缘模糊，易于融合。

3）继发性肺结核胸部影像表现多样，轻者主要表现为斑片、结节及索条影，或表现为结核瘤或孤立空洞；重者可表现为大叶性浸润、干酪性肺炎、多发空洞形成和支气管播散病灶等；反复迁延进展者可出现肺损毁，损毁肺组织体积缩小，其内多发纤维厚壁空洞、继发性支气管扩张，或伴有多发钙化等，邻近肺门和纵隔结构牵拉移位，胸廓塌陷，胸膜增厚粘连，其他肺组织出现代偿性肺气肿和新旧不一的支气管播散病灶等。

4）气管、支气管结核主要表现为气管或支气管壁不规则增厚、管腔狭窄或阻塞，狭窄支气管远端肺组织可出现继发性不张或实变、支气管扩张及其他部位支气管播散病灶等。

5）结核性胸膜炎分为干性胸膜炎和渗出性胸膜炎。干性胸膜炎通常无明显的影像表现；渗出性胸膜炎主要表现为胸腔积液，胸腔积液可表现为少量或中等量、大量的游离积液，或存在于胸腔任何部位的局限包裹积液，吸收缓慢者常遗留胸膜增厚粘连，部分为胸膜结核瘤。

3. 结核病实验室检查

（1）病原学检查：结核分枝杆菌病原学检查包括涂片、培养和分子生物学检测等，具体流程如下。

1）收集肺结核可疑症状者的3份痰标本（即时痰、夜间痰和晨痰）进行痰涂片检查。

2）对所有涂片阴性的疑似肺结核患者，进行分子生物学或痰培养检测。分子生物学检测要选择3份痰标本中的1份性状较好的痰标本进行检查；痰培养检测要选择3份痰标本中的2份性状较好的痰标本进行检查。

（2）耐药性检测：对所有病原学阳性的患者要进行耐药筛查。如果具备分子生物学核酸耐药检测技术，则优先采用分子生物学耐药检测，对于利福平耐药的患者进行传统二线抗结核药物和异烟肼药敏试验。如果仅具备传统药敏试验检测技术，则对涂阳或分子生物学检测阳性的痰标本进行痰培养，并应用传统药敏试验检测技术对培养阳性的菌株进行一线、二线抗结核药物敏感性试验。

以下两种为特殊情况处置。

1）若初治患者分子生物学检测为利福平耐药，需取另一份痰标本重复检测，若仍为利福平耐药，判定为利福平耐药，否则按利福平敏感处理。

2）若初治患者传统药物敏感性试验检测为耐多药，采用利福平敏感治疗方案治疗有效（2月末痰涂片阴转和肺部病变明显吸收），则按利福平敏感诊断和治疗，但须密切观察（2年内每3个月复查一次，若痰培养阳性，需进一步开展药敏试验检测进一步确定诊断）。

（3）免疫学检查：目前较常用的结核病免疫学诊断技术包括：结核菌素试验、重组结核杆菌融合蛋白（EC）皮肤试验、γ干扰素释放试验和结核抗原抗体检查等。

（二）推介

在能够开展影像学检查的基层医疗卫生机构中，对肺结核可疑症状者进行胸部影像学检查，对发现的疑似肺结核患者推介至结核病定点医疗机构；没有条件开展影像学检查的机构，则直接将可疑症状者推介至结核病定点医疗机构。

1. **肺结核可疑症状者识别** 基层医疗卫生机构的医务人员对有呼吸道症状患者，要保持足够的警惕性，特别是咳嗽、咳痰时间在 2 周及以上的就诊者，医生要详细了解以下信息。

（1）本次症状发生的时间，持续时间。有无季节变换、不合适增减衣物、洗澡洗头着凉等原因导致的感冒。

（2）本次症状有没有自服抗生素（氟喹诺酮类和氨基糖苷类药物），如服用，服用何种抗生素，服用后症状有无改善。

（3）有无吸烟史，慢性支气管炎及其他呼吸道疾病史。

（4）家庭及生活范围内有无已知的肺结核患者，有无肺结核患者的密切接触史。

（5）是否是结核病高危人群，如糖尿病、硅肺、艾滋病、慢性营养不良、长期使用免疫抑制剂等高危人群。

患者因呼吸道症状首次去基层医疗卫生机构就诊，在未排除肺结核时，基层医生如果对患者进行抗感染治疗，不能使用喹诺酮类和氨基糖苷类药物，1～2 周内要求患者复诊，如呼吸道症状无明显改善，则应怀疑肺结核可能性，需将患者推介到县（区）级结核病定点医疗机构进行进一步鉴别诊断。

2. **推介与转诊程序** 基层医疗卫生机构医生进行推介转诊时，首先将推介对象信息登记到《乡镇级肺结核可疑者 / 疑似患者推介登记本》上，并为其提供 2 个免费螺口痰盒，告知正确留痰方法，嘱患者正确留取夜间痰和晨痰，开具《双向转诊单》，将肺结核可疑者或疑似患者推介到县（区）结核病定点医疗机构结核门诊。乡镇卫生院要在一周内跟进患者到结核门诊就诊情况、诊断结果，如没有及时就诊需要再次进行督促。

3. **推介信息反馈** 县级定点医疗机构对基层医生推荐到位的可疑者或疑似患者在《初诊患者登记本》中做好登记，留存《双向转诊单》以备核查，同时及时进行诊断并将最终诊断结果于 24 小时内反馈给乡镇卫生院。

（三）转诊和追踪

非定点医疗机构和定点医疗机构的非结核门诊，对就诊的可疑症状者进行检查，及时将发现的肺结核或疑似肺结核患者转诊到结核病定点医疗机构的结核门诊。对已进行疫情报告但未到结核病定点医疗机构就诊的肺结核和疑似肺结核患者，疾病预防控制机构要组织开展患者追踪工作，督促患者到结核病定点医疗机构进行诊治。

1. **追踪对象** 辖区内以及辖区外医疗卫生机构报告的"现住址"为本辖区肺结核 / 疑似肺结核患者。具备下列情况之一者为追踪对象。

（1）医疗卫生机构报告或转诊的非住院肺结核 / 疑似肺结核患者 24 小时内未到辖区内结核病定点医疗机构就诊者。检查结果为"利福平耐药"的患者在报告后的 3 天内未到本辖区耐多药肺结核定点医疗机构就诊者。

（2）在医疗卫生机构进行住院治疗的肺结核患者，出院后 3 天内未与当地定点医疗机构取得联系的患者。

2. **追踪方法**

（1）县（区）疾病预防控制机构电话追踪：由县（区）疾病预防控制机构负责追踪的人员直接与患者电话联系，了解患者未就诊原因，劝导患者到定点医疗机构就诊和治疗。

（2）村卫生室（社区卫生服务站）现场追踪：对没有电话或通过电话追踪 3 天内未到位的患者，县（区）疾病预防控制机构追踪人员与乡镇卫生院（社区卫生服务中心）电话联系，或将"患者追访通知单"以电子文档或传真等形式，发送至乡镇卫生院（社区卫生服务中心），告知患者的详细情况。乡镇卫生院（社区卫生服务中心）接到信息后，及时通知村卫生室（社区卫生服务站）与患者进行联系，劝导患者到定点医疗机构就诊。

（3）乡镇卫生院（社区卫生服务中心）现场追踪：经电话和村卫生室（社区卫生服务站）追踪的患者，若 5 天内未到定点医疗机构就诊，乡镇卫生院（社区卫生服务中心）应主动到患者家中了解具体情况，劝导患者到定点医疗机构就诊。同时电话通知或填写"患者追访通知单"第二联，向县（区）级疾病预防控制机构进行反馈。

（4）县（区）疾病预防控制机构现场追踪：经县（区）疾病预防控制机构电话追踪、村卫生室（社区卫生服务站）现场追踪以及乡镇卫生院（社区卫生服务中心）乡（村）追踪，7 天内仍未到位的患者，县（区）级疾病预防控制机构追踪人员应主动到患者家中了解具体情况，劝导患者到定点医疗机构就诊。

对于在辖区内耐多药肺结核定点医疗机构确诊但尚未前往接受治疗的利福平耐药患者，地（市）级疾病预防控制机构要组织开展追踪工作，督促患者前往耐多药定点医疗机构进行治疗。并将相关的信息填写在"利福平耐药肺结核患者追踪管理登记本"。

3. **转诊和追踪结果的反馈**　县（区）疾病预防控制机构应每月采用反馈表的方式将患者转诊和追踪到位情况、肺结核的核实诊断情况反馈转诊单位、参与追踪的乡镇卫生院（社区卫生服务中心）医生和村卫生室（社区卫生服务站）医生，并对他们的合作表示感谢。定点医疗机构将转诊、追踪到位的患者信息及时、完整地填写到初诊患者登记本中，每季度与传染病报告系统进行核对，同时与放射科、院感系统等进行漏报核查。

二、主动发现

结核病主动发现包括：结核病发病重点人群筛查、医疗机构在健康体检过程中发现的肺结核或疑似肺结核患者。

（一）病原学阳性肺结核患者密切接触者筛查

病原学阳性肺结核患者密切接触者指与登记的病原学阳性肺结核患者在其确诊前 3 个

月至开始抗结核治疗后 14 天内直接接触的人员。根据密切接触者的身份不同，分为家庭内密切接触者（家庭成员）和家庭外密切接触者（同事、同学等）。

筛查程序如下。

1. 通过询问病原学阳性肺结核患者或电话联系，了解其密切接触者是否有肺结核可疑症状，将症状筛查结果填写在"病原学阳性肺结核患者密切接触者症状筛查记录本"上。对于陪伴患者就诊的密切接触者，医生应当在患者就诊时进行面对面的讲解。

2. 通知有肺结核可疑症状的密切接触者 1 周内到县级定点医疗机构接受结核病检查。陪伴患者就诊的密切接触者，如有肺结核可疑症状应当及时进行检查。

3. 对有症状的密切接触者进行检查后，应及时将检查结果记录到"病原学阳性肺结核患者密切接触者症状筛查记录本"上，同时要在"初诊患者登记本"上登记。

4. 对排除了结核病诊断的密切接触者，疾病预防控制机构应按期提醒密切接触者现住址所在地的乡镇卫生院（社区卫生服务中心），在半年后、1 年后再分别以电话或入户等方式对密切接触者进行一次随访，发现有症状者立即转诊至定点医疗机构接受检查。

（二）老年人结核病筛查

1. **症状筛查**　对老年人进行肺结核可疑症状筛查，如发现有肺结核可疑症状，要将其推介至结核病定点医疗机构进行结核病检查。

2. **胸部 X 线检查**　对老年人，尤其是具有高危因素（如既往结核病患者、低体重营养不良者、免疫抑制剂使用者等）的老年人进行胸部 X 线检查。如发现有胸部 X 线异常，要将其转诊至结核病定点医疗机构进行结核病检查。

（三）糖尿病患者结核病筛查

筛查对象包括糖尿病门诊确诊的糖尿病患者、已纳入社区管理的糖尿病患者。筛查方式主要有：

1. **糖尿病门诊筛查**　对新确诊的糖尿病患者开展肺结核可疑症状筛查或胸部 X 线检查，将发现的肺结核可疑症状者或疑似肺结核患者推介至县（区）级结核病定点医疗机构进行结核病检查。

2. **社区筛查**　对糖尿病患者进行季度随访时，要对患者进行肺结核可疑症状筛查。对发现的肺结核可疑症状者，将其推介至结核病定点医疗机构进行结核病检查。

（四）HIV 感染者结核病筛查

艾滋病防治机构应对新报告的 HIV 感染者和患者，无论有无结核病可疑症状均进行结核病检查；对随访的 HIV 感染者和患者，每年至少为其安排一次结核病检查；对随访的 HIV 感染者和患者进行常规的结核病可疑症状问卷筛查，症状筛查阳性时进行结核病检查。

1. 结核病可疑症状筛查　艾滋病防治相关机构，包括抗病毒治疗机构、自愿咨询检测门诊、美沙酮门诊和戒毒所、劳教所、监狱等场所，在 HIV 感染者和患者被诊断为 HIV 感染时和之后的每次随访时常规开展结核病可疑症状筛查。

2. 结核病相关检查

（1）结核病病原学检查，包括痰涂片检查、痰标本分枝杆菌分离培养、分枝杆菌核酸检测、免疫学检查。

（2）影像学检查。

第二节　肺结核诊断

一、诊断原则及标准

肺结核的诊断按照《肺结核诊断》（WS 288—2017）标准为原则，肺结核分确诊病例、临床诊断病例和疑似病例。

（一）确诊病例

1. **痰涂片阳性肺结核诊断**　凡符合下列项目之一者，即可确诊。

（1）2 份痰标本涂片抗酸杆菌检查阳性。

（2）1 份痰标本涂片抗酸杆菌检查阳性，同时胸部影像学检查显示与活动性肺结核相符的病变者。

（3）1 份痰标本涂片抗酸杆菌检查阳性，并且 1 份痰标本分枝杆菌培养阳性者。

2. **仅分枝杆菌分离培养阳性肺结核诊断**　胸部影像学检查显示与活动性肺结核相符的病变，至少 2 份痰标本涂片阴性并且分枝杆菌培养阳性者。

3. **分子生物学检查阳性肺结核诊断**　胸部影像学检查显示与活动性肺结核相符的病变，仅分枝杆菌核酸检测阳性者。

4. **肺组织病理学检查阳性肺结核诊断**　肺组织病理学检查符合结核病病理改变，肺组织抗酸（荧光）染色或分子杆菌核酸检测阳性。

5. **气管、支气管结核诊断**　凡符合下列项目之一者，即可确诊。

（1）支气管镜检查镜下改变符合结核病改变及气管、支气管组织病理学检查符合结核病病理改变者。

（2）支气管镜检查镜下改变符合结核病改变及气管、支气管分泌物病原学检查阳性者。

6. 结核性胸膜炎诊断 凡符合下列项目之一者，即可确诊。

（1）胸部影像学检查显示与结核性胸膜炎相符的病变及胸腔积液或胸膜病理学检查符合结核病病理改变者。

（2）胸部影像学检查显示与结核性胸膜炎相符的病变及胸腔积液病原学检查阳性者。

胸部影像学检查显示与活动性肺结核相符的病变，指与原发性肺结核、血行播散性肺结核、继发性肺结核、结核性胸膜炎任意一种肺结核病变影像学表现相符。

（二）临床诊断病例

结核病病原学或病理学检查阴性，胸部影像学检查显示与活动性肺结核相符的病变，经鉴别诊断排除其他肺部疾病，同时符合下列条件之一者，即可确诊。

1. 伴有咳嗽、咳痰、咯血等肺结核可疑症状者。

2. 结核菌素试验中度以上阳性或重组结核杆菌融合蛋白（EC）皮肤试验阳性或 γ 干扰素释放试验阳性者。

3. 结核分枝杆菌抗体检查阳性者。

4. 肺外组织病理检查证实为结核病变者。

5. 支气管镜检查镜下改变符合结核病改变者，可诊断为气管、支气管结核。

6. 胸腔积液为渗出液、腺苷脱氨酶升高，同时具备结核菌素试验中度以上阳性或重组结核杆菌融合蛋白（EC）皮肤试验阳性或 γ 干扰素释放试验阳性或结核分枝杆菌抗体检查阳性任意一条者，可诊断为结核性胸膜炎。

7. 儿童肺结核临床诊断病例须同时具备以下两条。

（1）结核病病原学或病理学检查阴性，胸部影像学检查显示与活动性肺结核相符的病变且伴有咳嗽、咳痰、咯血、消瘦、发育迟缓等儿童肺结核可疑症状。

（2）具备结核菌素试验中度以上阳性或重组结核杆菌融合蛋白（EC）皮肤试验阳性或 γ 干扰素释放试验阳性任一项。

其中，胸部影像学检查显示活动结核病变，是指符合原发性肺结核、血型播散性肺结核、继发性肺结核、结核性胸膜炎、气管及支气管结核影像改变。结核菌素试验中度以上阳性是指硬结大于 10mm 以上或有水疱、双圈者。

（三）疑似病例

凡符合下列条件之一者，即可认为是疑似病例。

1. 有肺结核可疑症状的 5 岁以下儿童，同时伴有与涂阳肺结核患者密切接触史或结核菌素试验中度以上阳性或重组结核杆菌融合蛋白（EC）皮肤试验阳性或 γ 干扰素释放试验阳性者。

2. 5 岁以上儿童、青少年及成人仅胸部影像学检查显示与活动性肺结核相符的病变。

二、肺结核鉴别诊断

（一）影像呈浸润表现的肺结核鉴别

影像呈浸润表现的肺结核应与细菌性肺炎、肺真菌病和肺寄生虫病等感染性肺疾病相鉴别。细菌性肺炎常有受凉史，多伴血白细胞升高，抗感染治疗病灶吸收较快；肺真菌病常有长期应用抗生素、免疫抑制剂或患有免疫疾病史，痰真菌培养阳性，血 β-D- 葡聚糖试验（G 试验）及半乳甘露聚糖抗原试验（GM 试验）阳性，抗感染、抗结核治疗无效，抗真菌治疗有效；肺寄生虫病患者常有在流行地区居住史，食污染食物及饮生水史，痰内或胸腔积液中查到虫卵，血清特异性抗体检查有助于诊断。

（二）肺结核球鉴别

肺结核球与周围性肺癌、炎性假瘤、肺错构瘤和肺隔离症等相鉴别。周围性肺癌患者常以咳嗽、胸痛就诊或体检发现病灶，病灶多有分叶、毛刺，多无卫星病灶，患者痰中可找到瘤细胞，经皮肺穿刺活检或经支气管镜肺活检病理检查常能确诊；炎性假瘤是一种病因不明炎性肉芽肿病变，患者以前曾有慢性肺部感染史，抗感染治疗病灶逐渐缩小；肺错构瘤常为孤立病灶，呈爆米花样阴影；肺隔离症以 20 岁年轻人较多，不伴肺内感染时可长期无症状，病变好发于肺下叶后基底段，以左下肺多见，密度均匀、边缘清楚，很少钙化，血管造影及肺放射性核素扫描可见单独血供，可确诊。

（三）血行播散性肺结核鉴别

血行播散性肺结核与支气管肺泡细胞癌、肺含铁血黄素沉着症和弥漫性肺间质病相鉴别。肺泡细胞癌患者多无结核中毒症状，胸闷、气短症状明显，可以有较多泡沫样痰液，病灶多发生于双肺中下肺野，分布不均匀，痰中检查可查到癌细胞，经皮肺活检、经支气管镜肺活检常能确诊；肺含铁血黄素沉着症患者常有反复咳嗽、咯血及缺铁性贫血症状，有过敏、二尖瓣狭窄、肺出血 - 肾炎综合征等病史，阴影中下肺叶分布较多，患者痰巨噬细胞内发现含铁血黄素颗粒可助诊断，确诊通常依靠经皮肺组织活检或经支气管镜肺活检病理检查；弥漫性肺间质病患者病史较长，进行性呼吸困难，部分患者有粉尘接触史，阴影以中下肺野、内中带较多，患者未并发感染时，多无发热，低氧血症明显，确诊通常需肺活检病理检查。

（四）支气管淋巴结结核鉴别

支气管淋巴结结核与中央型肺癌、淋巴瘤和结节病相鉴别。肺癌患者年龄多在 40 岁以上，患者早期可有刺激性干咳、血痰，多无结核中毒症状；淋巴瘤为淋巴系统的恶性肿瘤，可表现单侧或双侧肺门淋巴结肿大，患者多伴血色素降低、浅表部位淋巴结肿大；结节病是原因不明的全身性肉芽肿疾病，影像学表现为双侧肺门或纵隔淋巴结肿大，结核菌素试验多为阴性，克韦姆试验阳性，血管紧张素转化酶升高，肾上腺皮质激素治疗有效。以上疾病确诊通常需支气管镜检查或超声内镜检查并病理检查。

（五）肺结核空洞鉴别

肺结核空洞与癌性空洞、肺囊肿和囊性支气管扩张相鉴别。肺癌性空洞洞壁多不规则，空洞内可见结节状突起，空洞周围无结核卫星灶，空洞增大速度较快；肺囊肿为肺组织先天性异常，多发生在肺上野，并发感染时，空腔内可见液平，周围无结核卫星灶，未并发感染时可多年无症状，病灶多年无变化；囊性支气管扩张多发生在双肺中下肺野，患者常有咳大量脓痰、咯血病史，薄层 CT 扫描或碘油支气管造影可助诊断。

（六）结核性胸膜炎鉴别

结核性胸膜炎与各种漏出性胸腔积液、癌性胸腔积液和肺炎旁胸腔积液相鉴别。胸腔积液诊断的一项必要工作是鉴别是渗出液（来自侵及胸膜的疾病或导致血管通透性增加和或胸腔淋巴回流减少的疾病）还是漏出液（起因与正常胸膜系统胸内流体静力压和胶体渗透压的紊乱），其鉴别目前仍采用检测胸腔积液及血清乳酸脱氢酶（lactate dehydrogenase，LDH）和总蛋白。如果符合下列一项或多项标准，胸腔积液可能是渗出性的。

1. 胸腔积液的蛋白/血清蛋白比值 > 0.5。
2. 胸腔积液的 LDH/血清 LDH 比值 > 0.6。
3. 胸腔积液的 LDH > 2/3 正常血清 LDH 上限。

（七）肺结核与非结核分枝杆菌肺病鉴别

非结核分枝杆菌肺病临床表现酷似肺结核病。多继发于支气管扩张、硅肺和肺结核病等慢性肺病，也是 HIV 感染或艾滋病的常见并发症。常见临床症状有咳嗽、咳痰、咯血、发热等。胸部 X 线可表现为炎性病灶及单发或多发薄壁空洞，纤维硬结灶、球形病变及胸膜渗出相对少见。病变多累及上叶的尖段和前段。但亦约有 20%～50% 的患者无明显症状。痰抗酸染色涂片检查阳性，无法区别结核分枝杆菌与非结核分枝杆菌，只有通过分枝杆菌培养菌型方可鉴别。其病理组织学基本改变类似于结核病，但非结核分枝杆菌肺病的组织学上改变以类上皮细胞肉芽肿改变多见，无明显干酪样坏死。胶原纤维增生且多呈现玻璃样变，这是与结核病的组织学改变区别的主要特点。

第三节 肺外结核诊断

结核分枝杆菌通过呼吸系统感染而使人患肺结核病，还可以由肺部病变通过血液或淋巴系统播散到人体的各个脏器。发生在肺部以外各部位结核病称为肺外结核。常见肺外结核病有以下几种：淋巴结结核、结核性脑膜炎、肠结核、肾结核、附睾结核、女性生殖结核（包括输卵管、子宫内膜、卵巢结核）、骨关节结核等。

一、淋巴结结核

淋巴结结核（tuberculosis of lymph node）在肺外结核中最常见，是由结核分枝杆菌所致的淋巴结病变，全身淋巴结均可以发生，尤以颈淋巴结结核最常见（80%～90%），也可以发生在枕部、耳前、耳后、下颌、锁骨上淋巴结和纵隔淋巴结等处。淋巴源性和血源性是主要的传播途径。淋巴结核感染初期为淋巴结肿胀，以后蔓延至多个淋巴结，融合、液化、坏死，可以破溃形成瘘管和溃疡。儿童和青少年发病较高。纵隔淋巴结结核来源于原发型肺结核。

临床表现一般不出现全身症状，较重者可出现低热、盗汗、乏力、食欲缺乏等结核中毒症状。局部表现以右颈和双颈上部多见，也可见于锁骨上窝淋巴结等处。

（一）淋巴结结核分型

1. **结节型** 起病缓慢，一侧或双侧一个或数个淋巴结肿大，质较硬，活动，微痛或压痛。

2. **浸润型** 明显的淋巴结周围炎，淋巴结明显肿大，自觉疼痛与压痛，与周围组织粘连，移动受限。

3. **脓肿型** 肿大淋巴结中心液化，形成脓肿，局部有波动感，继发感染时有明显的红、肿、热、痛症状。

4. **溃疡型** 脓肿自破或切开引流，创口长期不愈，形成溃疡或瘘管。

（二）淋巴结结核诊断依据

1. 结核病中毒症状。

2. 浅表或体内淋巴结肿大。

3. 淋巴结穿刺结核分枝杆菌检查。

4. 淋巴结组织病理学检查。

5. 免疫学检查：结核菌素试验、重组结核杆菌融合蛋白（EC）皮肤试验和 γ 干扰素释放试验等。

6. 对暂时不能明确诊断的，诊断性抗结核治疗观察。

二、结核性脑膜炎

结核性脑膜炎是结核分枝杆菌经血液循环侵入脑内或经其他途径播散至脑内而引起的中枢神经系统结核病。最常侵犯的是脑膜，同时亦可侵犯脑实质、脑动脉、脑神经和脊髓等，临床常见 4 种类型，即脑膜炎型、脑内结核型、混合型和脊髓型。结核性脑膜炎是重症结核病的表现形式之一，是儿童肺外结核病最常见的类型之一。

（一）临床表现

1. 一般结核中毒症状。

2. 神经系统症状，包括以下内容。

（1）脑膜刺激症状：恶心、呕吐、头疼。

（2）颅神经损害症状：常见面神经、动眼神经、展神经及舌下神经麻痹。

（3）脑实质受损症状：常见偏瘫、失语、肢体异常运动、舞蹈样表现等，以及少见的尿崩症，肥胖，脑性失盐综合征等表现。

（4）颅压增高：表现为头疼、呕吐、肌张力增高、惊厥、意识障碍及出现脑疝危象等。

（5）脊髓障碍症状：表现为脊神经受刺激出现根性疼痛，以及截瘫、大小便失禁或潴留等。

（二）结核性脑膜炎诊断

根据患者临床表现、体征、脑脊液检查、脑部、胸部影像学表现、结核菌素试验或重组结核杆菌融合蛋白（EC）皮肤试验或 γ 干扰素释放试验等。临床上需要与细菌性脑膜炎、病毒性脑膜炎、真菌性脑膜炎等鉴别。

1. **脑脊液常规及生化检查**

（1）腰椎穿刺测颅压多增高（卧位颅压达 200mmHg 以上为不正常）。

（2）脑脊液外观可微混，为毛玻璃样或无色透明，病情严重者为黄色。

（3）白细胞轻至中度增高，以淋巴细胞占优势，但在急性期或恶化期可以是中性粒细胞占优势。

（4）蛋白增高至 100～200mg/dL，椎管阻塞者，蛋白含量高达 1 000mg/dL 以上。

（5）糖往往低于 45mg/dL，氯化物可降低至 700mg/dL 以下，糖和氯化物同时降低是结核性脑膜炎的典型改变。

2. **影像学检查**　胸部 X 线检查可发现原发性肺结核或急性血行播散型肺结核征象。脑 CT 检查，最常见异常为脑积水，其次为脑梗死、脑水肿、结核瘤、钙化灶及硬膜下积液。

3. **结核分枝杆菌检测**　脑脊液结核分枝杆菌经涂片和培养可呈阳性。

三、腹腔结核

（一）结核性腹膜炎

结核性腹膜炎是由结核分枝杆菌引起的一种慢性、弥漫性腹膜感染。多见于青年人。感染方式以直接蔓延，淋巴和血行播散为主。根据病理特点分为渗出型、粘连型、干酪型或者混合型。

多数患者起病缓慢，常有低热、乏力、盗汗、食欲缺乏和消瘦等结核中毒症状和不同程度的腹痛，腹胀、恶心、呕吐、便秘与腹泻，少数可以无症状或急性起病。腹部 B 超可发现腹水、腹膜粘连、增厚，腹腔淋巴结肿大，腹部包块。腹水外观草黄色，白细胞轻 - 中度增高，大多数病例以淋巴细胞占优势，但在急性期或恶化期可以中性粒细胞占优势；蛋白增高、糖正常；部分患者腹水结核分枝杆菌检查阳性。

根据症状、体征、腹部 B 超检查、腹水检查、结核菌素试验或重组结核杆菌融合蛋白（EC）皮肤试验或 γ 干扰素释放试验、结核病接触史、必要时抗结核诊断性治疗做出诊断。

（二）肠结核

是由结核分枝杆菌侵犯肠道引起的慢性特异性感染，在消化系统结核病中最常见，多继发于肺结核。肠结核可以发生于肠的任何部位，回盲部最常见，其次为升结肠、空回肠、横结肠、降结肠、十二指肠、乙状结肠、直肠及肛门周围。感染方式主要为肠源性、血源性和直接蔓延（盆腔结核、肾结核等）。根据病理改变可将肠结核分为溃疡型和增殖型两类。

肠结核起病缓慢，早期症状不明显。增殖型肠结核多无结核中毒症状，溃疡型肠结核也可以有低热、乏力、盗汗、消瘦、贫血等结核中毒症状。腹痛是肠结核最常见的症状，多位于右下腹，其次为脐周。溃疡型肠结核多有持续性腹泻，常与腹痛伴随，每日多次，糊状或水样便，便中可有黏液或脓血，多无里急后重，也可以腹泻与便秘交替。增殖型肠结核常见便秘、腹胀伴有消化不良等症状。查体示右下腹或脐周疼痛，可触及肿块、索状物或压痛；患者出现肠出血、肠穿孔、肠梗阻或急性腹膜炎等时出现相应的临床表现。

肠结核诊断：结合患者临床表现、X 线钡剂造影检查、纤维结肠镜检查、大便结核分枝杆菌检查、结核菌素试验或重组结核杆菌融合蛋白（EC）皮肤试验或 γ 干扰素释放试验，必要时抗结核诊断性治疗等做出诊断。

四、骨结核

骨关节结核是较常见的肺外结核形式之一，约占肺外结核的 20%。骨关节结核常见部位以脊柱、四肢关节多见。脊柱中又以胸椎和腰椎居多。

起病多缓慢，可经历数月或数年。随着病变进展，表现为病变部位疼痛、功能障碍、局部肿胀，脊柱结核还可出现脊柱寒性脓肿。

实验室检查：血沉增快，C 反应蛋白增高，结核菌素试验或重组结核杆菌融合蛋白（EC）皮肤试验或 γ 干扰素释放试验多呈阳性。合并肺部结核可能痰涂片阳性，部分患者病变或脓肿结核分枝杆菌培养阳性。

影像学检查：X 线检查是诊断骨关节结核的最重要手段，在病程 4～6 月后可显示骨质破坏。骨关节结核 X 线的典型改变一般以松质骨为主，骨质破坏与增生共存，关节软骨一般不破坏。死骨是骨关节结核常见的病变。脊柱结核典型病变表现为病椎局部骨质疏松，椎间隙变窄，后凸畸形，椎旁阴影扩大等。

骨关节结核诊断如下。

（1）全身表现：如午后低热、盗汗、食欲缺乏、体重减轻等。

（2）局部症状和体征：如疼痛、功能受限、肿胀、寒性脓肿或窦道、后遗症等。

（3）具有结核的影像学特征，如骨质破坏，关节间隙变窄，死骨、椎旁阴影等。

（4）细菌学检查发现结核分枝杆菌。

（5）病变活检发现典型结核病理改变（如郎罕结节）。

其中，具备（4）（5）中的任一项即可确诊。

第四节　耐药结核病诊断

对所有病原学阳性的患者要进行耐药筛查。同时对治疗过程中涂阳或培阳的患者也要进行耐药筛查。

一、耐药结核病定义

结核病患者感染的结核分枝杆菌在体外被证实在一种或多种抗结核药物存在时仍能生长。

耐药结核病分为以下几种类型。

1. **单耐药结核病**　结核分枝杆菌对一种一线抗结核药物耐药。

2. **多耐药结核病**　结核分枝杆菌对一种以上的一线抗结核药物耐药，但不包括对异烟肼、利福平同时耐药。

3. **耐多药结核病**（multidrug resistant tuberculosis，MDR-TB）　结核分枝杆菌对包括异烟肼、利福平两种或两种以上的一线抗结核药物耐药。

4. **准广泛耐药结核病**（pre-extensive drug-resistant tuberculosis，Pre-XDRTB）　结核分

枝杆菌在耐多药的基础上对一种氟喹诺酮类耐药。

5. **广泛耐药结核病**（extensive drug resistant tuberculosis，XDRTB） 结核分枝杆菌除对一线抗结核药物异烟肼、利福平同时耐药外，还对氟喹诺酮类抗生素中至少一种产生耐药，以及至少对一种其他 A 组抗结核药物耐药。

6. **利福平耐药结核病** 结核分枝杆菌对利福平耐药，无论对其他抗结核药物是否耐药。

二、耐药结核诊断方法

（一）县（区）级医疗机构肺结核耐药性筛查

不具备分子生物学耐药检测技术的县（区）级医疗机构，应将病原学阳性肺结核患者的痰标本或菌株送到地市级进行耐药检测。

已经具备分子生物学核酸耐药检测技术的县（区）级医疗机构，应开展利福平耐药检测。如果为利福平耐药，则需要判定被检测对象是否为耐药高危人群，对于耐药高危人群（即复治失败／慢性排菌患者；密切接触耐药肺结核患者的病原学阳性患者；初治失败患者；复发、返回和其他复治患者；治疗过程中痰涂片或培养仍阳性的患者），判定为利福平耐药；对于非耐药高危人群，再取另一份痰标本采用同样的检测方法进行第二次利福平耐药检测，第二次结果若为利福平耐药则判定为利福平耐药，若为利福平敏感或未检测到结核分枝杆菌以及未进行第二次利福平耐药检测，均按利福平敏感处理。最终判定为利福平耐药的患者，将痰标本运送到地市级结核病定点医疗机构，进行下一步检测。

（二）地市级医疗机构肺结核耐药性诊断

对于县（区）级医疗机构上送的分子生物学核酸耐药检测技术已经判定为利福平耐药患者的痰标本，地市级医疗机构应用分子生物学耐药检测技术和／或传统药敏技术，进行异烟肼和二线抗结核药物敏感性试验（氟喹诺酮类等），进一步判定是否仅为利福平耐药、耐多药或广泛耐药等。

对于不具备分子生物学耐药检测技术县（区）级医疗机构上送的痰标本／菌株或直接到地市级就诊患者的痰标本，地市级医疗机构应用分子生物学耐药检测技术进行利福平和／或异烟肼耐药检测，如果为利福平耐药，则需要判定被检测对象是否为耐药高危人群。对于耐药高危人群，判定为利福平耐药；对于非耐药高危人群，再取另一份痰标本采用同样的检测方法进行第二次利福平耐药检测，第二次结果若为利福平耐药则判定为利福平耐药；若为利福平敏感或未检测到结核分枝杆菌以及未进行第二次利福平耐药检测，均按利福平敏感处理。如果为异烟肼耐药，不管是高危人群还是非高危人群，直接判定为异烟肼耐药，不需要进行第二次检测。对于最终判定为利福平耐药的患者，应用传统药敏技术，进行二线抗结核药物敏感性试验（氟喹诺酮类等），进一步判定是否仅为利福平耐药、耐多药或广泛耐药等。

知识要点

1. **结核病发现方式**　结核病发现方式包括因症就诊和主动发现。因症就诊包括：直接就诊、可疑症状者推介、肺结核或疑似肺结核患者转诊和追踪；结核病主动发现包括：结核病发病重点人群筛查、医疗机构在健康体检过程中发现的肺结核或疑似肺结核患者。

2. **结核病主动发现重点人群**　病原学阳性肺结核患者密切接触者、65 岁及以上老年人、糖尿病患者和 HIV 感染者等。

3. **肺结核临床表现**　咳嗽、咳痰持续 2 周及以上，咯血或血痰是肺结核的主要局部症状。胸闷、胸痛、低热、盗汗、乏力、食欲减退和体重减轻等为肺结核患者常见的全身症状。

4. **肺结核诊断标准**　肺结核的诊断按照《肺结核诊断》（WS 288—2017）标准为原则，肺结核分确诊病例、临床诊断病例和疑似病例。

自测题

一、选择题（单选题）

1. 肺结核患者可疑症状包括哪些（　　　）

　　A. 咳嗽、咳痰

　　B. 恶心、呕吐

　　C. 午后低热

　　D. 疲乏无力

2. 肺结核可疑症状的患者应该留几次痰进行痰菌检查（　　　）

　　A. 1 次　　　　　　　　B. 2 次　　　　　　　　C. 3 次　　　　　　　　D. 4 次

3. 肺结核确诊病例依据以下哪个是错误的（　　　）

　　A. 肺组织病理学检查阳性

　　B. 结核分枝杆菌核酸检测阳性

　　C. γ 干扰素释放试验阳性

　　D. 分枝杆菌分离培养阳性

4. 以下哪个不属于《肺结核诊断》（WS 288—2017）标准定义的肺结核（　　）

　　A. 肺组织结核

　　B. 气管支气管结核

　　C. 结核性胸膜炎

　　D. 口腔结核

5. 以下哪个不属于《肺结核诊断》（WS 288—2017）标准，影像分型（　　）

　　A. 原发性肺结核

　　B. 血行播散性肺结核

　　C. 慢性纤维空洞型肺结核

　　D. 结核性胸膜炎

6. 关于《肺结核诊断》（WS 288—2017）标准肺结核确诊病例，以下哪个表述正确（　　）

　　A. 血抗结核抗体检查阳性

　　B. 分枝杆菌分离培养阳性

　　C. 肺外组织病理学检查阳性

　　D. γ 干扰素释放试验阳性

7. 儿童肺结核临床诊断病例，以下哪个表述正确（　　）

　　A. 胸部影像学显示与结核相符的病变，结核菌素皮肤试验中度以上阳性，重组结核杆菌融合蛋白（EC）皮肤试验阳性或 γ 干扰素释放试验阳性者

　　B. 胸部影像学显示与结核相符的病变，有肺结核可疑症状，γ 干扰素释放试验阳性

　　C. 胸部影像学显示与结核相符的病变，结核分枝杆菌抗体检查阳性，肺外组织病理检查为结核病变

　　D. 胸部影像学有结核性胸膜炎病变，结核分枝杆菌抗体检查阳性，结核菌素试验中度以上阳性

8. 下面哪个是广泛耐药结核病的现行定义（　　）

　　A. 耐多药结核病外加至少对 6 组二线药物中的 3 个药物组耐药

　　B. 耐多药结核病外加对一种氟喹诺酮类药物和一种二线注射药物耐药

　　C. 耐多药结核病外加对氟喹诺酮类药物和所有注射药物耐药

　　D. 对所有一线药物耐药外加对氟喹诺酮类药物和至少一种二线注射药物耐药

9. 以下哪个不属于结核病病原学检查（　　）

　　A. 结核分枝杆菌核酸检测阳性

　　B. γ 干扰素释放试验阳性

　　C. 分枝杆菌分离培养阳性

　　D. 分枝杆菌涂片显微镜检查

10. 以下哪个是结核病主动发现方式（　　　）

    A. 因症就诊

    B. 可疑症状者推介

    C. 转诊后未到位可疑症状者追踪

    D. HIV 感染者或艾滋病病人结核病筛查

二、名词解释

1. 因症就诊

2. 肺结核可疑症状者

三、简答题

1. 简述不同类型肺结核的典型胸部影像学表现。

2. 简述结核性胸膜炎确诊病例的诊断标准。

3. 简述病原学阳性肺结核患者密切接触者包括哪些人群。

第五章
结核病治疗

学习目的

1. 掌握结核病治疗原则。
2. 了解常用抗结核药物用量及用法。
3. 掌握肺结核治疗方案。
4. 了解常见抗结核药物不良反应临床表现及处理方法。
5. 掌握抗结核治疗疗效及治疗转归判定。

结核病是由结核分枝杆菌引起的传染病，采用强有力的化学药物，杀灭结核分枝杆菌，消除传染性，是结核病防治最重要措施。所有诊断的活动性结核病，如不存在用药禁忌均应及时抗结核治疗。抗结核治疗整个疗程分强化治疗期和继续治疗期，足量、规律、全疗程治疗结核病才可治愈。

第一节　治疗原则及治疗方式

治愈结核病患者是防止结核病传播最重要手段，按照结核病治疗原则，制订适宜的治疗方案，依据患者病情选择门诊或住院治疗，不仅可提高患者治疗疗效，降低合并症及并发症发生，还可有效节省医疗资源。

一、治疗原则

抗结核治疗遵循"早期、联合、适量、规律、全程"的原则。

1. **早期**　在结核病的早期病变没有或很少干酪样坏死，为可逆性病变，治疗后可以完全吸收，在早期病变中的结核分枝杆菌生长繁殖活跃，生长繁殖越活跃的结核分枝杆菌，抗结核药物的抗菌作用越强，治疗越早，疗效越好。

2. **联合** 抗结核药物的抑菌、杀菌作用机制各不相同，联合用药可以发挥药物的协同作用，增强疗效，也可延缓和减少耐药性产生。

3. **适量** 抗结核药物用量过小，治疗无效，容易产生耐药性；用量过大，不良反应增多。按抗结核药物的药效学用量即为适量，就能使药物发挥最强抗菌作用，收到的疗效最高，产生不良反应也最少。

4. **规律** 规律用药的含义包括患者使用医生规定的药物、规定的用量、规定的次数、规定的疗程时间（月数），未经医生允许，不得随意改动。规律用药可以减少耐药，提高疗效，减少复发，是保证化疗成功的关键，只有严格实施督导化疗才能确保患者规律用药和治疗。

5. **全程用药** 是指患者必须完成医生规定的疗程，不能任意缩短疗程，提前停药，也不能任意延长疗程，拉长用药时间。

二、治疗方式

治疗期间需严密观察并及时处理药物不良反应。根据肺结核病情和耐药情况采取不同的治疗方式。

（一）利福平敏感肺结核

利福平敏感或耐药性未知的肺结核患者的治疗以门诊治疗为主。对一些病情复杂的患者，包括存在较重合并症或并发症者、出现较重不良反应需要住院进一步处理者、需要有创操作（如活检或手术者）、合并症诊断不明确需住院继续诊疗者和其他情况需要住院者，可采取住院治疗，出院后进行门诊治疗。

（二）利福平耐药结核病

利福平耐药结核病的治疗采取住院和门诊相结合的治疗方式，推荐在首次开展耐药结核病治疗或调整治疗方案时先住院治疗，住院时间一般为 1～2 个月，可根据病情进行适当调整，但不少于 2 周，出院后转入门诊治疗。

第二节 常用抗结核药物

目前，我国用于结核病治疗的抗结核药物分为一线、二线两类。一线抗结核药物主要用于治疗利福平敏感结核病患者。二线抗结核病药物用于治疗耐药结核病患者。这些药物按照包装类型，可分为散装药、固定剂量复合制剂。抗结核治疗用药应选择以口服用药为主。

一、一线抗结核药物

目前，我国使用的一线抗结核药物主要有异烟肼、利福霉素类（利福平、利福喷丁、利福布汀）、吡嗪酰胺、乙胺丁醇、链霉素等。见表 5-1。

（一）异烟肼（isoniazid，INH，H）

1. **制剂与规格**　异烟肼片 100mg，注射用异烟肼 100mg（针剂）。

2. **用法和用量**　一般采用口服法，口服用药困难者，可用于静脉滴注；成人每日 300mg，儿童每日不超过 300mg（10～15mg/kg）。

（二）利福霉素类

1. **利福平**（rifampin，RFP，R）

（1）制剂与规格：利福平胶囊 150mg。

（2）用法和用量：成人按体重每日 15～25mg/kg，儿童按体重每日 10～20mg/kg，空腹顿服。

2. **利福喷丁**（rifapentine，RFT，L）

（1）制剂与规格：利福喷丁胶囊剂 150mg。

（2）用法和用量：每周 2 次，顿服。体重 ≤ 50kg 者，每日 450mg；体重 ≥ 50kg 者，每日 600mg。

3. **利福布汀**（rifabutin，RFB，B）

（1）制剂与规格：利福布汀胶囊剂：150mg。

（2）用法和用量：150～300mg/ 次，每日 1 次，严重肾功能不全者（肌酐清除率 < 30mL/min）剂量减半。

（三）吡嗪酰胺（pyrazinamide，PZA，Z）

1. **制剂与规格**　吡嗪酰胺片：250mg。

2. **用法和用量**　主要用于与异烟肼、利福平联合的短程化疗强化期，疗程通常为 2 个月。成人每日 1 500mg，儿童按体重每日 20～30mg/kg。

（四）乙胺丁醇（ethambutol，EB，E）

1. **制剂与规格**　盐酸乙胺丁醇片 250mg。

2. **用法和用量**　主要用于与异烟肼、利福平联合的短程化疗强化期，疗程通常为2个月。成人体重 ≤ 50kg 者，每日 750mg；体重 ≥ 50kg，每日 1 000mg。儿童按体重每日 15 ~ 25mg/kg，可与异烟肼、利福平同时顿服。

（五）链霉素（streptomycin，SM，S）

1. **制剂与规格**　注射用硫酸链霉素（粉针）750mg（75 万 U），1 000mg（100 万 U）。

2. **用法和用量**　成人每日 750mg，儿童按体重每日 20 ~ 30mg/kg。肌内注射，最大剂量每日不超过 0.75g。

表 5-1　常用散装一线抗结核药物的用量与用法

药物名	每日剂量		
	成人 /g		儿童 /mg·kg⁻¹
	体重 < 50kg	体重 ≥ 50kg	
异烟肼	0.3	0.3	10 ~ 15
利福平	0.45	0.6	10 ~ 20
吡嗪酰胺	1.5	1.5	20 ~ 30
乙胺丁醇	0.75	1.0	15 ~ 25
链霉素	0.75	0.75	20 ~ 30
利福喷丁	450mg,每周 2 次	600mg,每周 2 次	—
利福布汀	0.15 ~ 0.3	0.15 ~ 0.3	—

（六）固定剂量复合剂（fixeddose combination，FDC）

抗结核药物 FDC 是指将两种或两种以上抗结核药物按照一定的剂量配方制成的一种复合制剂。抗结核药物 FDC 目前主要以一线抗结核药物利福平（R）、异烟肼（H）、吡嗪酰胺（Z）、盐酸乙胺丁醇（E）进行组合，常用规格为二联方和四联方。用法和用量见表5-2 和表 5-3。

表 5-2　四联方抗结核 FDC 的剂型、规格和用法、用量

单位:片 /d

剂型和规格	用法和用量			
	体重 30 ~ 37kg	体重 38 ~ 54 kg	体重 55 ~ 70 kg	体重 ≥ 71 kg
H 75mg + R 150mg + Z 400mg + E 275mg	2	3	4	5
H 37.5mg + R 125mg + Z 200mg + E 137.5mg	4	6	8	10

表 5-3　二联方抗结核 FDC 的剂型、规格和用法用量

单位：片 /d

剂型和规格	用法 / 用量	
	体重 < 50kg	体重 ≥ 50kg
H 150mg ＋ R 300mg	—	2
H 100mg ＋ R 150mg	3	4
H 75mg ＋ R 150mg	—	4

二、二线抗结核药物

目前使用的二线抗结核药物，主要有阿米卡星、卷曲霉素、左氧氟沙星、莫西沙星、丙硫异烟胺、对氨基水杨酸钠、环丝氨酸、氯法齐明、利奈唑胺、贝达喹啉、亚胺培南 - 西司他丁及美洛培南等。

（一）阿米卡星（amikacin，Am）

1. **制剂与规格**　注射用硫酸阿米卡星 200mg（20 万 U）。

2. **用法和用量**　适用于耐药结核病的治疗。常规用量 400mg，深部肌内注射；或 400mg 溶于生理盐水 100mL，静脉滴注。每日 1 次，老年人酌减。儿童按体重每日用量 15 ~ 22.5mg/kg。

（二）卷曲霉素（capromycin，Cm）

1. **制剂与规格**　注射用硫酸卷曲霉素（粉针）500mg（50 万 U），750mg（75 万 U）。

2. **用法和用量**　适用于耐药结核病治疗；用于对链霉素、卡那霉素、阿米卡星已耐药患者。每日用量 750 ~ 1 000mg，深部肌内注射。儿童不推荐使用。

（三）氟喹诺酮类

1. **制剂与规格**　左氧氟沙星（levofloxacin，Lfx）100mg；莫西沙星（moxifloxacin，Mfx）400mg。

2. **用法和用量**　适用于各类型耐药结核病的治疗，需与其他抗结核药物联合应用。儿童慎用。

（1）左氧氟沙星：成人每日 400 ~ 600mg，儿童按体重 15 ~ 20mg/kg；一次或分次口服。

（2）莫西沙星：成人每日 400mg，儿童按体重 7.5 ~ 10mg/kg。

（四）丙硫异烟胺（protionamide，Pto）

1. **制剂与规格** 丙硫异烟胺片 100mg。

2. **用法和用量** 适用于耐药结核病治疗。成人每日 600mg，分 2～3 次口服。儿童按体重每日 15～20mg/kg，分 3 次口服。

（五）对氨基水杨酸钠（sodium aminosalicylate，PAS）

1. **制剂与规格** 对氨基水杨酸钠片：500mg。注射用对氨基水杨酸钠（粉针）：2g；4g；6g。

2. **用法和用量** 必须与其他抗结核药物配伍应用，与杀菌药联合有延缓耐药产生的作用；适用于耐药结核病。

（1）片剂：成人每次 4～6 片，每日 4 次；小儿按体重每日 150～200mg/kg，分 3～4 次，儿童每日剂量不超过 12g。

（2）粉针剂：用 4～8g 生理盐水或 5% 葡萄糖液稀释成 3%～4% 浓度，避光下滴注 2～3 小时完成，需新鲜配制并避光保存，药液变色后不能使用。

对氨基水杨酸颗粒剂目前国内尚未注册生产。其制剂规格为每袋 400mg。适用于耐药结核病治疗。成人每日 800mg，分 2 次口服。儿童患者相应减量。

（六）环丝氨酸（cycloserine，Cs）

1. **制剂与规格** 环丝氨酸片 250mg。

2. **用法和用量** 主要用于耐药结核病治疗，必须与其他抗结核药物联合应用。成人每日 500～1 000mg，儿童按体重每日 5～20mg/kg，分 2 次服用。

（七）氯法齐明（clofazimine，Cfz）

1. **制剂与规格** 氯法齐明胶丸 50mg。

2. **用法和用量** 主要用于耐药结核病治疗；必须与其他抗结核药物联合应用。成人每日 100～300mg，每日最大量为 300mg。儿童剂量尚未确认。

（八）贝达喹啉（bedaquiline，Bdq）

1. **制剂与规格** 贝达喹啉片剂 100mg。

2. **用法和用量** 成人第 1～2 周，每日 400mg；第 3～24 周，每次 200mg，每周 3 次，共用 24 周。

（九）利奈唑胺（linezolid，Lzd）

1. **制剂与规格** 利奈唑胺片 600mg。

2. **用法和用量**　成人每日 600mg。对儿童患者药代动力学研究有限，使用本品时应谨慎。

（十）德拉马尼（delamanid，Dlm）

1. **制剂与规格**　德拉马尼片 100mg。
2. **用法和用量**　成人每次 100mg，每日 2 次。

（十一）亚胺培南 - 西司他丁（imipenem-cilas-tatin，Ipm-Cln）

1. **制剂与规格**　注射用亚胺培南 - 西司他丁 500mg，1 000mg。
2. **用法和用量**　成人每次 1 000mg，每日 2 次儿童体重大于 40kg 者可参照成人，体重小于 40kg 者，按体重 15mg/kg，每 6 小时 1 次，每日最大剂量 2 000mg。

（十二）美洛培南（meropenem，Mpm）

1. **制剂与规格**　注射用美洛培南 250mg，500mg，1 000mg。
2. **用法和用量**　成人每次 1 000mg，每日 2 次；儿童体重大于 50kg 者可参照成人，体重小于 50kg 者，按体重 10 ~ 20mg/kg，每 8 小时 1 次。

注射用母牛分枝杆菌可作为联合用药，用于结核病化疗的辅助治疗。肺结核患者化疗 1 周后，可联合使用本品，每隔 2 ~ 3 周给药 1 次，每次 1 瓶。初治肺结核疗程 6 个月，复治及难治性肺结核患者可酌情延长，或遵医嘱。

第三节　治疗方案

治愈结核病患者是防治结核病传播最重要手段，要提高患者治疗成功率，降低耐药发生率，需按照患者结核病病变类型、病变程度、耐药状况，针对性选用抗结核药物组成适宜治疗方案。

一、利福平和异烟肼敏感或耐药状况未知肺结核

1. **治疗方案**　2H-R-Z-E/4H-R。
2. **推荐药物**　固定剂量复合剂（FDC）。

（1）强化期治疗：使用 H-R-E-Z 四联抗结核药物 FDC，每日 1 次，连续服用 2 个月，共计用药 60 次。根据患者的体重确定每次药物用量（片数），见表 5-2。

（2）继续期治疗：使用 H-R 二联抗结核药物 FDC，每日 1 次，连续服用 4 个月，共

计用药 120 次。可选择使用 3 种 FDC 规格，根据患者的体质量确定每次药物用量（片数），见表 5-3。

二、结核性胸膜炎

1. **治疗方案** 2H-R-Z-E/7H-R-E。

2. **推荐药物** FDC。

（1）强化期治疗：四联抗结核药物 FDC，每日 1 次，连续服用 2 个月，共计用药 60 次。按照四联抗结核药物 FDC 的规格和用量，见表 5-2。

（2）继续期治疗：二联抗结核药物 FDC 加上乙胺丁醇，每日 1 次，连续服用 7 个月，共计用药 210 次。重症患者（如结核性脓胸、包裹性胸腔积液，以及并发其他部位结核等）继续期适当延长 3 个月，治疗方案为 2H-R-Z-E/10H-R-E。用药剂量按照二联抗结核药物 FDC 的规格和用量，见表 5-3。加上乙胺丁醇。体重 < 50kg 患者，乙胺丁醇用量为每日 750mg；体重 ≥ 50kg 患者，乙胺丁醇用量为每日 1 000mg。

三、其他类型肺结核及肺外结核患者

1. **治疗方案** 2H-R-Z-E/10H-R+E。

2. **推荐药物** FDC。

（1）强化期治疗：使用 H-R-Z-E 四联抗结核药物 FDC 治疗 2 个月。

（2）继续期治疗：使用 H-R 二联抗结核药物 FDC + E 治疗 10 个月。药物用量和用法同结核性胸膜炎。

3. **适用症** ①血行播散性肺结核、气管支气管结核、胸内淋巴结核患者；②肺结核并发糖尿病和硅肺等患者；③肺结核并发肺外结核患者；④单纯肺外结核病患者。

四、异烟肼单耐药肺结核治疗

1. **治疗方案** 6～9R-Z-E-Lfx。已知或怀疑左氧氟沙星耐药的患者，方案为 6～9R-Z-E，用量见表 5-1、表 5-4。

表 5-4 常见不良反应和可能引起的抗结核药物

不良反应	可疑药物
胃肠反应	利福平，吡嗪酰胺，乙胺丁醇，丙硫异烟胺，对氨基水杨酸钠
电解质紊乱	卷曲霉素

续表

不良反应	可疑药物
肝脏毒性	利福平,异烟肼,吡嗪酰胺,丙硫异烟胺,对氨基水杨酸钠,氟喹诺酮类
耳毒性和前庭功能障碍	卡那霉素,阿米卡星,卷曲霉素
肾脏毒性	阿米卡星,卷曲霉素
关节痛或肌肉痛	吡嗪酰胺,氟喹诺酮类
血液系统损害	利福平,氟喹诺酮类,利奈唑胺
惊厥	环丝氨酸,氟喹诺酮类
外周神经炎	异烟肼,环丝氨酸,氟喹诺酮类
视神经炎	乙胺丁醇
精神症状	异烟肼,环丝氨酸,氟喹诺酮类,丙硫异烟胺
甲状腺功能紊乱	对氨基水杨酸钠,丙硫异烟胺
过敏反应	利福平,对氨基水杨酸钠

2. 注意事项

（1）病原学阳性肺结核如患者治疗至 2 个月末痰菌检查仍为阳性，则应延长 1 个月的强化期治疗，继续期治疗方案不变。

（2）5 岁以下无正确表达能力的儿童慎用乙胺丁醇。

五、利福平耐药结核病治疗

15 岁以下儿童耐药结核病治疗临床数据较少，目前多采用与成人一样的治疗原则，按照公斤体重计算用药剂量。治疗方案分为长程治疗方案和短程治疗方案，如患者适合短程治疗方案，优先选择短程治疗方案。

1. 长程治疗方案 长程治疗方案是指至少由 4 种有效抗结核药物组成的 18 ~ 20 个月治疗方案。

（1）氟喹诺酮类敏感：推荐治疗方案：6Lfx（Mfx）-Bdq-Lzd（Cs）-Cfz/12Lfx（Mfx）-Cfz-Lzd（Cs）。

在不能获得 Bdq、Lzd 药物且二线注射剂敏感时，推荐治疗方案：6Lfx（Mfx）-Cfz-Cs-Am（Cm）-Z（E，Pto）/14Lfx（Mfx）-Cfz-Cs-Z（E，Pto）。当 A 和 B 组不能组成有效方案、选择 C 组药物时，强化期治疗方案至少由 5 种药物组成。

（2）氟喹诺酮类耐药：推荐治疗方案：6Bdq-Lzd-Cfz-Cs/14Lzd-Cfz-Cs。若不具备氟喹诺酮类快速药敏检测能力，采用固体或液体培养需要等待 2 个月左右时间，可以先按 2Lfx（Mfx）-Bdq-Lzd-Cfz-Cs 方案进行治疗。获取药敏结果后，若氟喹诺酮类敏感，调整为 4Lfx（Mfx）-Bdq-Lzd（Cs）-Cfz/12Lfx（Mfx）-Cfz-Lzd（Cs）方案；若氟喹诺酮类耐药，则调整为 4Bdq-Lzd-Cfz-Cs/14Lzd-Cfz-Cs 方案。

2. **短程治疗方案** 推荐治疗方案 4～6Bdq（Am）-Lfx（Mfx）-Pto-Cfz-Z-H（高剂量）-E/5Lfx（Mfx）-Cfz-Z-E。

Bdq 需要使用 6 个月。治疗分强化期和继续期，如果治疗 4 个月末痰培养阳性，强化期可延长到 6 个月；如果治疗 6 个月末痰培养阳性，判定为失败，转入个体治疗方案进行治疗。

3. **适用人群** 未接受或接受短程治疗方案中的二线药物治疗不超过 1 个月，并且对氟喹诺酮类敏感的利福平耐药患者（使用 Am 治疗的患者应同时对二线注射药物敏感），同时排除以下患者。

（1）对短程方案中的任何药物不能耐受或存在药物毒性风险（如药物间的相互作用）。

（2）妊娠。

（3）血行播散性结核病、脑膜或中枢神经系统结核病，或合并 HIV 感染的肺外结核病。

4. **注意事项**

（1）儿童使用链霉素或乙胺丁醇前，必须知情同意，同时注意听力和视力的监测。

（2）儿童 MDR-TB 使用氟喹诺酮类药物，必须知情同意，同时密切观察肌肉骨骼的异常表现，幼儿慎用氟喹诺酮类药物。

第四节 抗结核药物不良反应观察与处理

药物不良反应是指合格药物在正常用法用量下出现的与用药目的无关的或意外的有害反应。药物不良反应主要包括副作用、毒性作用、后遗效应、变态反应、继发反应、特异质反应、药物依赖性、致癌、致畸作用等。在结核病治疗中，药物联合应用引发的各种不良反应，直接影响患者治疗的依从性和疗效，及时发现正确处理抗结核药物不良反应是治愈结核病患者重要保障。

一、常见抗结核药物不良反应临床表现

患者服用抗结核药物，部分患者会发生不同程度不良反应，文献报道胃肠道不良反应发生率约 20%，肝损害不良反应发生率约 15%，肾损害约 4%，血液系统不良反应约 5%，皮肤变态反应约 3%，神经精神不良反应约 4%。约 80% 为轻度、中度不良反应，早期发现并及时处理不会影响患者抗结核治疗疗效，具体不良反应及可能引起的抗结核药物，见表 5-4。

（一）胃肠道反应

所有药物均可引起消化道反应，多见于利福平、丙硫异烟胺、对氨基水杨酸（钠）、吡嗪酰胺、乙胺丁醇。应排除因肝损害所致的恶心、呕吐，胸口烧灼感，腹胀、腹痛和腹泻。一般症状较轻，个别患者可引起胃炎、胃溃疡及出血。

（二）肝损害

引起肝损害的主要药物有利福平、异烟肼、吡嗪酰胺、对氨基水杨酸、丙硫异烟胺、卷曲霉素、阿米卡星、乙胺丁醇和氟喹诺酮类药物。连续 2 次检测谷丙转氨酶（alanine transminase，ALT）大于 40U/L（正常值上限）和 / 或血清总胆红素（total bilirubin，TBIL）大于 19μmol/L（正常值上限）可定义为肝损害。70%～80% 发生在用药后 2 个月内，可表现为乏力、食欲不振、恶心、呕吐、上腹不适、胀痛、肝肿大、压痛、尿色加深，如伴有黄疸可有皮肤、巩膜黄染。肝功能检查异常。

（三）肾脏损害

主要药物有链霉素、阿米卡星、卷曲霉素。主要损伤肾小管引起蛋白尿、管型和血尿。严重者出现氮质血症，甚至肾功能衰竭。

（四）神经精神系统损害

1. **听神经损害**　主要药物有链霉素、阿米卡星、卷曲霉素。临床表现为眩晕、恶心、呕吐、平衡失调、步态不稳等，双耳或单耳听力减退，随之出现耳聋。

2. **视神经损害**　主要药物有乙胺丁醇。临床早期表现眼部不适、异物感、疲劳、畏光、流泪等，视力下降不明显。中央纤维受损，表现视力下降、中心暗点、绿色视觉丧失，有时红色也受影响。周围纤维受损，表现视野缺损。视网膜炎表现视力下降、黄斑病变、视网膜下出血。

3. **外周神经炎**　主要药物有异烟肼、乙胺丁醇、环丝氨酸、利奈唑胺、链霉素、阿米卡星、卷曲霉素、丙硫异烟胺、氟喹诺酮类药物。临床表现为肢体末端感觉异常、麻木，继而出现刺痛、烧灼感，常为双侧对称。

4. **中枢神经损害**　主要药物有环丝氨酸、氟喹诺酮类药物、丙硫异烟胺。临床表现为记忆力下降、失眠、头痛头晕、兴奋或抑郁、诱发癫痫发作。

5. **精神症状**　主要药物有环丝氨酸、氟喹诺酮类、丙硫异烟胺。临床表现为幻视、幻听、失眠、猜疑或表现为抑郁症，可有自杀倾向。

6. **神经肌肉接头损伤**　主要药物有阿米卡星、卷曲霉素。临床表现为肌肉麻痹症状，重者可致呼吸麻痹。多见于肌肉营养不良者。

（五）超敏反应

各种抗结核药物均可引起超敏反应，临床表现如下。

1. Ⅰ型超敏反应（速发型） 表现为过敏性休克、哮喘、血管性水肿、皮疹、腹泻等。主要药物为链霉素、氟喹诺酮类药物。

2. Ⅱ型反应（细胞毒型） 表现在血液方面改变，血小板减少，白细胞减少，贫血等。主要药物为对氨基水杨酸。

3. Ⅲ型反应（免疫复合物型） 表现为血清病样反应，发热、关节痛、荨麻疹、淋巴结肿大、嗜酸性粒细胞增多等。主要药物为对氨基水杨酸。

4. Ⅳ型反应（迟发型） 表现为皮肤痒、丘疹等。各种抗结核药物均可发生。

（六）血液系统损害

主要药物有利福平、丙硫异烟胺、对氨基水杨酸。临床表现为粒细胞减少，贫血，血小板减少，出血时间、凝血时间和凝血酶原时间延长。

（七）骨关节损害

主要药物有氟喹诺酮类药物、吡嗪酰胺。氟喹诺酮类药物主要影响儿童软骨发育，引起骨关节损害。吡嗪酰胺影响尿酸排泄造成高尿酸血症，可出现痛风样关节痛和 / 或功能障碍。

（八）内分泌及电解质紊乱

卷曲霉素、阿米卡星可致电解质紊乱，可引起血钾、血钙降低，表现为全身乏力、腹胀、心悸。丙硫异烟胺、对氨基水杨酸可引起甲状腺功能降低，可致甲状腺增生肥大。吡嗪酰胺、氟喹诺酮类可致糖代谢异常，血糖不稳定。贝达喹啉、氟喹诺酮类药物引起心血管系统不良反应，导致 QT 间期延长。

二、不良反应处理

（一）恶心、呕吐

恶心、呕吐是抗结核药物引起的常见胃肠反应，多数结核病患者在治疗过程中会出现此症状，一般不需要停止治疗，处理原则如下。

1. 轻微的恶心、呕吐，且肝功能正常的情况，可采取改变用药方法，如：服药前少量进食等继续观察的方式处理。

2. 症状加重或恶心、呕吐不可控制者，首先排除是否为高颅压所致，同时监测肝功能，要考虑到抗结核药物引发肝损害的可能性。如肝功能正常，可根据患者具体情况（体重、年龄、有无低蛋白血症、贫血等），在不影响疗效的情况下适当调整可疑药物的剂量，同时给予止吐药或中药对症治疗。另外应注意维持水盐平衡，及时补液。

3. 如怀疑患者患有胃炎、胃溃疡或患者出现呕血症状时，应立即停用抗结核药物，并采取相应治疗措施，如抗酸药的应用，必要时应住院治疗。

（二）腹泻

腹泻是抗结核药物的不良反应之一，应注意观察粪便是否为水样，每日几次，要避免对发热或血便的患者使用肠蠕动抑制剂。处理原则如下。

1. 进行大便常规、便潜血、便的革兰氏染色涂片、菌丝及血电解质等检查，确定是否与不洁饮食相关（如便中的红细胞、白细胞增多、或有脓细胞等）。

2. 注意有无合并消化道出血（如便潜血阳性）。

3. 排除菌群失调（如便中细菌球杆比例失调并有菌丝或便中细菌量明显减少等）。

4. 如以上检查正常，可疑药物常见利福类或对氨基水杨酸，可暂停使用相关药物，根据患者脱水情况，酌情给予补液。待腹泻缓解后，可调整所用药物剂型、用药途径和给药方法（如将利福平改为利福喷丁并饭后服用、每周两次，对氨基水杨酸改为静脉缓慢滴注等）。

（三）肝损害

轻微肝损害是严重肝损害的早期表现，因此须重视早期肝损害的临床表现，如恶心、呕吐、乏力、腹胀、肝区不适和头晕等，特别在强化期由于用药多且剂量大，发生肝损害概率高于继续期，因此患者如有可疑症状要随时检测肝功能，尤其是高危人群（如乙肝病毒携带者、低蛋白血症或贫血等），必要时增加肝功能监测的频率。处理原则如下。

1. 肝功能异常，单项谷丙转氨酶 < 80U/L，加强保肝治疗的同时，排除肝脏基础疾病、感冒或额外服用其他所致肝损害的药物（如红霉素、乙酰氨基酚等）。密切监测肝功能。

2. 如谷丙转氨酶继续升高 ≥ 80U/L，胆红素也同时升高则停用引起肝损害的可疑药物如一线抗结核药的吡嗪酰胺和利福平（后者引起肝损害的概率较前者小，多见利福平过敏所致），增加静脉保肝药如：还原型谷胱甘肽，口服硫普罗宁片和茵栀黄口服液等，嘱患者注意休息，避免进食油腻食物，短期（5～7天）内复查肝功能。

3. 如仍无改善或好转不明显，则停用所有引起肝损害的抗结核药物，继续保肝治疗，必要时住院治疗。

4. 待肝功能恢复正常后，逐步增加安全有效并适合该患者的抗结核药物，组成新的有效方案并定期复查肝功能。

5. 患者病情较重，不允许停用抗结核药时，如发生抗结核药物所致肝损害，应住院治疗。可在强有力的保肝治疗和密切监测肝功能的同时使用肝损害相对小的抗结核药物，如异烟肼，乙胺丁醇等，可局部用药者可增加局部给药，如胸腔内等。

（四）肾功能损害

在服用抗结核药物前应常规检查肾功能和尿常规，这两项检查指标正常的情况下可使用抗结核药物，一般口服的一线和二线抗结核药物极少引起患者的肾功能损害，除非对利福平严重过敏者。儿童不建议应用氨基糖苷类药物和卷曲霉素，此二类药物可引起肾功能损害，如蛋白尿、管型尿和血尿，严重者出现氮质血症，全身水肿、少尿（少于 0.5mL/kg·h 或者 17mL/h）、肾功衰竭。处理原则如下。

1. 立即停用可疑引起肾损害的抗结核药物，如氨基糖苷类、卷曲霉素或利福平。同时排除其他引起肾损伤的原因（如糖尿病、脱水、充血性心衰、尿道梗阻、泌尿系感染、其他药物如磺胺类药物和利尿剂等）。

2. 给予适量补液，加速体内残余药物的排泄，要注意出入量的平衡。

3. 在随后的抗结核治疗中，要密切观察患者的肾功能和尿常规，避免再次应用对肾损害的药物。

4. 肾功能损害严重者，如少尿、全身水肿、乏力、恶心等，应立即住院治疗，监测血中尿素氮、肌酐水平，对尿常规及尿沉渣进行分析，并采取相应治疗措施。

5. 如果正在使用的药物对肾功能无损害，但主要经过肾脏排泄的药物应适当减量，如乙胺丁醇和氟喹诺酮类。

（五）血液系统异常

利福类、氟喹诺酮类和氨基糖苷类等均可以引起外周血白细胞计数或血小板减少，但发生率一般较低，多数为轻者，临床上可全无症状，或有乏力、皮下出血点等症状，停药后可很快恢复；个别重者白细胞可低于 2.0×10^9 个 /L，或血小板可降至 50×10^9 个 /L 以下，甚至为零，如抢救不及时也可导致死亡。处理原则如下。

1. 白细胞大于 3.0×10^9 个 /L、血小板正常者，可在应用口服升白药（利可君片等）的同时，继续原方案治疗，但要密切观察血常规的变化。

2. 白细胞小于 3.0×10^9 个 /L、血小板较前明显降低（如从正常降至 50×10^9 个 /L ~ 70×10^9 个 /L）时，须谨慎处理，应立即停用利福类、氟喹诺酮类药物，给予升白药、维生素等辅助治疗，动态观察血常规，必要时调整治疗方案。

（六）超敏反应

各种抗结核药物均可引起变态反应。不同药物、不同体质，临床表现各异。如轻者为不同类型的皮疹，重者为药物热或过敏性休克等。处理原则如下。

1. 轻者，可给予对症、抗过敏治疗，避免食用易引起过敏性的食物（如水产品等）。如未见好转，应停用可疑药物，注意观察病情变化，一般在停用致敏抗结核药后症状、体征逐渐消失。

2. 重者，如出现过敏性休克、疱性皮炎、血小板严重减少、药物热等，应立即停用所有药物。给予肾上腺素、糖皮质激素和补液等住院抢救治疗。

3. 重新开始化疗时，一定待皮疹完全消退、各脏器功能恢复正常后再逐一试药。应从产生不良反应可能性小的药物或该患者未曾使用过的抗结核药物中，小剂量开始应用，在密切观察下逐一增加。怀疑利福平引起的过敏反应恢复后，不建议再使用利福平，避免再次引起严重不良反应的发生。

（七）低钾血症

低钾血症是指血钾水平低于正常（3.5mmol/L）时的临床表现。低钾血症可以与其他电解质紊乱，如低镁血症相关。持续的呕吐和腹泻是低钾血症的常见病因。一些抗结核药物，特别是氨基糖苷类和卷曲霉素，会导致肾流失过多的钾和镁。处理原则如下。

1. 因低钾血症可危及患者生命，建议患者接受治疗时，应经常监测血钾水平。轻度低钾血症时（3.3～3.5mmol/L）临床症状和体征不明显，或有心慌、乏力等症状。可给予门冬氨酸钾镁预防性治疗，并注意寻找病因，治疗呕吐和腹泻，密切监测血钾。

2. 如血钾水平低于 3.3mmol/L，口服氯化钾等无效，并继续发展时，应静脉补钾（必要时适量补镁）并住院治疗，同时针对病因治疗，继续监测血钾。

（八）神经系统损害

1. **视神经损害** 乙胺丁醇引起球后视神经炎，可能与用药后锌离子（Zn^{2+}）和钙离子（Ca^{2+}）离子排泄过多有关。早期表现为眼睛不适、异物感、疲劳、视物模糊、眼睛疼痛、畏光、流泪等，或视野缺损，视野缩小，失明罕见。

处理原则为：服用乙胺丁醇者，应注意早期监测视觉情况，早期发现及时停药，可用大剂量维生素 B 族，复方丹参、硫酸锌等辅助治疗。

2. **听神经损害** 耳蜗损害的先兆表现有耳饱满感、耳鸣、头晕等，也可无预兆，高频听力往往先减退至消失，继以耳聋。前庭损害，显示前庭功能低下或丧失，表现眩晕、恶心、呕吐、平衡失调、步态不稳等。

孕妇应用氨基糖苷类药物时可通过胎盘影响胎儿耳蜗，导致胎儿出生后先天性耳聋；婴儿、高敏易感者或有耳毒反应家族史者更应特别注意。处理原则如下。

（1）早期发现为主，由于耳毒性多不可逆，因此出现症状时应避免观察时间过长，及时采取措施。

（2）轻者仅有耳鸣症状，可调整用药剂量和给药方法，如氨基糖苷类可改为隔日应用，同时给予六味地黄丸等治疗；如耳鸣症状无改善或有进展者，则停用相关药物，如链霉素、阿米卡星和卷曲霉素，并给予积极对症和支持治疗，如多种维生素、氨基酸、ATP、辅酶 A、细胞色素 C 等治疗，防止症状的进一步发展。

（3）如用氨基糖苷类药后出现听力下降，则不需观察，立即停药，同时给予积极治疗。

3. **外周神经炎**　指位于中枢神经系统以外的神经炎症。当患者出现外周神经系统症状时，还应考虑抗结核药物以外的其他原因（如维生素缺乏、HIV 感染、甲状腺功能减退和糖尿病等）。临床表现为四肢末端感觉麻木，严重可出现刺痛、常为双侧对称。

处理原则：用维生素 B_6（100～200mg/d）和多种维生素及对症治疗，可适当减少异烟肼用量。

4. **中枢神经损害**　除与药物进入中枢神经系统的浓度、药物与神经系统亲和力的差异和患者的中枢神经系统是否正患有炎症有关，还与用药剂量、患者体重、疗程、年龄及患者的自身状况等密切相关，其临床表现各异。

（1）癫痫发作：可以是一些特定的抗结核药物本身和／或中枢神经系统病变所致。患者发作时应注意保护患者头部和身体，移开患者附近可能会导致伤害的物，保护患者舌头，可在患者口腔放置一个较大的不会被吞下的软物，直至患者惊厥停止，待癫痫症状缓解应住院治疗。检查颅内有无病变，根据患者病情需要，适当减少异烟肼用量，并给予抗癫痫药物直至抗结核治疗结束。如持续癫痫大发作，应静脉给予抗癫痫药物，暂停环丝氨酸、异烟肼和氟喹诺酮类药物的使用，保护气道，吸氧，考虑插管积极救治。

（2）头痛、头晕、失眠和记忆力下降：是抗结核治疗过程中较少见的不良反应，一线抗结核药物很少引起难以忍受的头痛，当头痛发生时，应首先排除头痛的其他病因，如发热、感冒、脑膜炎或偏头痛，必要时做相关的辅助检查（如腰椎穿刺进行脑脊液化验和压力测定、脑电图和脑核磁等）。引起头痛、头晕和失眠的可疑药物有环丝氨酸、异烟肼、吡嗪酰胺和氟喹诺酮类药物。

临床处理：嘱患者休息，轻者可对症治疗（如对乙酰氨基酚、维生素 B 族、地西泮等），在不影响药效情况下，根据患者的具体情况对可疑药物酌情减量，观察 3～5 天，如无好转，则需停用可疑药物（异烟肼、环丝氨酸、氟喹诺酮类药物），继续观察直至症状缓解。

（九）精神异常

1. **抑郁症**　临床上的抑郁是特定的精神病学诊断。抑郁症患者的临床症状包括睡眠习惯的改变、对惯常活动失去兴趣、内疚的情绪、活力降低、注意力不集中、食欲减退、精神活动迟缓（动作和思维缓慢），以及自杀的念头。如果患者表现出明显的行为或情绪改变以至于影响了日常活动，应进行抑郁症的评估。

（1）通过对患者和家属咨询，提供特别的心理治疗，重点是消除产生压力的因素。

（2）在精神科医生的指导下，停用相关药物，如环丝氨酸、丙硫异烟胺等，住院治疗并给予抗抑郁药干预性治疗。

（3）同时注意排除引起抑郁症的其他病因，如甲状腺问题等。

（4）密切观察，保证安全。

2. **精神症状**　精神症状是指人格分裂或对事实感知缺失的一组症状，患者有出现幻觉或错觉的倾向。出现精神症状的原因可能与潜在的精神错乱、抗结核药物治疗（特别是环丝氨酸）以及其他的药物治疗有关。

要评价患者是否看见或听见别人感觉不到的事物，是否有难以理解的想法或言论，是否有异常的行为习惯。如有上述症状应住院治疗，停用环丝氨酸、丙硫异烟胺、异烟肼和氟喹诺酮类药物，请精神科医生会诊、指导用药，同时密切观察以保证患者和他人的安全。

（十）甲状腺功能减退症

血清中促甲状腺激素（thyroid-stimulating hormone，TSH）浓度高于 10mU/L 可以诊断为甲状腺功能减退症，这种功能减退是由于甲状腺功能被抑制所致。造成甲状腺功能减退的主要原因是患者联合使用丙硫异烟胺和对氨基水杨酸钠。甲状腺功能减退症可以用左旋甲状腺素替代治疗，抗结核药物可以继续使用，但需要同时监测甲状腺功能。患者完成疗程，停用抗结核药物后，甲状腺功能可以改善。

（十一）关节痛或肌肉痛

氟喹诺酮类药物主要影响儿童软骨发育，引起骨关节损害。儿童应尽可能避免使用氟喹诺酮药物，除非患者对现有可以使用的抗结核药物不能组成有效治疗方案时，为救治患者生命，才考虑使用。

吡嗪酰胺可影响尿酸排泄造成高尿酸血症，患者出现痛风样关节痛和/或功能障碍。

临床处理：出现关节、肌肉疼痛等症状后，应检查血尿酸。由吡嗪酰胺引起高尿酸血症时，应首先调整患者饮食，不食用引起尿酸增高的高嘌呤食物。如尿酸仍高则给予丙磺舒或别嘌呤醇治疗，如仍不缓解则需停药。氟喹诺酮类药物也可引起关节、肌肉疼痛，必要时应减量或停药。

三、不良反应的预防

1. 在抗结核治疗前医生应向患者的家长或患者介绍所用抗结核药物可能出现的不良反应及其表现，并告知如出现不良反应须及时汇报给医务人员给予相应的处理。

2. 基层医务人员特别是督导员要经过培训，了解抗结核药物常见的不良反应，将患者及时转至上级医疗机构。

3. 在治疗前医生应了解患者及其家族的药物过敏史，避免使用已知的可引起严重不良反应的同类药物。同时了解患者肝肾功能、血尿常规及患者的一般状况。

4. 掌握抗结核药物不良反应的高危人群，在不影响疗效的前提下根据患者的体重及全身的营养状况等适当调整药物剂量和药物种类。

5. 对于可发生药物不良反应的高危人群，应合理使用预防性措施，如对肝损害的高危人群给予保肝治疗等。

6. 避免与其他加重药物不良反应的药物联用，如正在应用异烟肼，利福平和吡嗪酰胺的同时，应避免联合长期应用红霉素和对乙酰氨基酚类药（如感冒、发热时），以免增加肝毒性反应。

7. 在通过停药处理不良反应，各脏器功能恢复正常后，重新开始化疗时，应从产生不良反应可能性最小的药物试起，在密切观察下逐一加药，可疑利福平过敏者应避免再次使用利福平，以防发生严重不良反应，所建立的新方案应除去可能引起严重不良反应的药物。

8. 对高危人群监测肝肾功能、血尿常规等指标要比非高危人群监测频率高。

9. 患者和患者家属应详细阅读各种药物的使用说明书，主动配合进行观察和监测药物不良反应。

第五节　疗效观察及治疗转归判定

抗结核治疗的效果包括近期效果或近期疗效，治疗的远期效果或远期疗效。在结核病临床和防治工作中，多偏重考虑近期疗效，在科研工作中则近期疗效和远期疗效都要并重。治疗的效果实际上主要是治疗方案的效果，目前的合理治疗方案或标准治疗方案，要求痰菌阴转率都在 95% 以上。

一、疗效观察

（一）症状改善

多数肺结核患者抗结核治疗后两周内体温逐渐恢复正常，咳嗽、咳痰等症状逐渐缓解。如经有效的抗结核治疗，患者症状不缓解或加重，应鉴别除外是否合并有其他肺部疾患。

（二）实验室指标改善

病原学阳性肺结核经抗结核治疗，2个月末痰结核分枝杆菌应阴转。

（三）胸部X线改变

抗结核治疗强化期末及治疗结束，结核病灶应部分或完全吸收。抗结核药物中链霉素、利福平、氟喹诺酮类抗生素具有抗结核感染和抗其他细菌感染的双重作用，如果抗结核方案中包含有这些药物，抗结核治疗一个月内病灶完全吸收，则应鉴别除外肺结核。

二、抗结核治疗转归

当患者停止治疗，要进行治疗转归评价。以痰涂片或痰培养检查作为肺结核患者治疗转归判定的主要依据。

（一）治愈

1. 利福平敏感结核治愈　病原学阳性患者完成规定的疗程，在治疗最后1个月末，以及上一次的涂片或培养结果为阴性。

2. 利福平耐药结核治愈　完成规定的疗程，无证据显示治疗失败，而且强化期后最少连续3次痰培养阴性，每次至少间隔30天。

（二）完成治疗

1. 利福平敏感结核完成治疗　病原学阴性患者完成规定的疗程，疗程末痰涂片或培养结果阴性或未痰检。病原学阳性患者完成规定的疗程，疗程结束时无痰检结果，但在最近一次痰涂片或培养结果为阴性。

2. 利福平耐药结核完成治疗　完成规定的疗程，无证据显示治疗失败，但强化期后没有达到连续3次痰培养阴性，每次至少间隔30天。

3. 成功治疗　包括治愈和完成治疗。

（三）治疗失败

1. 利福平敏感结核治疗失败　痰涂片或培养在治疗的第5个月末或疗程结束时的结果为阳性。

2. 利福平耐药结核治疗失败　出现下列任一原因，治疗终止或治疗方案需要更换至少2种抗结核药物。

（1）强化期结束时痰菌未阴转。

（2）痰菌阴转后继续期阳转。

（3）对氟喹诺酮类药物或二线抗结核药物注射剂耐药。

（4）出现药物不良反应。

1）痰菌阴转：指两次连续痰培养结果为阴性（每次间隔至少 30 天），阴转日期为第一次阴性培养结果的痰标本采集日期。

2）痰菌阳转：指在最初痰菌阴转后，连续 2 次痰培养结果为阳性（每次间隔至少 30 天），阳转日期为第一次阳性培养结果的痰标本采集日期。

（四）死亡

在开始治疗之前或在治疗过程中由于任何原因死亡。

（五）失访

没有开始治疗或治疗中断连续 2 个月或以上。

（六）其他

除去以上 5 类之外的转归。

对于因"不良反应"而停止抗结核治疗的患者，其治疗转归要归为失访；对于因"诊断变更或转入利福平耐药治疗"而停止治疗的患者，则不进行治疗转归分析，要从转归队列中剔除，其中"转入利福平耐药治疗"的患者，要分析其耐药治疗转归。

三、抗结核治疗失败的原因及对策

抗结核治疗疗程结束时痰菌不能阴转或在疗程中转阳，说明治疗失败。结核病患者只要及时发现并得到规范治疗，一般均可治愈。然而在实际工作中，治疗的疗效却远低于预期的结果，失败率很高。分析其原因是多方面的，但主要原因如下。

（一）不规范的治疗方案

不坚持规律用药或中断治疗这是治疗失败的最普遍而又最重要的原因。治疗成功的关键是使用正确治疗方案，规律用药，完成足够的疗程。不规律用药和中断治疗的原因主要是：①患者结核病防治知识缺乏，不理解规律用药和完成全疗程对治疗结核病的重要性。忘记服药或误认为症状消失就当作疾病痊愈，而过早放弃治疗，或开始不规律服药。药物的不良反应发生后没有及时妥善处理而自行停药；②药物供应中断或不足；③患者迁居失去联系或更换医生，缺乏连续的用药指导和监督；④因患者经济困难和其他原因而引起的就诊不便，或其他社会因素等造成中断治疗或不规律治疗。

为解决以上问题，需要对已确诊患者在开始治疗前进行一次系统认真的卫生知识宣传，做到三交底，即交病情底，交治疗计划底，交底规律治疗可以在预定时间内彻底治愈和不规律治疗所造成的后果。使患者对自己的病情和治疗有一个正确的认识和理解，自觉地配合与坚持规律治疗。另外，按照治疗方案的原则，加以全面管理，在采取规范治疗的同时，推行全面督导、强化期督导或全程管理办法，以确保患者坚持规律用药和完成疗程。

（二）药物不良反应处理不当

医生应熟悉各种药物的毒副反应及发生机制，尽可能降低发生率。告知患者服用抗结核药物过程中可能出现的不良反应，要及时发现并规范处理不良反应，否则患者将不能坚持用药或被迫停药。

（三）患者发现过迟或出现合并症

并发症多患者发现过晚，病变严重，菌量多，体质差，尤其细胞免疫功能低下者，影响治疗效果。咯血后导致病变播散、进展。合并糖尿病或硅肺者也给治疗增加许多难度，对此类患者在给予规范的抗结核治疗外，还应重视合并疾病的治疗。

（四）耐药菌的存在

结核分枝杆菌耐药的产生是导致治疗失败的重要原因之一。2007—2008 年全国结核病耐药性基线调查结果表明，我国耐药性结核分枝杆菌流行严重，耐药率高达 37.79%，其中初始耐药率为 35.16%，继发耐药率为 55.17%。耐多药率和广泛耐药率分别为 8.32% 和 0.68%。耐药性的产生必然影响药物作用，为争取最好的疗效，就尽可能延缓或防止耐药性的产生。防止耐药性产生的主要措施是联合用药、足量用药，以免耐药菌的产生。对于病原学阳性患者治疗前尽可能进行抗结核药物敏感试验检查，耐药患者接受耐药结核治疗方案治疗。

知识要点

1. **抗结核的治疗原则** 抗结核治疗遵循"早期、联合、适量、规律、全程"的原则。

2. **利福平敏感结核治疗方案**

（1）利福平和异烟肼敏感或耐药状况未知肺结核，2H-R-Z-E/4H-R。

（2）结核性胸膜炎，2H-R-Z-E/7H-R-E。

（3）其他类型利福平敏感重症肺结核及肺外结核，2H-R-Z-E/10H-R+E。

3. **抗结核药物不良反应预防** 服药前病史询问、机体健康状态评估、治疗期间密切观察、发生不良反应后及时正确处理。

4. 结核病治疗疗效及治疗转归判定

（1）结核病治疗疗效判定包括：症状改善、实验室指标改善、胸部 X 线改变。

（2）治疗转归判定指标包括：治愈、完成治疗、治疗失败、失访、死亡、其他。

自测题

一、选择题（单选题）

1. 肺结核治愈标准以下哪条是正确的（   ）

   A.病原学阴性肺结核患者完成规定疗程的治疗，疗程末痰结核分枝杆菌检查阴性者

   B.病原学阳性患者完成规定的疗程，在治疗最后一个月末，以及上一次的痰涂片或痰培养结果为阴性

   C.肺结核完成规定疗程治疗，胸部 X 线检查肺部病灶完全吸收

   D.以上都正确

2. 利福平敏感病原学阳性肺结核治疗疗程（   ）

   A. 4 个月   B. 5 个月

   C. 6 个月   D. 8 个月

3. 抗结核药物使用原则以下哪条是错误的（   ）

   A.按照医生开具的处方使用抗结核药物

   B.执行国家结核病防治规划规定的治疗方案

   C.按照患者体重及身体状况足量用药

   D.治疗初期选择静脉用药提高治疗效果

4. 关于抗结核治疗联合用药，以下哪个表述不正确（   ）

   A.治疗结核病必须联用多种抗结核药物，提高杀菌、灭菌能力，防止产生耐药性

   B.利福平敏感结核强化期阶段使用 3～4 种药物联合治疗，一般为 2～3 个月

   C.继续期阶段使用 2～3 种药物联合治疗，一般为 4～6 个月

   D.为提高疗效，强化期阶段应首选注射用抗结核药物，病情缓解后改为口服药物

5. 关于抗结核治疗适量用药原则，以下哪个表述不正确（   ）

   A.根据不同病情及不同个体规定不同给药剂量，发挥最大杀菌以及抑菌作用

   B.在确保疗效基础上，使用合适的剂量减少药物不良反应的产生

   C.如果患者不能耐受足量用药，可以增加用药种类，提高疗效

   D.按抗结核药物使用说明书要求用量即为适量

6. 利福平敏感结核病抗结核药物，以下哪个表述不正确（　　）

    A. 抗结核治疗推荐使用抗结核固定剂量复合制剂

    B. 为确保疗效，首选一线药物、二线药物中最有效的使用

    C. 抗结核治疗首选口服用药，每日治疗

    D. 按照患者的公斤体重足量用药

7. 治疗方案 2H-R-Z-E/10H-R+E，以下哪类利福平敏感患者不属于该方案使用对象（　　）

    A. 血行播散性肺结核　　　　　　　　B. 肺结核并发肺外结核患者

    C. 无合并症及并发症继发性肺结核　　D. 气管支气管结核

8. 以下哪类患者，不属于利福平耐药结核短程治疗方案适用对象（　　）

    A. 未接受治疗方案中的二线药物治疗患者

    B. 对氟喹诺酮类敏感的患者

    C. 接受治疗方案中的二线药物治疗不超过 1 个月患者

    D. 合并脑膜或中枢神经系统结核病患者

9. 关于抗结核药物不良反应，以下哪个表述正确（　　）

    A. 服用过量抗结核药物所出现的机体损害

    B. 服用变质抗结核药物所出现的机体损害

    C. 抗结核药物不良反应也叫药物副作用

    D. 发生不良反应抗结核药物都是在有效期内的药物

10. 以下哪个是抗结核药物不良反应预防措施（　　）

    A. 治疗前，医生应向患者介绍所用抗结核药物可能出现的不良反应及其表现

    B. 医生应了解患者的药物过敏史

    C. 对于药物不良反应的高危人群，合理使用预防性措施

    D. 以上均正确

二、名词解释

1. 规律用药
2. 抗结核药物固定剂量复合剂

三、简答题

1. 简述利福平和异烟肼敏感或耐药状况未知肺结核治疗方案。
2. 简述抗结核治疗完成治疗。
3. 简述什么是药物不良反应。

第六章
患者管理

学习目的

1. 掌握患者管理的对象和内容。
2. 掌握患者管理流程和常见问题的处置。
3. 掌握跨区域患者管理要求。

以患者为中心的综合治疗管理和关怀是消除结核病流行策略的重要内容之一。所有参与患者治疗管理的机构必须密切配合、各负其责，切实落实对患者的治疗管理，积极开展以患者为中心的关怀服务，通过对肺结核患者进行全疗程的有效管理，提高患者服药治疗的依从性，最终实现结核病的早期、联合、适量、规律、全程治疗的目的。

第一节　内容与方式

纳入治疗的利福平敏感和利福平耐药肺结核患者都是需要进行规范化治疗管理的对象，但不同时期由于结核病控制策略和手段不同，患者管理方式也各不相同。各地要因地制宜选择合适的管理方式，积极有效地落实患者的治疗管理工作，确保患者能规律治疗。

一、管理内容

1. 督促患者按时服用抗结核药物，确保患者做到全疗程规律用药。
2. 观察患者用药后有无不良反应，对有不良反应者及时采取措施，最大限度地保证患者完成规定的疗程。
3. 督促患者定期复诊，掌握其痰菌变化情况，并做好记录。
4. 对患者及其家属进行结核病防治知识的健康教育，提高患者的治疗依从性及家属督促用药的责任心。

二、管理方式类型

（一）医务人员管理

由医务人员对患者进行直接面视下督导服药的管理方式，利福平耐药肺结核患者均需要这种管理方式。基层医疗卫生机构的医务人员主要负责督导服药，并且每月记录 1 次对患者的随访评估结果，结核病定点医疗机构或疾病预防控制机构的相关医务人员也可实施督导服药。

（二）家庭成员管理

由肺结核患者的配偶、父母、子女及与患者一起生活的其他家庭成员，对患者进行督导服药的管理方式。实施督导服药的家庭成员应具备的条件包括：年龄在 15 岁以上，小学及以上文化程度，且经过医生培训后能够督促患者服药、复诊和填写相关记录。基层医疗卫生机构的医生需在患者的强化期每 10 天对患者随访 1 次，继续期每月随访 1 次。

（三）志愿者管理

由志愿者（如教师、学生、已治愈的结核病患者及其他人员）对患者进行督导服药的管理方式。志愿者具备的条件包括：年龄在 18 岁以上，初中及以上文化程度，且经过医生培训后能够督促患者服药、复诊和填写相关记录。基层医疗卫生机构的医生需在患者的强化期每 10 天对患者随访 1 次，继续期每月随访 1 次。

（四）智能工具辅助管理

借助电子药盒、手机等智能工具，对患者进行督导服药的管理方式。智能工具至少要具备定时提醒服药和记录服药行为的功能。基层医疗卫生机构的医生需在患者的强化期每 10 天对患者随访 1 次，继续期每月随访 1 次。

三、管理方式选择

我国结核病患者数量仅次于印度，居世界第 2 位，这就决定了开展医务人员督导的需求很大。由于受到卫生资源的限制，对所有的肺结核患者实行医务人员面视下的督导服药是不堪重负的，尤其是对居住遥远或是工作时间与医务人员工作时间相冲突的患者基本上是不可能的，家庭成员或志愿者就成为了督导员的首选。但在广大农村，农民忙于农活，顾不上督导患者服药，全程督导治疗只是流于形式，起不到督导患者规律服药的作用。

随着通信信息技术的发展，涌现了很多创新的数字健康技术可以用于辅助肺结核患者服药管理，包括电子药盒、手机短信、智能手机 App 和视频督导服药（video observed therapy，VOT）等，其中一些技术已被研究证实可以很好地提高肺结核患者的治疗依从性，而且能够更好地保护患者隐私，因此我国《"十三五"全国结核病防治规划》中提出基层医疗卫生机构肺结核患者规范管理率达到 90% 以上，特别是要创新方法和手段，充分利用移动互联网等新技术为患者开展随访服务，提高患者治疗依从性。

第二节　管理流程

按照《结核病防治管理办法》《肺结核患者健康管理服务规范》《中国结核病预防控制工作技术规范（2020 年版）》等的相关要求，疾病预防控制机构要牵头协调定点医疗机构和基层医疗卫生机构为肺结核患者提供全程无缝衔接的管理服务。

一、治疗前健康教育

结核病定点医疗机构是患者治疗管理的第一道关口，在患者管理过程中发挥着至关重要的作用。医生在治疗前要与患者进行有效沟通，建立良好的医患关系，对所有患者和 / 或其家属进行有针对性的健康教育，主要有以下内容。

1. 讲解结核病及抗结核药物使用及贮存方法，服药过程中可能出现的不良反应和应对措施，介绍正确的留痰方法，讲解并演示示范正确佩戴口罩的方法等。

2. 帮助患者根据治疗方案，制订合理的服药计划，告知患者坚持服药的重要性，鼓励患者按时规律服药，与患者商讨确定随访复诊的时间和计划安排。

二、确定服药管理方式

对于利福平耐药肺结核患者，无论是在注射期还是非注射期，患者均需在督导医生直接面视下督导服药。对于利福平敏感肺结核患者，结核病定点医疗机构医生要根据患者的实际情况（如文化程度、家庭成员组成和交通距离远近等），与其共同商定适宜的服药管理方式；同时嘱咐患者要配合基层医疗卫生机构医生对其开展的督导服药和随访管理工作。若患者选择"智能工具辅助管理"，定点医疗机构医生还需培训患者和 / 或家属如何使用智能工具，并做好应用智能工具的各项准备和培训指导工作。

三、填写并发放"肺结核患者服药记录卡"

对于所有利福平耐药肺结核患者和不使用智能工具辅助管理的利福平敏感肺结核患者，定点医疗机构的门诊医生在填写好"肺结核患者服药记录卡"的相关内容后将其发放给患者，并告知患者返回后立即将其交给负责对其进行服药管理的人员。

四、落实治疗管理

（一）定点医疗机构

当肺结核患者（包括利福平耐药肺结核患者）确诊或出院后，需要由基层医疗卫生机构落实患者的后续治疗管理时，结核病定点医疗机构要通知县（区）级疾病预防控制机构或患者居住地的基层医疗卫生机构落实患者治疗管理相关事宜。对于继续在本医疗机构门诊随访治疗的患者，定点医疗机构要做好后续随访管理工作，做好工作记录，按时提醒患者定期复诊检查和取药。

（二）疾病预防控制机构

疾病预防控制机构主要负责组织协调定点医疗机构和基层医疗卫生机构落实患者的服药管理工作，在肺结核患者管理与关怀工作中发挥"牵头抓总"和"桥梁纽带"作用。

各级疾病预防控制机构每日按照"首报管理地区"，浏览前一日结核病专报系统录入的患者病案信息，对新确诊的肺结核患者（包括利福平耐药肺结核患者）及时通知基层医疗卫生机构，按照《结核病患者健康管理服务规范》的要求落实患者居家服药管理工作。如发现首诊单位为外辖区定点医院报告的患者，首先应与患者及报告医院联系，确认患者当前诊疗情况及患者确切现住址。并按照不同情况进行处理。

1. **本辖区报告且在本地进行治疗的患者**

（1）利福平敏感肺结核患者：县（区）级疾病预防控制机构接到定点医疗机构落实患者治疗管理的通知或通过浏览结核病专报系统获得患者确诊及出院信息后，要在 24 小时内通知并督促基层医疗卫生机构落实患者的服药管理，并在 3 天后电话回访基层医生，确认其是否已经落实对患者的第一次入户随访工作。

县（区）级疾病预防控制机构对每例涂阳肺结核患者全程至少访视 2 次，其中强化期 1 次。

（2）利福平耐药肺结核患者：对利福平耐药患者的落实居家管理情况，地市级疾病预防控制机构应该在得知患者出院时告知县（区）级疾病预防控制机构，县（区）级疾病预防控制机构在接到患者出院的通知单、电话或短信后，应在 72 小时内与患者居住地的乡医、村医（社区医生）和患者进行"四见面"，落实注射点和服药管理相关事项，县（区）

级疾病预防控制机构负责将落实治疗管理情况反馈给地市级疾病预防控制机构，并将相关信息登记在《利福平耐药肺结核患者追踪管理登记本》上，地市级疾病预防控制机构负责将相关信息录入结核病专报系统。

地市级疾病预防控制机构每季度至少对所辖县区的1~2例患者进行访视，县（区）级疾病预防控制机构每月对所有患者访视1次。

2. **外辖区报告但在本地进行治疗的患者** 首诊医院将患者病案信息按照跨区域管理流程将患者信息转出，转出地疾病预防控制机构将转出信息告知转入地疾病预防控制机构。转出地县（区）级疾病预防控制机构如在2周内未能获得转入地机构有关患者到位情况的反馈信息，应联系患者转入地疾病预防控制机构加强追访。待患者追踪到本县（区）定点医院后，按照本地患者落实后续治疗管理。

3. **外辖区报告且在外辖区定点医疗机构进行治疗的患者** 如患者确定继续在首诊定点医院进行全疗程随访治疗管理和复诊，则不需将患者病案信息转出。但需与患者确定返回本县（区）的具体日期，并通知基层医疗卫生机构落实患者居家期间健康管理。

（三）基层医疗卫生机构

当基层医疗卫生机构医生接收到本辖区肺结核患者确诊/出院的通知后，应于72小时内访视患者。对于未采用医务人员管理的肺结核患者，基层医疗卫生机构要在患者强化期每10天随访1次，继续期每个月随访1次。每次访视患者时均需填写"肺结核患者随访服务记录表"。

五、随访复查

肺结核患者（包括利福平耐药肺结核患者）需要每月按时到县（区）级（或地市级耐药）结核病定点医疗机构进行复查、取药。对未按时复查和取药的患者，定点医疗机构医生首先要对患者进行电话追访。若3日内仍未到位，则通知患者所居住的县（区）级疾病预防控制机构协助追踪。

当患者复查时，定点医疗机构医生要询问患者的服药情况，核实患者剩余药量，有无漏服或错服情况，评估患者服药依从性；询问患者是否存在药物不良反应，并根据情况采取相应的处理；评估患者心理及社会支持等方面的情况；完成定期的临床评估和实验室检查，并将相关信息填写在门诊病案记录中。同时根据漏服药次数，调整患者的治疗管理方式。若患者1个月内漏服药6次以上，要对患者进行"加强管理"，即根据患者漏服药具体情况制订有针对性的加强督导服药管理方案并通知基层管理医生严格落实。

六、结案评估

县（区）级（或地市级耐药）结核病定点医疗机构同时将"普通肺结核患者服药记录卡"或"利福平耐药肺结核患者服药记录卡"，以及"肺结核患者第一次入户随访记录表"和"肺结核患者随访服务记录表"放于患者病案记录中留存。当患者停止抗结核治疗，县（区）级（或地市级耐药）结核病定点医疗机构要及时将停止治疗的相关信息告知基层医疗卫生机构和疾病预防控制机构。定点医疗机构根据基层医疗卫生机构上报的信息，对患者的治疗管理情况进行综合判定，并将患者的治疗管理方式和服药率等信息记录在门诊病案上。

对于住院治疗患者的管理包括以下内容。

1. 定点医疗机构要对住院患者采用"医务人员管理"的方式。

2. 鼓励有条件的地区要开展病原学阳性肺结核患者的住院隔离治疗。利福平耐药肺结核患者的住院治疗应安置在相对独立的耐药病区。

3. 出院后按照门诊治疗患者的要求进行管理。

第三节　督导服药

基层医疗卫生机构是患者治疗管理的"最后一公里"，定点医疗机构诊治的肺结核患者遵循"属地化管理"和"就近管理"原则，由辖区内基层医疗卫生机构负责落实患者门诊服药管理工作。

一、第一次入户访视

（一）工作要求

当基层医疗卫生机构医生接收到"双向转诊单"、患者确诊/出院的电话或短信通知后，应于72小时内访视患者，并完成以下事项。

1. 对于利福平敏感肺结核患者，应该落实督导服药人员，智能辅助工具和医务人员优先，亦可为患者家属或志愿者。对于利福平耐药肺结核患者，落实注射点和服药管理相关事项。

2. 对患者的居住环境进行评估，告诉患者及家属做好防护工作，防止传染。

3. 对督导服药人员和患者进行结核病防治知识宣传教育，内容包括药物种类、服药方法，药物可能的不良反应、自我观察及处理，服药记录卡的填写，随访复查的要求等。

4. 访视时对家庭密切接触者进行肺结核可疑症状筛查，发现可疑者推介转诊到本县

（区）结核病定点医疗机构进一步检查诊断。

5. 对患者进行家庭感染控制指导，包括痰液处理、咳嗽礼仪、个人防护、通风换气、衣物被褥晾晒等。痰液可吐到装有消毒液的广口加盖容器（玻璃瓶等防漏器皿）中，定期更换消毒液。

6. 告知患者下次随访复诊时间及要求，检查相关注意事项等。告知患者如从本辖区常住地迁出或发生跨区域流动（离开常住地超过 1 个月）时，需去定点医疗机构结核门诊和疾病预防控制中心做转出登记，以便协调后续治疗管理。

7. 填写"肺结核患者第一次入户访视记录表"，由患者或其家属签字确认。

（二）信息反馈

1. 收到上级单位管理通知单后，首先要与患者联系，与患者确认见面访视时间和地点。如发现患者"现住址"不属于本辖区，在核实现住址后，要 24 小时内向通知管理的单位进行反馈。

2. 对于现住址为本辖区患者，若 72 小时内 2 次访视未见患者，应立即向县（区）级疾病预防控制中心报告。

3. 访视结束后，基层医疗卫生机构应向县（区）级结核病定点医疗机构结核门诊反馈管理落实情况，包括第一次入户访视日期、督导服药方式等。

二、督导服药和日常访视管理

（一）访视频次要求

对于由医务人员督导服药的患者，医务人员至少每月记录 1 次对患者的随访评估结果；对于由家庭成员、智能辅助工具、志愿者等督导的患者，基层医疗卫生机构要在患者的强化期或注射期内每 10 天随访 1 次，继续期或非注射期内每 1 个月随访 1 次。每次访视患者时均需填写"肺结核患者随访服务记录表"，记录每次定点医疗机构门诊医生预约随访复诊信息，便于督促患者及时复诊。

耐药患者要求每次服药均由村医面视下监督服药，注射期由乡镇卫生院或村卫生室提供免费注射服务，药物保存到管理医生处。患者每天服药后，管理医生在"利福平耐药肺结核患者服药记录卡"当天的"×"上画圈并签名。

（二）日常访视评估管理要求

1. 患者住院期间由医院医护人员落实面视下服药管理，出院转入门诊治疗后，基层医生按照剩余疗程进行管理。

2. 要根据定点医疗机构门诊医生预约的随访检查和取药时间，提前 3 天督促患者按时随访检查和取药，嘱患者留夜痰、晨痰就诊。

3. 详细查看服药情况，核对剩余药量、服药记录，判定漏服情况，询问漏服原因，询问和观察有无药物不良反应，如患者存在危急情况，则紧急转诊，两周内主动随访转诊情况。

4. 需对患者进行结核病防治知识宣传教育、强化患者治疗信心，指导家庭做好个人防护和感染控制。

5. 关注家庭密切接触者，再次进行肺结核可疑症状询问，以便早发现家庭成员中的肺结核可疑者，及时转诊到县（区）定点医疗机构结核门诊排查。对于前期有结核病症状的密切接触者要询问到定点医院检查的结果。

6. 如患者需要迁出或发生跨区域流动，要主动将患者转入地信息准备上报给当地疾病预防控制机构，知期内带药电话随访管理。如长期外出嘱患者到定点医疗机构做跨区域转诊。

7. 患者在治疗期间死亡，应及时将信息反馈到定点医疗机构。如患者在治疗期间拒绝服药或间断漏服，及时将信息反馈到疾病预防控制机构和定点医疗机构。

8. 每次访视结束，均需如实填写"肺结核患者随访服务记录表"并预约下一次访视日期。

（三）分类干预

1. 对于每日按时服药，无不良反应患者，继续督导服药，提醒按时随访复查。

2. 发现有漏服药情况要查明原因，进行宣传教育，强化服药依从性，连续漏服次数超过 1 周要向上级专业机构医生进行报告。

3. 如发现不良反应、并发症或合并症较为严重情况，及时转诊患者至定点医疗机构结核门诊进行合理处置，两周内进行访视。

（四）结案评估

当患者停止抗结核治疗后，要对其进行结案评估，包括：记录患者停止治疗的时间及原因；对其全程服药管理情况进行评估；基层医疗卫生机构按照"一人一档"原则，在疗程结束时收集和上报患者的"肺结核患者治疗记录卡"或"耐多药肺结核患者服药卡"，将患者"访视记录本""签约服务协议"、访视照片等装订存档。同时将患者转诊至结核病定点医疗机构进行治疗转归评估，两周内进行电话随访，看是否前去就诊及确诊结果。

第四节　特殊情况处理

对患者进行管理的过程中，会遇到非定点医疗机构转诊患者不到位、疗程中的患者未按期随访复查和改变治疗地点的情况，因此需要根据不同的情况采取相应的措施，确保患者能够按照要求及时规范地服药管理。

一、转诊未到位患者

（一）对象

非定点医疗机构或定点医疗机构非结核科室/病区报告的肺结核患者需转诊到定点医疗机构结核门诊进行规范诊断，经县（区）级疾病预防控制机构电话追踪后5天内未到县（区）结核病定点医疗机构就诊的肺结核患者，均需由基层医疗卫生机构进行追踪。

（二）方法与程序

对没有电话或通过电话追踪5天内未到位的患者，县（区）级疾病预防控制机构追踪人员与基层医疗卫生机构人员电话联系，或将"患者追访通知单"以电子文档或传真等形式，发送至基层医疗卫生机构，告知患者的详细情况。基层医疗卫生机构在收到需追踪患者的信息后，应主动到患者家中了解具体情况，劝导患者到定点医疗机构就诊，如患者2天内未到位则该患者为追踪未到位。同时电话通知或填写"患者追访通知单"第二联，向县（区）级疾病预防控制机构进行反馈追踪结果，见图6-1。

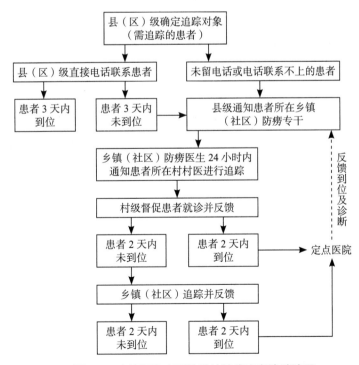

图6-1　疫情报告未到位肺结核病患者追踪流程

二、中断治疗患者

（一）对象

对于基层在治在管的患者，超过预约随访复诊日期 3 天未到县（区）级结核病定点医疗机构随访复诊检查、取药的肺结核患者，基层医疗卫生机构在接到上级机构通知后进行追踪。

（二）方法与程序

1. **确定中断治疗对象**　定点医疗机构发现患者未及时随访复诊，首先电话联系患者督促其 3 日内随访复诊，对于 3 日内未到定点医院随访复诊的患者，要通报辖区内疾病预防控制机构，由疾病预防控制机构通知基层医疗卫生机构安排专人进行现场追踪。

2. **发出追踪通知**　疾病预防控制机构接到定点医院中断治疗患者的通报信息后，24 小时内向基层医疗机构发出"基层医疗机构医生追踪通知及反馈单"，要求基层医疗卫生机构立即联系患者，督促其 2 日内前往定点医院进行随访复诊。

3. **基层医疗机构追踪**　基层医疗机构接到县（区）级疾病预防控制机构的追踪通知后，登记"肺结核患者追踪登记本"，上门了解患者未及时随访复诊原因，督促患者 2 日内及时到定点医疗机构随访复诊，同时将追踪结果向疾病预防控制机构反馈。

4. **县（区）级疾病预防控制机构现场追踪**　若通知患者 5 天后仍未到定点医疗机构随访复诊和取药，由县（区）级疾病预防控制机构工作人员到患者家中进行访视，了解具体原因，采取有效措施，动员患者及时前往定点医院随访复诊。若患者已离开当地，应与患者前往地的疾病预防控制机构联系，对患者实施跨区域管理，确保患者完成全疗程治疗。

5. **追踪结果反馈**　反馈追踪不成功原因，若患者发生跨区域流动，则对患者实施跨区域管理。

具体流程见图 6-2。

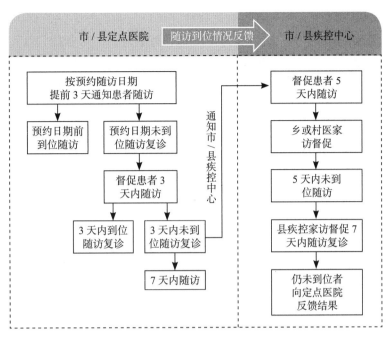

图 6-2 中断治疗肺结核患者追踪流程

三、跨区域患者

（一）对象

指已经登记的肺结核患者在治疗过程中，由某一个县（区）转移到另一个县（区），不能在原登记县（区）定点医疗机构继续接受治疗管理的肺结核患者。对于跨区域流动肺结核患者，要实施跨区域管理。

（二）职责分工

1. 转出地疾病预防控制机构

（1）负责向转入地提供转出患者的登记和转出前的治疗与管理信息。

（2）跟踪转出肺结核患者的治疗管理情况，在专报系统中查看转入地定点医疗机构是否已填写"患者到位反馈单"和是否已将患者到位后的后续治疗管理信息录入到专报系统。如未查看到上述信息，要及时与转入地定点医疗机构联系，必要时请求上级疾病预防控制机构协助。

（3）负责完成治疗转归结果等信息的填报。

2. 转入地疾病预防控制机构

（1）负责对所有转入本地的肺结核患者进行追踪和访视。

（2）协调本地定点医院，接收跨区域管理转入肺结核患者，确保患者前往本地定点医疗机构接受后续的治疗。

（3）通知基层医疗卫生机构落实患者的后续治疗管理。

（4）负责及时向患者转出地反馈患者的到位情况、到位患者后续的随访检查结果、停止治疗时间和停止治疗原因等信息。

3. **转入地基层医疗卫生机构**　接到上级机构通知后，落实转入本地肺结核患者的后续治疗管理。

4. **省、地（市）级疾病预防控制机构**　负责对省间和地（市）间的跨区域肺结核患者治疗管理工作进行协调，对辖区内未能及时进行信息反馈的单位采取措施督促解决。

（三）方法与程序

1. **转出患者的管理**

（1）确认转出患者信息：与转出患者或其家属联系，了解患者在转入地的详细地址和联系方式，并将转入地相关机构（疾病预防控制机构和定点医疗机构）的地址和联系方式提供给患者或其家属，告知患者到转入地接受后续的治疗管理。同时要在结核病专报系统中完成"患者转出登记页面"相关信息的填报。

（2）联系转入地疾病预防控制机构：转出地县（区）级疾病预防控制机构如在 2 周内未收到转入地疾病预防控制机构有关患者到位情况的反馈信息，应通过电话等方式联系患者转入地疾病预防控制机构，了解患者在转入地的追踪情况。

（3）记录患者转出后相关信息：转出患者在转入地结核病定点医疗机构的后续检查结果和治疗转归等信息，由转入地负责录入结核病专报系统或使用其他方式告知转出地疾病预防控制机构，转出地可将此类信息记录在患者的门诊病案上。对于转出后未中断治疗或中断治疗少于 2 个月的患者，根据转入地县（区）疾病预防控制机构反馈的随访检查结果记录其治疗转归信息。转出后在 2 个月内未追访到或转出后中断治疗 2 个月或以上并已在其他地区重新登记的患者，转出地将其治疗转归结果记录为"失访"。

2. **转入患者的管理**

（1）转入患者的追访：转入地疾病预防控制机构在专报系统上看到患者的转入信息或收到转出地请求协助追访患者的信息后进行追访。同时，在追访结束后的 1 周内，将追访结果录入结核病专报系统的"患者到位反馈单"上。

（2）转入患者的治疗管理：对于已到本地定点医疗机构进行后续治疗管理的患者，按照属地化管理原则，转入地的县（区）级结核病定点医疗机构、疾病预防控制机构和基层医疗机构卫生机构要负责转入到位患者的后续治疗与管理工作，对于转出后中断治疗 ≥ 2个月的患者，则要重新登记。

（3）转入患者治疗管理信息反馈：转入地将转入患者后续的治疗管理（包括实验室检查结果、胸部影像学检查结果）和治疗转归等信息及时录入专报系统，转出地可通过专报系统查看该患者在转入地的后续治疗管理情况。

具体管理流程见图6-3。

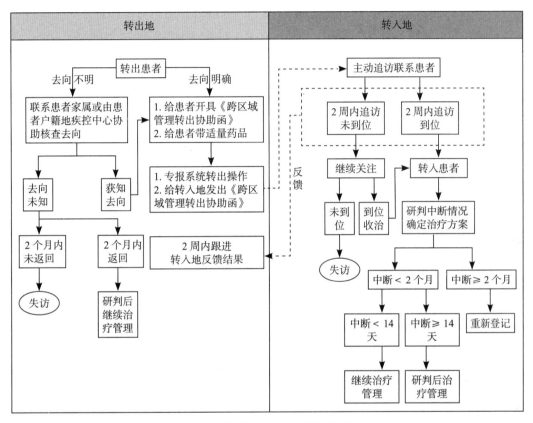

图6-3 肺结核患者跨区域管理流程

知识要点

1. 利福平敏感肺结核患者服药管理方式包括医务人员管理、家属成员和志愿者管理、智能工具辅助管理和自我管理等方式。利福平耐药肺结核患者均需要医务人员管理。

2. 县（区）级疾病预防控制机构对每例涂阳肺结核患者全程至少访视2次，其中强化期1次。地市级疾病预防控制机构每季度至少对所辖县区的1～2例利福平耐药患者进行访视，县（区）级疾病预防控制机构每月对所有利福平耐药患者访视1次。

3. 定点医疗机构需要对患者进行充分的健康宣传教育，与患者进行充分沟通后确定服药管理方式，并告知随访复查和取药等治疗过程中相关信息和注意事项。

4. 基层医疗卫生机构应于72小时内访视本辖区内的肺结核患者。对于未采用医务人员管理肺结核患者，基层医疗卫生机构要在患者的强化期或注射期内每 10 天随访 1 次，继续期或非注射期内每 1 个月随访 1 次。每次访视患者时均需填写"肺结核患者随访服务记录表"。

5. 对于经疾病预防控制机构电话追踪后 5 天和超过预约随访复诊日期 5 天未到定点医疗机构就诊的肺结核患者，均需由基层医疗卫生机构进行追踪。

自测题

一、选择题（单选题）

1. 肺结核患者管理的对象包括（　　　）
   A. 利福平耐药患者
   B. 利福平敏感患者
   C. 以上都是
   D. 以上都不是

2. 肺结核患者管理的内容包括（　　　）
   A. 督促患者按时服用抗结核药物，确保患者做到全疗程规律服药
   B. 观察患者用药后有无不良反应，对有不良反应者及时采取措施，最大限度地保证患者完成规定的疗程
   C. 督促患者定期复诊，掌握其痰菌变化情况，并做好记录
   D. 对患者及其家属进行结核病防治知识的健康教育，提高患者的治疗依从性及家属督促服药的责任心
   E. 以上都是

3. 对于利福平敏感和利福平耐药肺结核患者，共有的患者服药管理方式是（　　　）
   A. 医务人员管理
   B. 智能工具辅助管理
   C. 家庭成员管理
   D. 以上都是

4. 智能工具辅助患者管理方式包括哪项（　　　）
   A. 电子药盒
   B. 手机短信
   C. 智能手机 App
   D. 视频督导服药
   E. 以上都是

5. 县区级疾病预防控制机构对利福平耐药肺结核患者督导访视的频率是（　　）

   A. 强化期每月 1 次，继续期每 2 月 1 次

   B. 每月 1 次

   C. 每 2 月 1 次

   D. 以上都不是

6. 疾病预防控制机构的工作职责不包括（　　）

   A. 指导定点医疗机构开展在本机构治疗患者的管理工作

   B. 指导基层医疗机构和患者服药管理人员规范开展患者的健康管理工作

   C. 对经定点医疗机构追访未到位的患者进行督促和落实追踪

   D. 在 72 小时内对进行门诊治疗的肺结核患者入户访视

7. 定点医疗机构的工作职责包括哪项（　　）

   A. 在患者治疗前开展健康教育

   B. 与患者共同确定服药管理方式

   C. 对患者开展随访复查

   D. 以上都是

8. 基层医疗卫生机构的工作职责包括哪项（　　）

   A. 在 72 小时内对进行门诊治疗的肺结核患者入户访视

   B. 对于由医务人员督导服药的利福平敏感患者，至少每月访视 1 次患者

   C. 对中断治疗或追踪未到位的患者进行追踪随访

   D. 以上都是

9. 基层医疗卫生机构在接到患者确诊通知后，应该于多长时间到患者家中进行访视（　　）

   A. 24 小时

   B. 48 小时

   C. 72 小时

   D. 96 小时

10. 对于经疾病预防控制机构电话追踪后，多少天未到定点医疗机构就诊的肺结核患者需由基层医疗卫生机构进行追踪（　　）

   A. 2 天

   B. 3 天

   C. 4 天

   D. 5 天

二、名词解释

1. 医务人员管理
2. 智能工具辅助管理

三、简答题

1. 简述如何由家庭成员对肺结核患者进行管理。
2. 简述如何由志愿者对肺结核患者进行管理。
3. 简述如何处理由非定点医疗机构转诊未到位的患者。

第七章
患者关怀

学习目的

1. 掌握患者关怀的主要内容。
2. 掌握心理支持的主要技术和方式。
3. 掌握营养支持目的和原则。
4. 掌握人文关怀内容。
5. 掌握社会支持内容。

结核病患者关怀是医疗卫生服务者为患者就诊、检查、诊断和治疗管理的全过程提供优质的服务。既包括结核病的预防和诊疗服务，还包括对患者的心理疏导和关怀。同时还要包括对特殊人群和脆弱人群的关怀服务。

第一节　患者关怀内容

结核病患者关怀核心是通过广泛动员社会资源，建立全流程、全周期和全方位的结核病患者关怀体系，实现结核病患者就诊、检查、诊断、治疗和管理的全流程高质量的诊疗服务和关爱患者全覆盖，提高患者生命质量和治疗依从性，减轻患者经济负担。

一、全流程高质量诊疗服务和全周期管理活动

（一）提高筛查能力

早发现、早诊断结核病患者，提升主动筛查能力。开展综合医疗机构医务人员、定点医疗机构和基层医疗卫生机构相关人员的结核病防治培训，推广应用数字健康和人工智能辅助等筛查技术和结核病诊断技术，提高首诊医院筛查能力，可实现肺结核患者发现关口

前移，提高患者被及时发现，减少患者就诊延误。

（二）应用新型诊断技术

设立诊断小组，减少患者误诊和漏诊。推广应用结核病病原学检查手段，提高患者送检痰标本的质量，同时提高病原学阴性肺结核诊断质量，严格执行《病原学检测阴性肺结核诊断流程》，病原学阴性肺结核的诊断，应严格按照诊断要点进行，由肺结核诊断小组共同讨论定诊。

（三）严格结核病处方管理和规范诊治

加强对临床医生开展岗前及岗后结核病培训，实行抗结核药物住院医师、主治医师、主任医师用药处方权限的分级管理。对于接受治疗的结核病患者，在治疗期间由临床医生和药学人员为其提供全疗程的药学关怀。

（四）实现结核病患者全周期管理

实现以结核病的生命周期为主线，所有医疗卫生机构围绕结核患者的健康需求，从结核病筛查、就诊、检查、诊断，到预防、治疗和服药等不同阶段进行连续的健康管理和服务，为患者搭建快捷就诊通道，实现结核病患者精准便捷的全生命周期健康管理新模式。

二、开展结核病患者健康教育及专业支持

（一）获取结核病知识

信息和教育干预需持续患者整个诊疗治疗过程。在患者关怀体系中，需要对患者支持的信息进行系列的设计，针对诊疗过程中不同环节患者需要了解的问题，提供权威的途径为患者提供信息，避免患者被不同渠道得到的不正确信息误导。

（二）给予患者心理疏导和人文关怀

通过共情、信任、鼓励和关怀等，帮助患者提高自尊心，从而有助于应对生活中的心理压力和挑战。通过成立支持小组或由经过培训的人员向患者开展一对一的心理咨询，对心理支持小组进行规范化培训，提升心理支持的能力。

（三）同伴支持

发现合适的已经治愈康复的患者，对他们提供培训，使之成为同伴支持者（社区同伴/诊疗专家），以朋友和教育者双重身份，从诊断到治愈整个阶段对每个患者进行支持、健康教育，并与正在接受治疗的患者进行交流。

（四）营养支持

营养方面与专业营养机构合作，对结核病患者进行营养需求评估。探索针对结核患者的营养包，为患者提供个性化的营养指导，小范围试点到逐步推进，争取获得相关支持。

三、开展结核病患者贫困救助活动

治疗开始时，志愿者或者社区医生应该对患者的经济来源与状况进行评估，以为需要救助者提供最大程度的支持。支持的方式包括：与基金会、爱心企业、非政府组织、保险机构等广泛合作，开展社会救助活动；提高结核病诊疗费用医保报销比例，降低患者医疗负担；为结核病患者提供物质支持，包括为结核患者提供爱心满满、"内含"丰富实用的关怀包，提供现金补助，补充营养所需的食物。同时可以探索患者完成结核病治疗服药疗程获得现金激励，补助需方的方法。

第二节　心理支持

结核病患者经济压力大，心理负担重，给患者的工作、生活、学习等方面带来了种种困难，心身均承受着巨大的压力，应本着"偶尔去治愈，常常去帮助，总是去安慰"的理念，给予结核病患者全疗程全方位的心理支持。

一、结核病患者常见的心理问题

结核病患者心理负担重，在得知患病后、住院期、康复期等不同时期，心理状态有所不同，心理治疗需要有所侧重。一般来说，早期症状不明显或仅有反复感冒样的咳嗽、低热，一旦确认了结核病的诊断，或出现大咯血后，患者往往出现否认、紧张、恐惧、焦虑、自卑、多疑、压抑、孤独、愤怒等"情感震荡"表现。处于结核病中晚期发现的中重症患者容易感到沮丧、抑郁、悲观、失望、绝望，甚至出现自杀观念或自杀行为。

这些消极情绪一旦得不到及时疏解或疏导会影响患者的身心健康，出现免疫力下降，病情恶化、复发或者持久不愈。随着疾病对家庭的影响，患者的负面心理反应宣泄在家人身上，患者的家人也容易感染上消极的情绪和心理反应。

二、心理支持的目的

心理支持是一种专业性的、以治病和助人为目的的人际互动过程，旨在帮助患者解决心理困难，减少恐惧、焦虑、抑郁等困扰及精神症状，调节对人对事的看法和人际关系，改善非适应行为，促进人格成熟，使之能以更适当、有效的处理方式来处理问题及适应生活，从而达到治疗疾病、促进康复的目的。

三、心理支持主要技术

（一）心理健康教育

对结核病患者进行心理健康教育可以减轻其情绪困扰，增强适应能力。心理健康教育的主要内容有讲解结核病的流行情况、疾病病因、症状、治疗疗程、预后、药物毒副反应等科普知识，帮助其改善对疾病的恐惧和焦虑等负性情绪；提供关于结核病的防治知识，使患者正确认识结核病、了解因病造成的心理行为反应，建立合理情绪信念，改变不合理思维认知，把常见的心理行为反应"正常化"，积极配合医务人员完成治疗，恢复身体健康。

（二）支持性心理治疗

治疗者利用对话式会谈互动模式，对心理受损的患者进行建议、安慰、劝告、包容和鼓励等治疗。主要技术和方法如下。

1. **积极倾听** 医生、社区随访与关怀人员要专心倾听患者诉说，让患者觉得医生与关怀人员在郑重其事地关心他们的疾苦，以便消除顾虑，增进信任感，从而树立起勇气和信心。此外，患者尽情倾诉，情绪得到宣泄，也会感到轻松。

2. **劝告和鼓励** 医生对患者问题的来龙去脉及实质，以及患者所具备的潜能和条件有了充分了解后，可向患者提出切合实际的劝告和鼓励。强化患者理解正确的知识和做法，鼓励患者有利于治愈的正确行为。

3. **建议与指导** 医生帮助患者分析问题，让患者了解问题的症结，提出意见和劝告，鼓励患者自己找出解决问题的办法，并促进患者积极实施。

4. **培养信心与希望** 信心和希望是患者走出心理困扰的重要动力。在患者焦虑、苦恼时，尤其是处于危机时，给予患者信心与希望是很有益的。如患者问及疾病的预后，医生有握的话，应尽量向好的方向回答，同时附上几条希望，指导患者从哪些方面去努力，才能实现其愿望。

5. **鼓励社会功能性的适应** 帮助患者顺利度过患病后的心理震荡期，减轻对药物治疗的忧虑，处理好与家人的关系，适应患病后工作、学习、生活、人际交往的改变，坚持全程治疗，并最终顺利回归社会。

（三）认知行为治疗

认知行为治疗是通过改变不合理的想法或信念、纠正适应不良的行为、塑造适应性行为，以达到消除不良情绪和行为、形成适应性行为的短程心理疗法。认知行为治疗蕴含着生活智慧。当我们遇到困难或挫折时，有时采取恰当的行为就可以部分或完全解决问题。但有时我们对当前的情况无能为力，这时只能通过改变我们的想法或信念才能改善情绪。在很多情况下，可以双管齐下，在想办法改善情况的同时，改变我们的思维方式，这样可以取得更好的效果。

（四）危机干预

危机干预的目的是让患者调动个体自身潜能，学会应对疾病、困难的方法，重新建立和恢复心理平衡的状态。罹患结核病，对一部分患者意味着严重的挫折和打击，可引起急性情绪扰乱或认知、躯体和行为等方面的改变，可能出现自残、自杀、扩大自杀（自杀行为连带亲人或他人）、冲动攻击、报复社会等行为。危机干预原则要迅速确定要干预的问题，强调以问题为主，并立即采取相应措施。必须有其家人或朋友参加危机干预（保密例外）。鼓励患者增强自信，不要让患者产生过度依赖。应把心理危机作为心理问题处理，而不要作为疾病处理。危机干预是综合运用多种心理治疗方法，对处于困境或遭受挫折的人予以关怀和帮助的短程心理援助，帮助个体平稳度过危急状态。医护人员要及时了解结核病患者的病情发展，并对患者的心理健康状况和社会支持系统做出评估，对存在心理危机发生的患者要积极关注，及时给予心理疏导，从而避免不良事件的发生。干预的方法可有电话危机干预、面谈危机干预及社区性危机干预等多种方式。

四、心理支持方式

根据心理支持对象的数量，将心理支持分为个体和团体两种方式。个体心理支持，即一对一的单独咨询，咨询对象在专业人员的协助下去理解自己的问题，并寻求解决自己问题的方法。个体支持是心理支持最常见的形式，以谈话为主，着重帮助解决个人的心理问题。个体支持适用于解决深层问题，其优点是针对性强、保密性好，咨询效果明显，但咨询成本较高，需要双方投入较多的时间和精力。

团体心理支持是指将患者组织在一起，以团体的形式进行心理支持的方法。团体心理支持是相对一对一的个体心理支持而言的。顾名思义，它是一种在团体情境下提供心理帮助与指导的一种支持形式，即由专业人员根据咨询对象问题的相似性或咨询对象自发组成课题小组，通过讲课、共同商讨、现身说法、训练、引导的方式，解决成员共同的发展或共有的心理问题。团体心理支持既是一种有效的心理治疗，也是一种有效的教育活动。

第三节　结核病营养支持

营养不良不仅是结核病发病的高危因素，也是结核病病情加重或进展的因素之一，如果患者确诊结核病时伴有营养不良，其死亡或结核病复发的风险增加。所以结核病的发生、发展及预后都与营养有关。

一、营养治疗总原则

（一）能量

能量的供给对于结核病患者来说应稍高于正常人，一般以能维持正常体重为原则，在毒血症不明显，消化功能良好的情况下，按每公斤体重 40～50kcal 的能量供给，全日能量达 2 400～3 000kcal 为宜，以满足患者的生理需求及疾病的消耗。但结核病肥胖患者、老年患者及伴有心血管疾病的患者能量不宜过高，一般控制在 2 000kcal 左右。

（二）蛋白质

优质高蛋白饮食可利于结核病灶的修复，因此蛋白质是保证结核病营养治疗的第一要素。提高蛋白质的供给量，占总热量 20%，或按每公斤体重计算，给予结核合并糖尿病患者每天每公斤体重 1.5～2.0g 蛋白质，其中优质蛋白质应占 50% 以上，优质蛋白质来源于乳类、蛋类、鱼类、肉类、动物内脏和豆制品等。牛奶中含有丰富的酪蛋白和钙质，患者应每天食用 350～500g，但不超过 500g，对于乳糖不耐受患者可选择舒化奶或酸奶。

（三）碳水化合物

碳水化合物的摄入量应足够，食量不足，不利于保护肝肾功能，摄入量一般不加限制，但是结核患者伴有糖尿病时，碳水化合物的供给量每天应限制在 200～300g，其中应包括一部分粗粮。

（四）脂肪

结核患者对脂肪的摄入量以适量为原则，每日摄入量在 60～80g。尽量降低饱和脂肪酸和反式脂肪酸的摄入，防止血清脂质升高，同时增加 ω-3 脂肪酸的摄入来调节饮食有助于减少机体的炎症反应。烹调用油控制在每日 25～30g 为宜，宜选择大豆油、花生油等植物油，亦可应用橄榄油、山茶油、亚麻籽油等富含单不饱和脂肪酸的植物油调制凉菜。

（五）维生素和矿物质

维生素和结核病患者的恢复有密切关系，而且结核病患者体内 B 族维生素和维生素 C

含量往往降低，这与结核病灶消耗了大量 B 族维生素、维生素 C 有关，故结核患者的膳食中也要添加富含维生素的食物，以满足机体对维生素的需求，而某些矿物质对于结核患者修复病灶及疾病恢复亦有着非常重要的作用。

1. **维生素 A** 补充维生素 A 可强化结核患者的免疫应答，从而降低结核的发病率与死亡率。维生素 A 的良好食物来源是动物肝脏、鱼肝油、奶制品、蛋黄等；维生素 A 原的良好食物来源是深色蔬菜和水果，如菠菜、胡萝卜、红心红薯、南瓜、西红柿等。

2. **维生素 D** 长期采用高蛋白膳食易出现负钙平衡，维生素 D 可促进钙的吸收。多项研究表明维生素 D 对抗结核治疗有益，但是应首先对患者维生素 D 缺乏情况进行评估，补充维生素 D 对维生素 D 浓度不足的个体更加有益。鱼肝油、蛋黄、海鱼是维生素 D 的良好食物来源，经常晒太阳是人体获得廉价维生素 D_3 的有效来源。

3. **B 族维生素** 有促进食欲、健全肺部和血管的功能，且与能量代谢密切相关，高能量膳食中 B 族维生素的供给量应明显增加，维生素 B_1 和 B_6 还能减少抗结核药物的副作用。维生素 B_1 的良好食物来源是杂粮、瘦肉、动物内脏、豆类、坚果等；维生素 B_6 的良好食物来源是白色肉类、肝脏、豆类、坚果类。

4. **维生素 C** 具有参与神经递质的合成、增强机体的免疫力、增加膳食中非血红素铁的吸收率等作用，主要来源是新鲜蔬菜和水果。值得注意的是，维生素 C 不宜与异烟肼并用，否则会产生协同效应反而降低抑菌率，不利于体内结核分枝杆菌的清除。

5. **钙** 能维持多种生理功能，尤其对结核病的康复很有帮助，病灶钙化是结核病痊愈的形式之一，这一过程需要大量的钙质。奶制品含钙丰富且吸收率高，是重要的钙来源，建议结核患者每日食用牛奶 350～500g，除提供丰富的易吸收钙外，还提供优质的蛋白质。除奶制品外，豆制品、绿叶蔬菜、海带、紫菜、虾皮等也是供钙的良好食物来源。

6. **铁** 铁是制造血红蛋白的必备原料，对于结核病患者，尤其是伴有咯血、贫血、低蛋白血症者，更应该保证铁的摄入。需要注意的是血清铁蛋白是急性期反应物，当免疫系统对感染作出应答时，血清铁蛋白会增加。肺结核患者的摄铁量和致死风险成正比，高铁摄入将使分枝杆菌恶化。因此，结核病患者对铁的补充应该慎重，最好利用含铁丰富的食物补充铁。食物中的铁有两种存在形式。

（1）非血红素型铁：主要存在于植物性食物中，占膳食中铁总量的绝大部分，但其吸收率仅 3%～5%，甚至更低。

（2）血红素型铁：主要来自动物性食品，虽然膳食中血红素型铁占较少部分，但其吸收率远远高于非血红素型铁，一般血红素型铁的吸收率为 20%～30%，血红素型铁的良好食物来源是动物肝脏、动物全血、畜禽肉类、鱼类等。

7. **镁** 镁对神经系统和心肌有十分重要的作用，还可促进骨骼生长和维持骨骼正常功能，对于结核患者尤其是骨结核患者有着重要的作用，镁的良好食物来源是绿叶蔬菜、粗粮、坚果等。

8. **锌** 锌在细胞代谢和免疫中起着基础性作用，是蛋白质和生物膜的重要组成部分，结核患者血清锌浓度普遍偏低，在抗结核治疗的强化阶段，锌可能在巨噬细胞的防御机制中起着重要作用。另外，锌还可以促进维生素 A 代谢和限制炎症状态下自由基对膜造成的损伤，因此对结核病患者来说，锌的补充尤为重要。锌的良好食物来源是贝壳类海产品、红色肉类及内脏，蛋类、豆类、燕麦等也富含锌。

9. **硒** 硒的主要功能是作为谷胱甘肽过氧化物酶的一个组成部分，维持免疫功能，保护细胞免受氧化损伤。结核患者血清硒含量显著降低，硒的良好食物来源是海产品和动物内脏。

（六）膳食纤维和水

足够的膳食纤维和水是保持大便通畅，预防便秘，防止消化不良和避免体内废物积聚的必要措施。保持大便通畅，可以避免大便秘结，防止因排便而引起咯血。除肠结核患者外，其他结核患者每天应供给一定量的含丰富膳食纤维的食物，如新鲜蔬菜、水果及粗粮。必要时可选择膳食纤维补充剂，每天补充 10 ~ 20g 为宜。

二、结核患者营养宣教

1. 饮食均衡多样化，尽量每日食用 12 种以上各类食物，每周食用 25 种以上，包含谷薯类、蔬果类、大豆类、坚果类及畜、禽、鱼、蛋、奶。

2. 顿顿吃主食，注意粗细搭配，粗粮富含 B 族维生素和膳食纤维。

3. 多吃蔬菜水果，摄入充足维生素和矿物质，蔬果无法得到满足时，可每天服用复合维生素和矿物质制剂来补充。

4. 适量食用肉、蛋、奶，保证优质蛋白质的摄入，每天 1 个鸡蛋、1 袋奶、1 袋酸奶及三四两各种肉类。

5. 每天一小把大豆所制的豆制品，一小把坚果，补充有益营养。

6. 食欲下降时，少食多餐，增加餐次，选用易消化但营养丰富食物，如牛奶煮粥、牛奶冲米粉、米粥加肉松、坚果加酸奶等，必要时口服营养制剂补充营养。

7. 无基础病的结核病患者，可购买均衡全营养型制剂；合并基础病的结核病患者，应在咨询医师或营养师后再购买。

8. 少吃烟熏食物，拒绝食用野味。

9. 食物注意生熟分开存放，加强饮食卫生。

10. 戒烟戒酒，每天饮水 1 500mL 以上，建议少量多次饮用。

对于合并糖尿病、高血压、肾病综合征等疾病的结核病患者以及肠结核、食欲食量差的患者应给予营养治疗膳食。

三、不同阶段结核病患者的营养管理

（一）治疗前或刚开始接受治疗的结核病患者营养管理

营养良好对结核患者至关重要，而患者对营养的需求因人而异。建议确诊了结核的患者在接受治疗前或开始治疗后，尽快寻求医师、护士或者营养师进行营养状况的评估，制订营养计划和落实具体方法，良好的营养计划可使患者感觉良好、保持体力和能量、维持体重和营养素的储存，以便对相关治疗所致的副作用有更好的耐受性、降低感染的风险、更快更好地愈合和康复。此阶段患者的营养管理一般为营养筛查、评定后，给予营养宣教和饮食指导，具体方法详见上一部分营养宣教相关内容。

（二）治疗期结核患者的营养管理

良好的营养状况可使患者顺利接受治疗，防止机体组织分解、重建机体组织并具有对感染的抵抗力。抗结核治疗在营养良好患者身上将有更好的应用效果。治疗期间患者的营养管理应以营养筛查与评定为前提，对存在营养风险或营养不良者进行个性化营养干预。

（三）恢复期结核患者的营养管理

结核患者结束抗结核治疗后，治疗不良反应逐渐消失，此时患者应通过良好的饮食、规律的作息、适量的活动来恢复体力、重建机体组织和精力充沛。此时患者的营养管理与普通人一致，建议均衡饮食，食物多样化，改变过去不良的饮食习惯或生活方式，饮食可参考《中国居民膳食指南（2022）》，或请营养师制订营养均衡的饮食计划，此处简列几条以供参考。

1. 有合并症的患者，需与医师或营养师确认饮食禁忌。
2. 每日保证食用各类食物，做到食物均衡多样化。
3. 注意摄入粗粮、豆类、坚果、蔬菜、水果和奶制品。
4. 尽量少吃不健康的食物，如经腌制、烟熏的食物。
5. 有益食物也不可多吃，营养平衡是关键。
6. 根据自身情况进行适量活动，保持良好心情和作息习惯，共同促进身体康复。

四、特殊人群营养治疗

（一）老年结核患者的营养治疗

1. 食物均衡搭配，膳食结构合理，烹调中烧烂作软，使其易于消化吸收，还应注意色香味俱全以刺激食欲。适当增加餐次以保证摄入量，必要时通过口服营养补充（oral nutritional supplement，ONS）达到目标喂养量，ONS 每日应提供至少 400kcal 的能量及

30g 的蛋白质。

2. 为避免肌肉衰减，推荐每日蛋白质摄入 1.2 ~ 1.5g/kg，优质蛋白质比例占一半以上。

（二）儿童结核患者的营养治疗

1. 营养治疗应在营养评估的基础上进行，对 5 岁以下幼儿，主要评价指标是身高、体重，可与 WHO 的儿童生长标准对比；6 ~ 18 岁学龄儿童和青少年，主要评价指标为 BMI、性别、年龄 Z 评分法。

2. 建议增加营养素丰富的食物，而不是常规使用膳食补充剂。确需补充时，需在医生或营养专业人员指导下使用。

3. 对于营养不良的儿童结核病患者，应选用儿童适用的均衡营养制剂进行补充。

（三）妊娠结核患者的营养治疗

1. 孕妇应增加能量和蛋白质摄入以保证合理增重及孕期增加的蛋白质需求。推荐为患有活动性结核病和中度营养不良或体重增加不足的孕妇提供营养丰富的食物或营养强化食品，以保证她们在妊娠中期和晚期平均每周至少增重约 300g。

2. 对患有活动性结核病的孕妇应进行多种微量营养素补充，包括铁和叶酸以及其他维生素和矿物质，以满足孕妇的微量营养素需求。

3. 异烟肼治疗的孕妇可补充维生素 B_6 以预防并发症的发生，建议所有服用异烟肼的怀孕或哺乳的妇女每日需补充维生素 B_6 25mg，应注意多种维生素制剂中维生素 B_6 的含量一般低于需要量，因此仅服用多种维生素制剂不能达到每日维生素 B_6 的需要量。

4. 患结核病的哺乳期产妇的母乳中抗结核药物浓度低，不会对新生儿产生毒性作用。对接受一线抗结核治疗不具有传染性的产妇，或分娩前已接受一线抗结核治疗超过 2 个月且有 2 次痰涂片检测阴性的产妇，鼓励母乳喂养，有结核性乳腺炎的产妇建议使用未感染侧乳房进行哺乳，并尽可能延长至 24 个月，以保证儿童的早期营养。

第四节　社区关怀

以社区为主导，运用创新的手段，提供自下而上的以结核病患者为中心的医疗服务和关怀的综合干预，是世界卫生组织实现遏制结核病战略的重要支柱措施。

一、促进肺结核可疑症状者及早就医

肺结核可疑症状者在出现症状之后，最早会出现在社区，造成肺结核患者就诊延误的因素包括缺少健康知识和防病意识，缺少卫生服务的可及性。因此社区需要从改善社区防病意识和增加卫生服务可及性两方面入手促进肺结核可疑症状者及早就医。

（一）改善社区群众结核病意识

社区应通过常规宣传、利用世界卫生主题日进行宣传以及通过典型案例宣传的方式，使广大居民和社会了解肺结核病防治基本知识和结核病相关的防治政策。包括社区群众最关心的问题：什么是结核病？如何知道自己可能患结核病？我该去哪里检查？如何接受检查，确定自己是否患病？结核病的检查和治疗中哪些项目是免费的？结核病能治好吗？结核病对于我个人和家庭会产生什么影响？患病后，可以从哪些途径寻求帮助？

（二）多种方式促进肺结核可疑症状者就诊

基层医疗卫生机构可以采用多种方式积极发现肺结核患者，促进肺结核可疑症状者及时就医，为有可疑症状的患者创造便捷的就医环境，减少结核病诊断延误。

1. 通过乡村干部推荐，企业、学校等重点场所监测推介、基层医疗机构门诊发现辖区居民肺结核可疑症状者。

2. 在社区内开展结核患者密切接触者的追踪和检查，密切观察结核病患者的家庭成员，出现肺结核可疑症状督促其及时就诊。

3. 协助疾病预防控制机构开展老年人、糖尿病以及入学新生等结核病高危人群的主动筛查工作。

部分基本医疗卫生机构对结核病诊断能力不足，加之肺结核的症状与其他呼吸道疾病症状相似，导致患者得不到及时诊断延误病情。基层医疗卫生机构可以通过创新的手段，例如移动互联网、远程医疗、人工智能读取胸部 X 线等信息化技术的应用，可以尽早让肺结核可疑症状者在社区获得疾病的初步判断，将结核病的医疗服务能力下沉到乡镇，为有可疑症状的患者创造便捷的就医环境，提高医疗服务的可及性。

二、规范肺结核可疑症状者推介和转诊行为

基层医疗机构推介和转诊行为主要体现在以下几个方面。

1. 基层医疗机构发现肺结核或疑似肺结核患者后，要开展结核病防治知识的宣传教育，使其了解及时诊治的重要性，并转诊到结核病定点医疗机构。

2. 基层医疗卫生机构人员在对病原学阳性肺结核患者开展第一次入户随访时，要对患者的密切接触者进行症状筛查，要将发现的肺结核可疑症状者转诊到结核病定点医疗机构接受结核病检查。对首次检查排除了结核病诊断的密切接触者，应在首次筛查后半年和 1 年时对其进行症状筛查，发现有肺结核症状者立即推介至县（区）级结核病定点医疗机

构接受结核病检查。

3. 基层医疗卫生机构对辖区内有肺结核可疑症状的 65 岁及以上老年人进行肺结核可疑症状筛查，尤其是具有高危因素（如既往结核病患者、低体重营养不良者、免疫抑制剂使用者等）的老年人进行胸部影像学检查，对发现的肺结核可疑症状者，及时进行推介或转诊至县（区）级结核病定点医疗机构进行结核病检查。

4. 对辖区内管理的糖尿病患者，基层医疗卫生机构在开展随访时，要对有肺结核可疑症状的患者进行筛查和健康教育。将发现的肺结核可疑症状者及时推介或转诊至县（区）级结核病定点医疗机构进行结核病检查。

可以通过"互联网＋"结核病防治工作模式，为患者与县区级结核病定点医院之间搭建快捷就诊通道，为患者在县（区）级结核病定点医院就诊提供在线预约，就诊前一天与患者电话联系，再次确认就诊时间，优先为结核病可疑症状者安排诊疗，减少患者就医等待时间，创造便捷快速的就医通道。预约当日，社区医务人员需与县（区）级结核病定点医院结核科人员确定可疑症状者就诊情况，同时关注最终诊断结果。

三、社区随访关怀

社区随访关怀的意义就在于通过乡村医生、基层社区关怀人员等为结核病患者创造支持性的环境，提供持续性、及时的支持与关怀，帮助患者对疾病本身有正确的认识，弥补患者结核病知识上的不足，使其充分理解遵医嘱服药保证服药依从性的重要性，并通过医生，患者家属、同事、朋友积极鼓励和关爱患者，鼓励患者有更好的心态积极勇敢面对疾病，提高患者及其家庭应对问题的能力，缓解心理压力，减少结核病给患者及其家庭造成的伤害。

（一）社区随访主要工作内容

1. 为结核病患者及其家庭提供咨询，帮助结核病患者掌握与治疗密切相关的全面正确的结核病知识和技能。

2. 评估结核病患者治疗依从性，随访监测患者规律服药情况。

3. 监测患者服药后症状及体征变化，要向患者说明药物种类、服药方法，抗结核药物可能出现的不良反应，自我观察及处理。嘱咐患者一旦出现不良反应要及时报告医生。

4. 通过开展患者居住环境的感染控制评估，促进患者及其家属理解与支持感染控制，指导患者和家庭进行痰液处理、咳嗽礼仪、个人防护、通风换气、衣物被褥晾晒等，减少结核病家庭内传播。

5. 口头对家庭密切接触者进行肺结核可疑症状询问，对发现的可疑症状者及时筛查、推介和转诊，早期发现家庭内患者。

6. 协助患者在治疗期间得到家人的关心与支持,加强家庭督导员支持与帮助患者的能力,为结核病患者提供心理支持。评估影响患者治疗心理、情感、社会、精神等方面的需求,提供必要支持。

7. 告知患者随访复诊的时间,为其提供预约,督促患者按时随访检查和取药。如果患者从本辖区常住地迁出或发生跨区域流动(离开常住地超过 1 个月)时,协助患者到定点医疗机构结核门诊和疾病预防控制中心做转出登记,并协调后续治疗管理。

8. 结案评估,完成结核患者家庭访视关怀记录。

(二)为结核病患者及家庭提供关怀的主要内容

1. **回答常见的结核病问题** 患者患病后,会有很多问题需要咨询,社区工作者需要有能力响应结核患者及其家庭提出的问题,为其提供相关的咨询,正确地向患者传递结核病防治知识。

2. **结核病的预防与感染控制指导** 社区医生需要指导患者的家人,加强锻炼,提高自身抵抗力,同时建议最好做到与肺结核患者分餐、分房、分床睡。在佩戴口罩、勤洗手以及家庭消毒等方面要给结核病患者及家庭正确的指导。

3. **结核病患者的营养与饮食指导** 社区医生应建议结核病患者食用高热量、高蛋白、高维生素,高膳食纤维,低脂肪的食物,如各种肉类、豆类、蛋类、奶及奶制品、蔬菜、水果等。

4. **结核病患者的日常生活指导** 结核病患者及家庭也会就日常生活问题向社区医生进行咨询,作为社区医生,也要平时对于类似问题多收集多积累,给出科学的让患者信服的答案。

5. **为结核病患者提供社会支持** 结核病患者也会关心贫困救助、同伴等信息,社区医生也要了解此方面的相关资源,要了解和明确告知患者可享受的当地医疗报销政策、民政医疗救助政策;结核病减免等惠民政策;尽量为患者对接各种资源,提供社会支持。

(三)社区随访关怀流程与频率

县(区)级结核病防治机构负责督导、培训、指导、考核和评估社区随访关怀工作。按照国家指南要求,对所辖乡镇、村级开展社区随访关怀工作督导、现场培训。乡镇卫生院 / 社区卫生服务中心负责培训、指导、督促考核村级开展社区随访关怀工作,对于由医务人员督导服药的患者,医务人员至少每月记录 1 次对患者的随访评估结果;对于由家庭成员、智能辅助工具、志愿者等督导的患者,基层医疗卫生机构要在患者的强化期或注射期内每 10 天随访 1 次,继续期或非注射期内每 1 个月随访 1 次。耐药患者要求每次服药均由村医面视下监督服药。

（四）结核病患者回归社区

社区可定期邀请治愈患者参与社区活动，向社区居民讲述自己的心路历程，这样既可增强在治结核患者的信心和意志，用正确的心态来面对逆境，达到互相帮助、互相安慰的作用，也能促进社区群众更好地了解结核病，使社区群众认识到结核病是常见病，人人都有感染和发病的可能，结核病是可以治愈的，患者治愈后可以正常生活、工作。

知识要点

1. 患者关怀的主要内容是全流程高质量的诊疗服务，建立患者人文关怀支持体系，为患者提供全方位关爱，为患者搭建快捷的就诊通道，实现乡镇、县级医疗机构与省市级医疗机构一体化诊疗服务和切实减轻患者负担。

2. 结核病患者的心理支持主要技术包括心理健康教育、支持性心理治疗、认知行为治疗和危机干预技术。

3. 心理支持分为个体和团体两种方式。

4. 营养治疗的目的和原则包括：①纠正氨基酸比例失调，达到正氮平衡，防止营养不良；②改善整体健康状况，提高患者的生活质量；③保证维生素和膳食纤维的摄入，三餐营养素合理分配；④实行个性化营养治疗。

5. 人文关怀包括医疗救助、生活交通补助、贫困患者救助、建立全社会反歧视文化机制。

6. 社区关怀包括促进肺结核可疑症状者及早就医、规范肺结核可疑症状者推介和转诊行为、社区随访关怀。

自测题

一、选择题（单选题）

1. 结核病患者关怀的核心是通过广泛动员社会资源，建立（ ）、全周期和全方位的结核病患者关怀体系

    A. 全流程

    B. 全数字

    C. 全过程

    D. 全规划

2. 早发现、早诊断结核病患者提升主动筛查能力主要依靠以下哪种技术（　　）

    A. 数字健康技术

    B. 人工智能辅助筛查技术

    C. 结核病实验室筛查技术

    D. 以上全包括

3. 提高病原学阴性肺结核诊断质量需要包括哪些内容（　　）

    A. 推广应用结核病病原学检查手段

    B. 提高患者送检痰标本的质量

    C. 严格执行《病原学检测阴性肺结核诊断流程》

    D. 以上全包括

4. 严格结核病处方管理，规范诊治要求有哪项（　　）

    A. 加强对临床医生开展岗前及岗后结核病培训

    B. 实行抗结核药物住院医师、主治医师、主任医师用药处方权限的分级管理

    C. 对于接受治疗的结核病患者，在治疗期间由临床医生和药学人员为其提供全疗程的药学关怀

    D. 以上全包括

5. 从结核病筛查、就诊、检查、诊断、到预防、治疗和服药等不同阶段进行连续的健康管理和服务，是为实现结核病患者精准便捷的（　　）健康管理新模式。

    A. 全生命周期

    B. 全流程

    C. 全规划

    D. 全数字

6. 结核患者文关怀包括哪些内容（　　）

    A. 医疗救助

    B. 生活交通补助

    C. 贫困患者救助、建立全社会反歧视文化机制

    D. 以上全包括

7. 结核病社区关怀包括哪些内容（　　）

    A. 促进肺结核可疑症状者及早就医

    B. 规范肺结核可疑症状者推介和转诊行为

    C. 社区随访关怀

    D. 以上全包括

8. 营养治疗的目的和原则包括哪些内容（　　　）

    A. 纠正氨基酸比例失调，达到正氮平衡，防止营养不良

    B. 改善整体健康状况，提高患者的生活质量

    C. 保证维生素和膳食纤维的摄入，三餐营养素合理分配

    D. 实行个性化营养治疗

    E. 以上全包括

9. 心理支持方式哪些内容（　　　）

    A. 个体

    B. 团体

    C. 以上都不对

    D. 以上全包括

10. 结核病患者出现的心理问题包括哪些内容（　　　）

    A. 紧张、恐惧、焦虑

    B. 自卑、多疑、压抑、孤独、愤怒

    C. 沮丧、抑郁、悲观、失望、绝望

    D. 自杀观念或自杀行为

    E. 以上都对

二、名词解释

1. 同伴支持
2. 结核病的社区关怀

三、简答题

1. 简述患者关怀的主要内容。
2. 简述结核病患者的心理支持主要技术和心理支持方式。
3. 简述营养治疗的目的和原则。

第八章
聚集性疫情处置

学习目的

1. 掌握流行病学关联的判定方法和聚集性疫情的确定。
2. 掌握不同机构／场所的密切接触者筛查要求。
3. 掌握聚集性疫情处置的主要内容。
4. 掌握休复工／休复学（课）标准及管理。
5. 了解风险评估的方法和流程。
6. 了解舆情监测的内容和工作程序。

一个局限的区域范围在一定时期内发生聚集性结核病疫情，需要及时识别和规范处置，对于防止疫情蔓延、控制疫情规模、保护高危人群极为重要。

第一节　聚集性疫情的识别和确定

发生聚集性疫情说明结核病已在一定范围内传播，疫情处置措施会在散发疫情处置的基础上进一步强化。因此，及早识别聚集性疫情，是及时规范开展疫情处置的前提。

一、聚集性疫情的含义

参照《新型冠状病毒感染的肺炎防控方案（第九版）》中对于聚集性疫情的定义，结核病聚集性疫情指的是在一定时间内（通常指半年）、某机构／场所（如学校／校区、长期照护机构、厂矿／企事业单位／部队等）发现的多例（一般指2例及以上）结核病病例之间存在流行病学关联。

二、聚集性疫情的识别

（一）聚集性疫情的出现

一般来说，机构／场所内的多例结核病患者并非突然同时出现，主要是通过以下两种方式形成聚集性疫情：一是在一段时间内，该机构／场所中多名人员因症主动就诊、或接受结核病主动筛查，陆续诊断为活动性结核病患者；二是该机构／场所内出现结核病散发病例后，开展疫情处置，通过对患者的密切接触者进行筛查，新发现多名活动性结核病患者。

（二）收集流行病学数据

同一机构／场所内出现多例活动性肺结核患者后，县（区）级疾病预防控制机构要立即开展现场流行病学调查，确定病例之间是否有流行病学关联。

1. **患者个案调查**　对机构／场所内所有已发现的活动性肺结核患者开展面对面的个案调查。通过询问患者，获得其一般情况、既往病史和肺结核患者接触史、营养和其他健康状况、发病和就诊经过以及发病后的学习／工作和生活情况，通过查询全民健康保障信息化工程疾病预防控制信息系统，掌握其诊断和治疗管理情况。

2. **现场基本情况调查**　对发现多例活动性肺结核患者的机构／场所进行现场调查，主要收集以下信息。

（1）部门组成及其在该机构／场所内的分布。

（2）人员数量，如为学校，需要了解学生和教职员工人数、学生年级组成等；如为长期照护机构，需要了解工作人员数量、被照护人员数量等；如为厂矿／企事业单位／部队，需要了解发生疫情区域的工作人员数量等。

（3）是否有人员在机构／场所内住宿，如有，需要了解住宿人员数量、宿舍分布和容量、宿舍通风状况等环境卫生情况。

（4）该机构／场所内的传染病防控体系和制度的建立及落实情况。

（5）该机构／场所内既往发生结核病疫情的情况。

可以通过与机构／场所内相关人员座谈、查询有关资料以及实地查看获得这些信息，为明确疫情发生原因提供线索。

3. **疫情发生发展情况调查**　通过与相关人员座谈，了解疫情的发生和发展过程、已采取的处置措施、患者／疑似患者／感染者的发现情况，发现疫情处置中的薄弱环节，提出下一步疫情处置建议和工作安排。

同时，要采取多种方式主动开展病例搜索，包括对机构／场所内的患者密切接触者进行筛查、查询机构／场所内的因病缺勤记录、查询当地结核病定点医疗机构结核病门诊记录等，尽可能找到该机构／场所的所有结核病患者。

（三）判定流行病学关联

疾病预防控制机构在组织开展密切接触者筛查时，要告知定点医疗机构对所有需进行病原学检查者的标本进行结核分枝杆菌培养。在获得现场流行病学调查结果和实验室检测结果后，可通过以下两种方法确定患者之间的流行病学关联。

1. **调查信息分析**　根据患者个案调查表信息，梳理所有患者的发病、就诊、诊断和治疗处理过程，按照患者的发病时间顺序，整理汇总全部患者的详细个案信息，分析患者的时间分布、部门／班级及宿舍分布，分析患者之间在办公室／车间／教室、宿舍，以及机构／场所其他区域内接触的可能性，获得其在时间和空间分布上的联系信息。

如在发病时间上符合结核病的流行病学规律，在空间分布上存在着密切接触的可能，且未发现患者有其他可能的感染来源，则可从流行病学角度判断为具有关联。

2. **基因分型**　对所有阳性培养物进行菌种鉴定，如鉴定结果为结核分枝杆菌，应开展基因分型工作，通过确定不同患者分离菌株之间的同源性，为流行病学关联的判定、传播链和传染源的识别提供实验室依据。

基因分型方法主要包括两种，一是分枝杆菌散在重复单位 - 可变数目串联重复（MIRU-VNTR）方法，二是全基因组测序。以后者为最佳。

三、聚集性疫情的确定

如确定疫情中的多例（一般为 2 例及以上）患者存在流行病学关联，则可确定该起疫情为聚集性疫情。

第二节　疫情处置

机构／场所内发生结核病聚集性疫情后，遵循边调查、边处置、边完善的原则，在进行现场流调的同时，实施疫情处置。

一、密切接触者筛查

密切接触者筛查是重要的结核病疫情处置措施，也是进行病例搜索和发现结核病患者的重要手段，可为确定疫情传播范围、评估疫情规模和研判疫情风险提供信息。密切接触者筛查需从发现第一例患者后立即开始。

（一）密切接触者定义

指与活动性肺结核患者在其确诊前 3 个月至开始抗结核治疗后 14 天内（以下称为传染期）直接接触的人员。如患者出现肺结核可疑症状的时间早于确诊前 3 个月，则这一定义中的传染期需更新为症状出现时间至开始治疗后 14 天。

根据密切接触者的身份不同，分为家庭内密切接触者（家庭成员）和家庭外密切接触者（同事、同学等）。

（二）密切接触者筛查范围和方案

县（区）级疾病预防控制机构应在相应机构的配合下，在不同的机构 / 场所采用不同的方案进行密切接触者筛查。

1. 学校

（1）确定筛查范围：密切接触者筛查应包括患者同班级和同宿舍的同学、共同居住的家庭成员，以及在传染期与患者密切接触者的其他人员。

（2）开展筛查：15 岁以下者均进行肺结核可疑症状筛查和结核菌素皮肤试验（TST）或重组结核杆菌融合蛋白（EC）皮肤试验或 γ 干扰素释放试验（IGRA）；肺结核可疑症状者或 TST 检测强阳性 / 重组结核杆菌融合蛋白（EC）皮肤试验阳性 /IGRA 阳性者需进行胸部 X 线检查，需要时增加 CT 检查，以明确肺部是否存在结核样病变。

15 岁及以上者均同时进行肺结核可疑症状筛查、TST/ 重组结核杆菌融合蛋白（EC）皮肤试验 /IGRA 检测和胸部 X 线检查，需要时增加 CT 检查，以明确肺部是否存在结核样病变。

（3）进一步检查：对具有肺结核可疑症状、或 TST 检测强阳性 / 重组结核杆菌融合蛋白（EC）皮肤试验阳性 /IGRA 阳性、或胸部 X 线检查异常者，需收集其合格标本，接受结核病定点医疗机构的病原学检查，包括进行涂片和结核分枝杆菌培养、分子生物学快速检测；对病原学阳性者还需进一步开展菌种鉴定和药物敏感性试验。

有条件的地区要保留菌株，以备开展菌株间同源性检测，获得流行病学关联的实验室证据。

2. 养老院 / 敬老院 / 福利院等老年人集中居住的场所

（1）确定筛查范围：密切接触者筛查应包括在养老院 / 敬老院内与活动性肺结核患者住在同一房间的人员、或在同一个封闭场所共同活动的人员。如在传染期内有人员前来探视，则对探视人员也应进行筛查。

（2）开展筛查：对每一位密切接触者均进行肺结核可疑症状筛查和胸部 X 线检查，需要时可增加 CT 检查，以明确肺部是否存在结核样病变。

由于该机构 / 场所内的密切接触者大多为老年人，进行肺结核可疑症状筛查时，除问询密切接触者本人外，还需要询问其照护人员。

（3）进一步检查：对具有肺结核可疑症状或胸部 X 线检查异常者，需收集其合格标本，接受结核病定点医疗机构的病原学检查，包括进行涂片和结核分枝杆菌培养、分子生物学快速检测；对病原学阳性者还需进一步开展菌种鉴定和药物敏感性试验。

有条件的地区要保留菌株，以备开展菌株间同源性检测，获得流行病学关联的实验室证据。

3. 福利院

（1）确定筛查范围：密切接触者筛查应包括在福利院内与活动性肺结核患者住在同一房间的人员、或在同一个封闭场所共同活动的人员。如在传染期内有人员前来探视，则对探视人员也应进行筛查。

（2）开展筛查

1）15岁以下人群：对每一位密切接触者均需进行肺结核可疑症状筛查和TST/重组结核杆菌融合蛋白（EC）皮肤试验/IGRA检测；肺结核可疑症状者或TST检测强阳性/重组结核杆菌融合蛋白（EC）皮肤试验阳性/IGRA阳性者，需进行胸部X线检查，需要时增加CT检查，以明确肺部是否存在结核样病变。

由于该年龄段人员为未成年人，进行肺结核可疑症状筛查时，除问询密切接触者本人外，还需要询问其照护人员。

2）15~64岁人群：对每一位密切接触者均同时进行肺结核可疑症状筛查、TST/重组结核杆菌融合蛋白（EC）皮肤试验/IGRA检测和胸部X线检查，需要时增加CT检查，以明确肺部是否存在结核样病变。

3）65岁及以上人群：对每一位密切接触者进行肺结核可疑症状筛查和胸部X线检查，需要时增加CT检查，以明确肺部是否存在结核样病变。

为了保证该阶段老年人群可疑症状信息的准确性，在进行肺结核可疑症状筛查时，除问询密切接触者本人外，还需要询问其照护人员。

（3）进一步检查：对具有肺结核可疑症状、或TST检测强阳性/重组结核杆菌融合蛋白（EC）皮肤试验阳性/IGRA阳性、或胸部X线检查异常者，需收集其合格标本，接受结核病定点医疗机构的病原学检查，包括进行涂片和结核分枝杆菌培养、分子生物学快速检测；对病原学阳性者还需进一步开展菌种鉴定和药物敏感性试验。

有条件的地区要保留菌株，以备开展菌株间同源性检测，获得流行病学关联的实验室证据。

4. 精神病院

（1）确定筛查范围：密切接触者筛查应包括在精神病院内与活动性肺结核患者住在同一房间的人员、或在同一个封闭场所共同活动的人员。如在传染期内有人员前来探视，则对探视人员也应进行筛查。

（2）开展筛查

1）15岁以下：对每一位密切接触者均进行肺结核可疑症状筛查和TST/重组结核杆

菌融合蛋白（EC）皮肤试验/IGRA 检测；肺结核可疑症状者或 TST 检测强阳性 / 重组结核杆菌融合蛋白（EC）皮肤试验阳性 /IGRA 阳性者需进行胸部 X 线检查，需要时增加 CT 检查，以明确肺部是否存在结核样病变。

2）15 ～ 64 岁：对每一位密切接触者均同时进行肺结核可疑症状筛查、TST/ 重组结核杆菌融合蛋白（EC）皮肤试验 /IGRA 检测和胸部 X 线检查，需要时增加 CT 检查，以明确肺部是否存在结核样病变。

3）65 岁及以上密切接触者：对每一位密切接触者进行肺结核可疑症状筛查和胸部 X 线检查，需要时增加 CT 检查，以明确肺部是否存在结核样病变。

对上述所有密切接触者，为了保证其信息的准确性，进行肺结核可疑症状筛查时，除问询密切接触者本人外，还需要询问其照护人员。

（3）进一步检查：对具有肺结核可疑症状、或 TST 检测强阳性 / 重组结核杆菌融合蛋白（EC）皮肤试验阳性 /IGRA 阳性、或胸部 X 线检查异常者，需收集其合格标本，接受结核病定点医疗机构的病原学检查，包括进行涂片和结核分枝杆菌培养、分子生物学快速检测；对病原学阳性者还需进一步开展菌种鉴定和药物敏感性试验。

有条件的地区要保留菌株，以备开展菌株间同源性检测，获得流行病学关联的实验室证据。

5. 厂矿企业 / 事业单位 / 部队

（1）确定筛查范围：密切接触者筛查应包括在单位内与患者在同一个办公室 / 车间 / 封闭场所、或住在同一房间的的人员。其家庭内密切接触者筛查按照"病原学阳性肺结核患者密切接触者筛查"工作的要求开展。

（2）开展筛查：对每一位密切接触者均同时进行肺结核可疑症状筛查、TST/ 重组结核杆菌融合蛋白（EC）皮肤试验 /IGRA 检测和胸部 X 线检查，需要时增加 CT 检查，以明确肺部是否存在结核样病变。

（3）进一步检查：对具有肺结核可疑症状或胸部 X 线检查异常者，需收集其合格标本，接受结核病定点医疗机构的病原学检查，包括进行涂片和结核分枝杆菌培养、分子生物学快速检测；对病原学阳性者还需进一步开展菌种鉴定和药物敏感性试验。

有条件的地区要保留菌株，以备开展菌株间同源性检测，获得流行病学关联的实验室证据。

（三）筛查后的处理

1. **活动性肺结核患者**　对养老院 / 敬老院、福利院和精神病院的活动性肺结核患者，县（区）级疾病预防控制机构要指导这些机构将患者单独安置在独立的房间，房间应尽量远离其他人员住宿和活动的场所，并处于该机构建筑物的下风向；安排专人照顾患者的生活起居，避免患者与其他人员接触；照护人员要做好个人防护，对患者实施直接面视下督导服药，保证患者的治疗依从性和随访复查。

对学校、厂矿企业/事业单位/部队的活动性肺结核患者，对达到休学（课）/休工标准者要实施休学（课）/休工管理，患者应回到社区接受基层医疗卫生机构的治疗管理服务；达到复学（课）/复工标准后方可返回，以免造成结核病在机构内的传播。

2. **疑似患者**　对养老院/敬老院、福利院和精神病院的疑似患者，疾病预防控制机构要指导这些机构做好隔离，直至定点医疗机构明确其诊断。隔离期间，要将患者单独安置在独立的房间，房间应尽量远离其他人员住宿和活动的场所，并处于该机构建筑物的下风向。安排专人照顾患者的生活起居，避免患者与其他人员接触；照护人员要做好个人防护。

对学校、厂矿企业/事业单位/部队的疑似患者，宜实施居家隔离，直至定点医疗机构明确其诊断。无法居家隔离者，在学校或机构内的隔离措施参照养老院/敬老院等机构的要求。

3. **PPD 强阳性/重组结核杆菌融合蛋白（EC）皮肤试验阳性/IGRA 阳性者**　疾病预防控制机构要与发生结核病聚集性疫情的机构/场所、结核病定点医疗机构配合，共同动员其接受预防性治疗，并实施指定人员直接面视下的督导服药，保证其治疗依从性，规范完成全疗程服药。详见第二章。

对于经多次动员仍拒绝预防性治疗的学校师生，需做好日常健康监测，及时发现肺结核可疑症状者，并保证转诊到位；在筛查后的 3 个月末、6 个月末和 12 个月末各进行一次胸部 X 线检查。对厂矿企业/事业单位/部队的人员，可参照执行。

二、环境消毒

疾病预防控制机构要在传染性肺结核患者和疑似肺结核患者离开后，对其生活和工作的环境进行空气消毒和物表消毒，可采用紫外线照射或化学消毒法进行。详见第九章。

疾病预防控制机构还要指导发生结核病聚集性疫情的机构/场所强化环境卫生管理，建立和落实通风制度，加强教室、宿舍、办公室、车间和其他公共场所场所的开窗通风换气，保持空气流通。

三、健康教育和心理疏导

疾病预防控制机构应与发生结核病聚集性疫情的机构/场所配合，在健康教育专业机构的指导和协助下，在疫情处置整个过程中开展健康教育和心理疏导工作，使其能配合各项疫情处置措施的实施，同时强化全体人员结核病防治知识，消除机构/场所内人员的恐慌心理，稳定情绪，维持正常的生活和工作秩序，避免出现与聚集性疫情相关的舆情事件。

第三节　风险评估

在疾病预防控制机构处置疫情时，风险评估应贯穿全过程。基于收集的信息，进行初始快速评估、阶段性的过程评估和终末评估，以掌握疫情规模、预测疫情发展，调整疫情处置措施，控制疫情蔓延，降低舆情风险。

一、需收集的信息

进行结核病疫情风险评估，需要首先识别风险点，需要收集结核病相关的风险要素。需要收集的信息如下。

1. **发生结核病疫情机构／场所的基本条件**　机构／场所硬件条件、人员数量及来源、区域通风情况、既往结核病患者发现状况等基本信息。

2. **患者流行病学特征**　活动性肺结核患者的三间分布特征、病情严重程度、发现方式和管理现状。

3. **疫情处置措施实施情况**　接触者筛查工作的及时性和规范性、筛查范围的合理性、疑似患者管理，预防性治疗工作接受度、疫源地终末消毒、健康教育和心理疏导活动开展情况等信息。

4. **疫情相关风险要素**　教学／工作和生活秩序是否受到影响、公众的关注度和评价等信息。

二、风险评估的方法

风险评估的方法主要有定量风险评估、定性风险评估、定性与定量相结合的综合评估。

1. **定量风险评估**　指运用数量指标来评估风险。典型的分析方法有因子分析法、聚类分析法、故障树法、决策树法、马尔可夫分析法、蒙特卡罗模拟分析法、贝叶斯统计法等。定量分析方法的优点是风险及其结果充分建立在独立客观的方法和衡量标准之上，评估结果更易于理解。但由于其评估结果需要量化数据，而在实际工作中无法获得可靠而精准的数据，对评估结果必然产生影响。

2. **定性风险评估**　指定期望值来界定风险的相对等级，并不使用具体的数据。这是最广泛使用的风险评估方法，常用的定性评估方法有头脑风暴法和风险矩阵方法。在进行结核病疫情风险评估时，常采用风险矩阵方法。

3. **定性与定量相结合的综合评估**　融合了定性、定量的风险评估方法的优点，广泛地应用于复杂的风险评估中。常用方法有层次分析法、模糊综合评价方法、基于证据理论的风险评估方法、概率风险判定（probabilistic risk assessment，PRA）等。

三、风险评估流程

开展结核病疫情风险评估时，一般遵循以下流程开展。

（一）风险识别

在进行结核病疫情风险识别时，需要收集和描述与事件相关的关键信息，包括疫情发生机构/场所的基本情况、疫情严重程度和发生发展、可用处置措施的安全性和有效性、疫情处置的风险要素等信息。

这些信息可通过与疫情发生机构/场所人员进行座谈和访谈、查阅相关资料和记录、开展现场调查和实地走访等获得。

（二）风险分析

需要分析结核病疫情扩大和蔓延的可能性、后果的严重性、降低该风险发生的可能性或减轻其后果的关键环节、可采取的相应有效策略和措施。另外，还需要分析存在的不确定性。

1. **可能性分析** 需要根据疫情现况、患者数量和波及范围、疫情处置措施实施情况及效果等进行综合分析和判断。

可能性一般分为几乎肯定、很可能、可能、不太可能、极不可能等 5 个等级。如采用定量方法分析疫情扩大和蔓延的发生概率，其对应关系可参考表 8-1。

表 8-1 结核病疫情扩大和蔓延可能性定义示例

等级	可能性具体描述
几乎肯定	事件几乎肯定能发生,如发生概率 ≥ 95%
很可能	事件很可能发生,如发生概率 70% ~ 94%
可能	事件可能发生,如发生概率 30% ~ 69%
不太可能	事件不太可能发生,如发生概率 5% ~ 29%
极不可能	事件极不可能发生,如发生概率 < 5%

2. **后果严重性分析** 应从各类病例数量、病例涉及范围、接触者感染水平、所造成的经济损失、对社会稳定和政府公信力的影响、对公众的心理压力等方面进行分析疫情严重程度，同时从接触者筛查工作质量、患者治疗管理执行情况、预防性治疗覆盖情况等方面分析疫情处置措施的实施情况。以极高、高、中等、低和极低等 5 个等级进行描述，参见表 8-2。

表 8-2　结核病疫情扩大和蔓延的后果严重性定义示例

等级	后果
极高	对大规模人群或高危人群产生极严重的影响 对正常学习、生活造成极严重的破坏 需强有力的应急控制措施,需消耗大量资源 需投入大量的额外费用
高	对少部分人群或高危人群产生严重的影响 对正常学习、生活造成严重的破坏 需强有力的应急控制措施,需消耗大量资源 需投入的额外费用明显增加
中等	对较多的人群或高危人群产生一定程度的影响 对正常学习、生活造成一定程度的破坏 需要一些应急控制措施,需消耗一定量的资源 需投入一定量的额外费用
低	对少部分人或高危人群有轻微的影响 对正常学习、生活的影响有限 需要采取少量的应急控制措施,需消耗少量的资源 需投入少量的额外费用
极低	对波及人群的影响有限 对正常学习、生活几乎没有影响 常规响应足以应对,无须采取应急控制措施 需投入的额外费用极少

3. **不确定性分析**　在风险分析过程中,要充分考虑事件发生发展过程中可能存在的不确定情形,要向决策者报告在哪些方面存在不确定性,以帮助更好地决策。

(三)风险评价

1. 确定结核病疫情扩大和蔓延的风险等级,常从疫情发生可能性和后果严重性两个维度的等级进行综合判定,详见表 8-3。

表 8-3　采用风险矩阵方法确定风险评估等级

发生可能性	后果严重性				
	极高	高	中等	低	极低
必然发生	极高	极高	高	高	中等
很可能	极高	高	高	中等	中等
可能	高	高	中等	中等	低
不太可能	高	中等	中等	低	低
极不可能	中等	中等	低	低	低

2. **提出风险管理措施**   具体的风险管理措施应主要针对以下方面：风险分析过程中发现的影响事件发生可能性的关键环节、影响事件后果严重程度的关键环节，以及提出针对影响风险分析所缺失的关键数据开展进一步调查或研究的方向。

第四节   休复学（课）/休复工管理

休学（课）/休工指的是具有传染性的活动性肺结核患者停止上学（课）/上班，实施居家治疗管理。采取这一措施可避免患者与机构内其他人员接触而带来结核病的进一步传播，这是控制传染源、降低其他人员感染风险、阻止结核病疫情扩大和蔓延的重要手段。

对于学校的活动性肺结核患者已有明确的休复学（课）标准。由于目前尚缺乏企事业单位/部队等机构的结核病休复工标准，建议参照学校休复学（课）标准开展休复工管理。

一、休复学（课）/休复工标准

为了预防结核病在企事业单位/部队里的进一步传播，传染性肺结核患者须离开单位，待达到复工标准后方可返回工作岗位。

（一）休学（课）/休工标准

符合下述病情条件任一条者，即达到休学（课）/休工标准。

1. 病原学阳性肺结核患者。
2. 胸部 X 线显示肺部病灶范围广泛和/或伴有空洞的病原学阴性肺结核患者。
3. 具有明显的肺结核症状，如咳嗽、咳痰、咯血等。
4. 定点医疗机构根据患者病情判定应休工的其他情况。

（二）复学（课）/复工标准

已按以上标准休学/休工的患者，经过规范治疗、病情好转，可根据以下情况复学/复工。

1. 病原学阳性肺结核患者和重症病原学阴性肺结核患者（包括有空洞/大片干酪状坏死病灶/粟粒性肺结核等）经过规范治疗完成全疗程，达到治愈或完成治疗的标准。
2. 其他病原学阴性肺结核患者经过 2 个月的规范治疗后，症状减轻或消失，胸部 X 线病灶明显吸收；自治疗 3 月末起，至少 2 次涂片检查均阴性且至少 1 次结核分枝杆菌培养检查为阴性（每次检查的间隔时间至少满 1 个月）。如遇特殊情况的患者，需由当地结核病诊断专家组综合判定。

二、休复学（课）/休复工管理

定点医疗机构负责根据患者治疗管理情况、依据休复学（课）/休复工标准开具休复工诊断证明，患者所在的企事业单位/部队进行休复学（课）/休复工管理。

（一）休复学（课）/休复工诊断证明

企事业单位/部队所在地的县（区）级定点医疗机构要严格掌握休复学（课）/休复工标准，按照标准开具相应诊断证明。

1. **休学（课）/休工诊断证明**　开具休学（课）/休工诊断证明时，医生要详细填写患者基本信息，写明休学（课）/休工依据，告知患者休学（课）/复工所需的标准，鼓励患者积极规范接受全程治疗管理。

诊断证明一式两份，患者和结核病定点医疗机构各执一份。

2. **复学（课）/复工诊断证明**　复学（课）/复工诊断证明应由患者实际接受规范化治疗的定点医疗机构开具，以便明确说明复学（课）/复工标准中所要求的治疗完成情况和检查结果。患者在外地定点医疗机构开具的复学（课）/复工诊断证明，需经企事业单位/部队所在地的县（区）级定点医疗机构进行资料复核。

开具复学（课）/复工诊断证明时，应填写患者的诊断、治疗时间、痰菌状态、病变吸收程度等。诊断证明一式两份，患者和结核病定点医疗机构各执一份。

（二）休复学（课）/休复工手续

患者所在的企事业单位/部队依据定点医疗机构开具的"休学（课）/休工诊断证明"和"复学（课）/复工诊断证明"为患者办理休复学（课）/休复工手续，并将两份诊断证明存档。

部分地区或单位针对结核病患者有特殊的管理办法，应在满足上述休复学（课）/休复工要求的前提下执行本地或本单位规定。

第五节　舆情监测与响应

疾病预防控制机构应与当地舆情监测部门合作，充分利用各种渠道获得的舆情信息，及时掌握结核病疫情相关的舆论导向，提前发现和快速应对舆情危机，平息社会恐慌，维护社会稳定。

一、舆情信息的来源

舆情是公众对某现象或事件的言论和观点，可通过多种渠道表达。最为常见的是网络舆情，即以互联网为载体，以事件为核心，是广大网民情感、态度、意见、观点的表达，传播与互动，以及后续影响力的集合。

网络舆情信息的主要来源包括新闻媒体、社交媒体、主流门户网站、论坛、博客、微信公众号等。

二、舆情监测程序

开展舆情监测是获取舆情信息的重要途径，随着互联网的快速发展，网络舆情监控已经成为了解事件动态、把握舆情动向、对突发事件做出快速响应和处理的不可或缺的手段。

（一）完善舆情监测方案

依托当地舆情监测部门的常规舆情监测系统开展结核病舆情监测，需增加结核病舆情监测相关的边界词，可以考虑将"结核""多名""感染"等关键词进行联合搜索，还可使用当地语言中对这些词语的描述用词。必要时可加当地学校、企事业单位、养老院/敬老院、福利院等机构的名称信息等。

（二）实施舆情监测

由指定的舆情监测人员每天进行实时信息监测收集。可采用两种方法进行。一是人工法，即由指定人员利用搜索引擎围绕结核病疫情定向收集舆情信息；二是智能法，即利用舆情软件定向收集舆情信息，采用数据挖掘、分词聚类、语义分析、情感分析等人工智能技术，实现动态地对全网舆情的自动化采集。以第二种方法更佳。

（三）研判舆情走向

获得结核病疫情相关的舆情信息后，需要对数据库里的信息进行处理。可利用舆情监测系统对事件发生的时间、热度、强度、内容等方面的信息进行筛选，剔除不必要的无关信息，自动过滤分类，获取有价值的信息，并对舆情的影响和下一步走向进行分析和研判。

（四）报告和反馈舆情

基于舆情分析和研判的结果，形成简报、报告、图表等舆情分析报告，向上级部门和领导报告和反馈。舆情报告的内容应至少包括舆情信息的来源和获取时间、舆情事件的详情、网友跟帖情况和转发转载情况、事件走势、媒体活跃度等，并根据热门舆情，从专业角度进行导读。

一般来说，舆情报告通常着眼于长期的事件报告，常为月度、季度或年度报告。在出现重大事件时，可针对这一事件单独撰写报告，可进行日报和周报。

三、舆情信息响应

在分析研判舆情信息后需要及时正确地响应，避免公众因不了解全面、真实的信息而擅自揣测、发表错误观点，从而使舆情走偏，产生负面影响。

（一）及时核实信息

获得结核病疫情相关舆情信息后，疾病预防控制机构应立即与信息中涉及的机构／场所联系，赴现场核实信息的真实性和准确性。

（二）规范开展疫情处置

确认机构／场所发生结核病疫情，疾病预防控制机构应立即组建包括疾病预防控制机构人员、结核病定点医疗机构人员、实验室检测人员等的现场疫情防控组，开展患者个案调查、密切接触者筛查等疫情调查和处置工作，积极发现活动性结核病患者，开展高危人群干预。

（三）正确引导舆论走向

应在当地政府的领导和指导下迅速反应。要及时建立媒体采访接待和审批制度，指定对外发言人，保持口径一致性。采访申请应归口管理，统一出口。根据实际情况，可采取接受采访、组织媒体沟通会、举办新闻发布会、利用官方信息平台主动发布信息、在线访谈和举办主题宣传活动等方式，积极回应社会和公众关切，正确引导舆论走向，避免造成不良社会事件。

知识要点

1. 聚集性疫情指的在一定时间内某机构／场所发现多例病例存在流行病学关联，可通过调查信息分析和基因分型两种方法确定病例之间的流行病学关联。

2. 不同机构的密切接触者筛查方案不尽相同，主要依据密切接触者年龄有所变化，筛查后针对不同的人员应有相应的后续处理措施。

3. 聚集性疫情处置措施主要包括开展密切接触者筛查、对患者所处环境进行终末消毒、对机构/场所内人员进行健康教育和心理疏导。

4. 结核病疫情风险评估的流程包括风险识别、风险分析和风险评价。

5. 传染性肺结核患者需要休学（课）/休工，达到复学（课）/复工标准后方可返回工作岗位。休复学（课）/休复工诊断证明由定点医疗机构开具，休复学（课）/休复工管理由患者所在单位进行。

6. 开展结核病舆情信息监测，需要完善舆情监测方案、实施舆情监测、研判舆情走向、报告和反馈舆情，并要及时正确进行响应。

自测题

一、选择题（单选题）

1. 聚集性疫情的处置原则是（　　　）

   A. 先进行调查，弄清楚情况后，采取有针对性的疫情处置措施

   B. 边调查、边处置、边完善

   C. 立即对该场所内所有人员进行结核病筛查

   D. 以上都不是

2. 对某机构的结核病聚集性疫情开展现场处置时，应开展以下哪项工作（　　　）

   A. 密切接触者筛查及其后续处理

   B. 环境消毒

   C. 健康教育和心理疏导

   D. 以上均是

3. 在聚集性疫情处置中，密切接触者筛查可为以下哪一项工作提供信息（　　　）

   A. 确定疫情传播范围

   B. 评估疫情规模

   C. 研判疫情风险

   D. 以上均是

4. 机构/场所内的活动性肺结核患者密切接触者包括以下哪类人员（　　　）

   A. 与患者住在同一房间

   B. 与患者在同一个封闭场所共同活动

   C. 传染期内的探视人员

   D. 以上均是

5. 对福利院肺结核患者的 15 岁以下密切接触者进行筛查时，除需要问询肺结核可疑症状外，还需要进行哪项检查（　　　）

A. 结核分枝杆菌感染检测

B. 胸部 X 线检查

C. CT 检查

D. 以上均是

6. 对学校肺结核患者的 15 岁及以上密切接触者进行筛查时，以下哪种情况的人员需要进行病原学检查（　　　）

A. PPD 一般阳性

B. PPD 中度阳性

C. PPD 强阳性

D. 以上均是

7. 进行结核病疫情的风险分析时，需要对以下哪个方面进行分析（　　　）

A. 可能性

B. 后果严重性

C. 不确定性

D. 以上均是

8. 采用风险矩阵方法确定风险评估等级时，发生的可能性为很可能，后果严重性为低，则其风险等级为（　　　）

A. 极高

B. 高

C. 中等

D. 低

9. 复学（课）/ 复工诊断证明由哪个机构开具（　　　）

A. 患者获得结核病诊断的医疗机构

B. 对患者实际进行规范化治疗的定点医疗机构

C. 任一家医疗机构均可

D. 以上均可

10. 开展结核病舆情监测，除需要专人实施舆情监测工作，还需要进行以下哪项工作（　　　）

A. 完善舆情监测方案

B. 研判舆情走向

C. 报告和反馈舆情

D. 以上均是

二、名词解释

1. 聚集性疫情
2. 密切接触者

三、简答题

1. 简述聚集性疫情的出现方式。
2. 简述判定病例之间流行病学关联的方法。
3. 简述机构内的活动性肺结核患者的复工标准。

第九章
感染控制

学习目的

1. 掌握结核感染控制的方法和措施。
2. 掌握不同场所的结核感染控制要求和措施。
3. 掌握通风的要求及检测方法。
4. 掌握紫外线灯消毒的要求、安装方法及照射强度检测方法。
5. 掌握医用防护口罩佩戴和适合性试验的方法。
6. 掌握结核感染控制监控与评价的内容及方法。

处于传染期的肺结核患者是结核病的传染源，人群普遍易感。落实结核分枝杆菌感染控制（以下简称结核感染控制）策略与措施能够降低结核感染风险，避免结核病传播蔓延。

第一节 医疗机构结核感染控制策略与措施

一、组织管理

各级应建立健全结核感染控制管理组织，卫生健康行政部门应指定相应的医疗卫生机构承担本级结核感染控制的管理职能，并明确各个机构和部门在感染控制中的职责。

（一）加强组织领导并重视结核感染控制

医疗卫生机构要将结核感染控制工作纳入本机构医院感染管理的组织体系，并建立相应的管理机制。机构内的结核感染控制工作领导应由机构内的高层分管领导担任，以保障结核感染控制工作所需要的预算，并提供足够的资源；感染控制委员会应为机构的结核感染控制工作提供技术指导；开展风险评估，制订感染控制计划并督促执行，为员工开展结核感染控制培训；开展监控和评价工作，以不断提高机构内的感染控制工作质量；成立结核感染控制工作组，具体负责开展感染控制的日常工作，落实各项感染控制措施，这些工作组分布在机构内各相关科室，为感染控制委员会提供结核感染控制措施实施状况的报告。

（二）建立健全结核感染控制的规章制度和工作规范

建立健全结核病防治相关的工作制度、接诊制度、卫生管理制度、探视制度、消毒隔离制度、感染监测制度、废弃物处理制度和个人防护制度，按照生物安全的要求建立健全实验室管理制度、建立实验室标准操作程序，并指定专人负责监督和检查各项管理制度的落实。

（三）开展结核感染风险评估

结核感染风险评估需由本机构感染控制委员会和感染控制工作组成员共同开展风险评估的内容，包括：统计本机构及机构中特定区域每年发现的传染性肺结核患者数；统计传染性肺结核患者在本机构或机构中特定区域的停留时间；本机构或机构中特定区域是否存在导致空气中结核分枝杆菌浓度上升的因素，如环境通风、中央空调、痰液收集等方面。根据上述内容确定本机构及机构中特定区域的危险级别。易发生结核分枝杆菌交叉感染的高危环境包括以下几种。

1. **候诊室和走廊**　肺结核患者及其家属所处的候诊室和走廊，该区域人流量较大，人群密集，所有在此驻留过的人员均易感染。

2. **门诊/急诊**　该区域空间相对狭小，接诊的医师和护士较易感染。

3. **病房**　通风状况不良的结核病病房，除了临床医师和护士外，其他患者以及陪护人员和探视人员等也较易感染。

4. **实验室和放射检查室**　该区域相对密闭，较易发生感染，尤其是从事痰涂片和结核分枝杆菌培养的人员更易感染。

（四）制订并落实本机构的结核感染控制计划

根据风险评估的结果，分析结核感染控制工作中存在的问题，并提出解决的方案、所需的资源和合理的时间期限，从最容易解决且影响巨大的领域着手，对发现的问题和解决方案进行优先排序，形成书面的结核感染控制计划，并确定专门部门或专人负责计划的实施。

结核感染控制计划应包括以下内容。

1. 确定机构内相关的部门和人员组成，并明确其在结核感染控制工作中的职责。

2. 描述与结核感染控制工作相关的疫情背景信息，包括当地结核病、TB/HIV 双重感染、耐药结核流行状况等信息。

3. 根据整个机构以及某个或某些特定部门、区域的感染控制评估结果，分析结核感染风险，确定本机构中结核感染的危险区域以及危险级别。

4. 针对机构或某个特定区域，提出拟采取的行政控制、环境控制、个人防护等具体干预措施，并逐条提出实施该项措施所需要的基本条件、设备、设施和其他相关材料，该项措施的实施周期以及所需要的经费预算。

5. 确定机构员工对结核感染控制培训的需求及培训安排，包括培训对象及数量、培训内容及时间安排、培训效果评价等。

6. 确定对就诊者及其家属开展结核病防治健康教育的形式、频度等。

7. 制订对机构结核感染控制措施实施状况、员工结核感染及患病监测的评价工作计划，并明确评价频度和评价指标。监控与评价应由专人负责，根据评价结果及时调整感染控制措施。

（五）开展结核感染控制培训和健康教育

根据不同部门及人员的工作职责和工作性质开展有针对性的感染控制、职业安全防护的技术培训，培训分为岗前培训和继续培训，对新上岗人员应进行岗前培训，以后每年应进行一次知识更新的培训，培训内容应根据实际情况做适当调整。培训后应有相关培训记录，将培训工作的组织开展情况、培训效果等写入结核感染控制工作报告之中。

（六）开展定期监控与评价

医疗卫生机构应开展定期的自我检查和评估。采用查阅资料、现场观察、现场检测和关键知情人访谈的方式，对机构结核感染控制工作的组织管理、各个控制措施的实施现况进行评价，尤其是高风险区域的通风量和气流流向、紫外线杀菌灯的辐照强度、医护人员医用防护口罩的佩戴情况等。基于评价结果，提出有针对性的改善建议。监控与评价应至少1年进行1次。

（七）开展结核病患病和结核感染的监测

对本机构员工每年进行结核病可疑症状筛查和胸部X线检查，对具有可疑症状者或胸部X线异常者开展痰检。有条件的地区定期开展结核分枝杆菌感染检测和预防性治疗。

二、行政控制措施

行政控制是最重要的控制措施，是在医疗卫生机构内有效控制结核分枝杆菌传播的第一道防线，主要通过建立良好的规章制度来做到分诊、隔离、及时启动有效治疗和呼吸道卫生。这一措施的核心是结核病患者的早发现、早诊断、早隔离、早治疗。

（一）肺结核可疑症状者 / 结核病患者的门诊管理

结核病门诊应自成一区，并严格执行预检分诊制度。

1. 门诊应合理布局，在患者就医路径上使高度怀疑传染性肺结核和已诊断的肺结核患者与其他普通患者分隔开，最好为其设专用挂号、收费、取药窗口、留痰室、诊室、观察室、治疗室、化验室等。

2. 挂号处或咨询处的人员先问就诊者一些简单问题，发现肺结核可疑症状和体征者应立即转到分诊处，并告知 / 给予患者佩戴医用外科口罩。

3. 分诊处人员对怀疑肺结核的就诊者，对其进行咳嗽礼仪教育，安排到指定的独立候诊区域候诊。

4. 候诊室应通风良好，并在候诊区域设立标牌和设置带盖的、加上消毒液的痰盂。尽量安排这些就诊者优先诊治。

5. 设置独立的结核病诊室，并保证患者单独诊治。

6. 设置单独的留痰室，应保持通风良好。也可在室外通风良好处留痰。

7. 对复诊的肺结核患者，应安排专门的诊室、或在指定时间前来复诊，尽量减少与其他就诊者接触。

（二）结核病患者的住院管理

1. 需住院治疗的结核病患者，应将其安置在隔离病区 / 病房。如果隔离病房数量有限，应优先考虑隔离病原学阳性的肺结核患者。隔离病房的患者需与其他患者分开诊治。

2. 无法对结核病患者进行隔离，将结核病患者与其他患者分开区域管理的医疗机构，应保证结核病病房的良好通风，且将结核病患者的病床置于病房的下风向。这些单独的病房或病区最好在单独的建筑物内。

3. 指导隔离病房的患者注意咳嗽礼仪，患者离开病房时应佩戴医用外科口罩。

4. 医务人员及家属应尽量避免在不必要的情况下进入隔离病房。

5. 除非紧急情况，隔离病房的患者在传染期最好不予手术治疗。

（三）降低实验室的暴露风险

医疗卫生机构需建立健全结核病实验室生物安全管理制度及标准操作程序，并要求实验室人员按照要求执行。

三、环境控制措施

环境控制是医疗卫生机构结核感染控制的第二道防线，主要措施包括合理布局、通风和紫外线照射消毒。

（一）区域布局原则

医疗卫生机构的建筑设计和服务流程，应满足"防止医院内交叉感染，防止污染环境和病原微生物传播扩散"的要求进行区域划分，严格区域管理。

在新建、改建与扩建时，建筑布局应合理，符合医院卫生学要求，并应具有隔离预防的功能，区域划分应明确、标识清楚。结核分枝杆菌传播的高风险区域应相对集中，处于整个建筑群的下风向并通风良好。

（二）通风

通风是将新鲜的室外空气或经过滤处理的室内空气排放到某一空间，将气体分布到整个空间，同时让部分空气排出此空间，从而稀释此空间可吸入感染性微滴核浓度的过程。通风分为自然通风、机械通风、混合通风和通过高效微粒空气过滤器的循环风。在此过程中需要注意两个问题，即通风量和通风方向。

通风方向应始终保持从清洁区到半污染区到污染区，最后排到室外。通常将气体从建筑物后面排放到室外，而不是排放到候诊区。

（三）紫外线照射消毒

为达到结核感染控制的目的，应使用上层空间紫外线灯照射杀菌，要求室内空气上下循环、流动（建议维持在 2～6U ACH），房间有足够的高度。照射时室内人员可以活动，但灯管的维护和更换需要由接受过相关培训的人员完成。

不能使用上层空间紫外线灯的机构，在采用悬吊式或移动式紫外线杀菌灯进行空气消毒时，应注意：①在室内无人状态下使用；②灯管吊装高度距地面 1.8～2.2m；③安装紫外线杀菌灯管的数量应满足平均照射能量 ≥ 1.5W/m³；④紫外线杀菌灯的辐照强度应达到要求：普通 30W 新灯辐照强度 ≥ 100μW/cm² 为合格，使用中紫外线灯管辐照强度 ≥ 70μW/cm² 为合格；⑤房间内保持清洁干燥，每次照射时间不少于 30 分钟，温度低于 20℃ 或高于 40℃，相对湿度大于 60% 时应适当延长照射时间。

在使用过程中，应保持紫外线灯表面的清洁，至少每 2 周用酒精棉球擦拭 1 次。发现灯管表面有灰尘、油污时，应随时擦拭。

（四）其他措施

可根据实际情况酌情选用下述化学消毒措施。

1. **空气消毒**　不宜常规采用化学消毒剂进行空气消毒。采用本方法时，无关人员应撤离现场，配制和使用时均应注意个人防护。可采用 150g/L 过氧乙酸熏蒸 1～2 小时，用量按照 1g/m³ 计算，门窗要关闭。消毒结束后，应打开门窗、通风换气。

2. **地面和物体表面的清洁和消毒**　地面、物体表面应当每日定时清洁，有污染时可采用：① 5 000mg/L 过氧乙酸擦拭、浸泡或喷洒，作用 1 小时；② 1 000～2 000mg/L 含氯或含溴消毒剂擦拭、浸泡或喷洒，作用 1 小时。

3. 其他物品消毒及处理

（1）每病床须设置加盖容器，装足量 1 000～20 00mg/L 有效氯消毒液，用作排泄物、分泌物随时浸泡消毒，作用时间 1 小时。消毒后的排泄物、分泌物按照医疗卫生机构生物安全规定处理。每天应当对痰具进行高压灭菌或高水平消毒。

（2）患者使用的便器、浴盆等要定时消毒，用 1 000～2 000mg/L 有效氯消毒液浸泡 30 分钟。

（3）患者的生活垃圾和医务人员使用后的口罩、帽子、手套、鞋套及其他医疗废弃物均按《医疗废物管理条例》及《医疗卫生机构医疗废物管理办法》执行。

四、个人防护

个人防护是医疗卫生机构内结核感染控制的第三道防线，其主要措施是医务人员佩戴医用防护口罩、手套、隔离服和防护性面罩等。

（一）标准预防

医务人员在诊疗工作中，应遵守标准预防的原则及基本措施，包括根据需要佩戴口罩、手套、面罩（防护面屏），穿隔离衣，遵守手卫生要求，接种疫苗实施主动免疫等。

（二）基于空气传播的防护措施

1. 医护人员 医护人员在接触肺结核可疑症状者、传染性肺结核患者、进行高风险操作时，均需佩戴医用防护口罩。

在佩戴医用防护口罩之前，需进行适合性测试。在进入实验室、耐多药结核病房等特殊环境时，还需使用其他防护用品，可根据操作的不同危险级别或生物安全水平来选择并正确使用。

医用防护口罩的适合性测试应每年开展一次，在身体发生重大变化（如牙齿脱落、体重升高／减轻等）或使用一款新的口罩时均应重新测试，以确保口罩与佩戴者的脸型贴合。常用的测试方法包括定性法和定量法，可依据机构的实际情况购买不同类型的测量设备。

2. 结核病患者家庭成员 患者住院治疗期间，家属尽量减少到医院探视患者。若必须探视，应佩戴医用防护口罩。在佩戴医用防护口罩之前，需要针对每个佩戴人员进行适合性测试。

3. 其他人员 其他人员在进入结核病传染高风险区时，应佩戴医用防护口罩，并尽量缩短停留时间。

第二节 其他机构的结核感染控制要求和措施

学校、工厂等人员密集机构是结核病传染和暴发的高风险场所，做好这些机构和场所的结核感染控制，对于降低结核病的发病同样具有至关重要的作用。

一、制订和完善传染病防控制度

机构应制订和完善传染病防控有关制度，包括健康监测制度、因病缺勤追踪制度、重点点位清洁消毒制度、传染病防控应急预案等。

在机构层面成立传染病防控领导小组，整体推进本单位的卫生健康工作，通过全员大会、部门会议或文件传阅的形式将相关制度通报给机构全体人员。

二、落实日常结核感染控制措施

（一）健康监测

机构内应安排人员负责全体人员的健康状况监测，对于出现发热、咳嗽、乏力等肺结核疑似症状的人员应安排至临时观察场所进行休息，并及时联系就医进一步检查和明确诊断。

对于因病缺勤/因病缺课等人员，应及时进行追踪，掌握就诊及诊断情况，关注症状或患病聚集性发生的情况，并定期或随时向机构负责人进行汇报。

（二）手卫生和呼吸卫生/咳嗽礼仪

要求机构全体人员遵守手卫生、呼吸卫生/咳嗽礼仪，并提供洗手设施用品、口罩纸巾等，具体操作和要求同前文。

（三）通风与消毒

《室内空气质量标准》明确规定建筑物室内新风量不应低于 $30m^3$/（时·人）。采用自然通风的机构应制订合理的室内区域通风换气制度，并指定专人负责。自然气候等条件允许的情况下应尽可能延长开门开窗通风的时间。在夏热冬冷需要关闭门窗使用空调或采暖装置的情况下，可在人员离开时打开门窗进行通风换气。采用机械通风的机构应在每天人员进入室内等公共区域前半个小时开启通风系统，并在人员最后离开该区域后继续运行半个小时后关闭。

机构内日常生活、工作或学习的区域属于低风险区域，日常应以清洁清洗为主，可以每 1～2 周开展一次预防性消毒,卫生间等场所应进行每日消毒。常用的消毒剂主要有含氯消毒剂,可以用来消毒餐具、桌椅、厕所洁具等物品,以及办公室、教室、宿舍、餐厅、会议室、厂房等场所的地面和墙面等,一般使用 250mg/L 的含氯消毒液,卫生间、医务观察室等相对高风险的场所使用 500mg/L 的含氯消毒液进行日常预防性消毒。

三、落实疫情期间结核感染控制措施

发生结核病散发疫情或聚集性疫情期间,应理解隔离确诊患者或疑似患者,并在落实日常感染控制措施的基础上,强化每日健康监测、通风换气,提高消毒频次,将含氯消毒液的浓度提高至 1 000～2 000mg/L。同时,应取消室内聚集性活动,在室内区域应佩戴医用外科口罩或一次性医用口罩,与肺结核患者有接触或其他高风险人群应在疫情期间佩戴医用防护口罩。

第三节　社区结核感染控制措施

社区结核感染控制的实施是结核感染控制的基础,能够促进疑似结核病患者及早就诊,并减少结核病在家庭和社区的传播蔓延。

一、强化健康教育,促进早诊早治

依据《中华人民共和国宪法》《中华人民共和国村民委员会组织法》和《中华人民共和国城市居民委员会组织法》等,社区/村应组建公共卫生委员会,发挥社区卫生服务中心/站、乡镇卫生院/村卫生室医务人员的专业作用,通过多种线上或线下的途径和形式(如微信群、公众号、宣传栏、学生"小手拉大手"活动、村民大会、庙会、村站广播等)强化对居民的健康教育,强调"每个人是自己健康的第一责任人",深入广泛宣传结核病防治知识,包括结核病的常见症状、传播方式、感染与发病高危人群、诊断与治疗等。

尤其要提高居民进行自我健康监测和主动就诊的意识,要使居民在出现疑似肺结核症状时,能够做好防护,第一时间前往结核病定点医疗机构接受筛查和诊断。

一旦确诊患病,应尽快开始正确治疗,缩短传染期,减低社区传播风险。患者的治疗过程需要医生、患者和家属的共同努力。医生会根据患者的病情制订合理的治疗方案;患者需要信任医生、坚持全程用药,不能因为服药后咳嗽等症状减轻了就自行停药;家属需要给予患者更多的关怀,支持患者完成全程治疗。

二、落实个体责任，减低传播风险

（一）日常感染控制措施

1. **手卫生**　在社区日常环境中，应随时开展手卫生，特别是在餐前便后、外出活动等之后，同时还应养成良好的生活卫生习惯，不用手触摸眼鼻口。手卫生的具体步骤包括：①在流动水下，使双手充分淋湿；②取适量洗手液（肥皂），均匀涂抹至整个手掌、手背、手指和指缝；③认真揉搓双手至少 15 秒，应注意清洗双手所有皮肤，包括指背、指尖和指缝；④在流动水下彻底冲净双手，擦干，取适量护手液护肤；⑤擦干宜使用纸巾。

2. **呼吸卫生 / 咳嗽礼仪**　咳嗽或打喷嚏时应用纸巾或手帕遮挡口、鼻，如无纸巾或手帕时可使用手肘部遮挡口、鼻，避免带有病菌的飞沫 / 飞沫核等播散到空气中。当出现呼吸道症状时，应主动佩戴医用外科口罩或一次性医用口罩。

3. **通风**　自然气候等条件允许的情况下应尽可能延长开门开窗通风的时间。在夏热冬冷需要关闭门窗使用空调或采暖装置的情况下，可在外出时打开门窗进行通风。在对立的墙面上开门开窗能够形成对流，有利于房间内空气的更新，通风不良时可以加装送风扇 / 排风扇进行辅助通风。

4. **社交礼仪**　与人交谈或参加活动时应保持 1 米以上的安全社交距离，同时要尽量减少参加室内聚集性活动的机会，必要时佩戴口罩。

（二）患者家庭感染控制措施

如家中有确诊的肺结核患者，应让患者居住在单独的房间、保证房间内通风良好、减少与患者的接触，如必须接触应佩戴医用防护口罩或选择在室外通风处。

患者咳嗽时应注意遮掩口鼻、不随地吐痰，避免到人群密集的场所，尤其不能乘坐密闭的公共交通工具，如飞机和高铁等。

同时，患者使用的被褥、衣物、餐具等要采用日光暴晒、煮沸等方式进行日常消毒，对于患者的痰液等分泌物则应使用消毒液浸泡等方式进行消毒。

第四节　感染控制监控与评估方法

监控与评价是结核感染预防与控制工作的重要组成部分，是评价和改善结核感染预防与控制计划和措施实施过程和结果的方法与手段，通过监控与评价能够加强结核感染控制的执行力、提高结核感染控制的质量，达到降低结核感染风险的预期结果。

一、查阅资料

（一）制度文件资料

查阅医疗卫生机构印发的成立或调整感染控制委员会组织架构的文件、感染预防与控制工作计划、落实感染预防与控制经费和设施设备的文件或会议纪要，结核感染预防与控制培训计划和记录等资料、本机构工作人员体检记录和结核病患病记录，本机构手卫生、预检分诊、患者隔离及分类安置、日常通风与消毒、实验室管理和标准操作程序等规章制度等。

（二）工作记录资料

现场查阅各区域物表和空气消毒记录、手卫生记录、紫外线杀菌装置和通风系统的使用和维护记录，生物安全柜和高压蒸汽灭菌锅等设施设备的使用、维护和定期检测记录，开展医用防护口罩适合性试验的记录，感染控制个人防护用品、感染控制设施设备相关耗材的采购和储存记录等。

二、现场检测

（一）通风评价

使用发烟管（笔）、风速计和测距仪等设备现场检测门急诊相关区域（含挂号收费处、药房、支气管镜检室和胸部影像学检查室、留痰室等）、住院病房和实验室等。通风评价包括气流流向是否合理（即由清洁区流向污染区，由医务人员流向患者），以及通风量是否能达到污染控制的标准，评价的过程中要考虑通风的类型和日常使用时的状态。

通风量的评价指标为每小时换气次数（air change per hour，ACH），即每小时某空间气体体积全部置换的次数，1ACH 意味着在 1 小时内空气被交换了一个整个房间的体积，ACH 值越高，稀释效果就越好，空气传播感染的风险就越低。需要注意的是，ACH 不是越高越好，过高的 ACH 会造成在室内活动的人员感觉不适，且对于机械通风来讲更高的ACH 意味着更高的能耗和成本。世界卫生组织推荐在结核病门诊、住院病房和实验室等结核分枝杆菌传播的高风险区域的通风良好的标准是不低于 12ACH。

计算公式：

$$ACH = \frac{每小时空气进入量或排出量（m^3）}{房间容积（m^3）}$$

测量方法如下。

1. 观察待评价房间，掌握所有开口情况，以免遗漏，例如病房内卫生间的排气装置开口。确定正常工作状态下所有开口的开闭状态，根据开口的位置和类型决定使用的测量工具。

2. 使用发烟管（笔）判断每个开口的气流方向，并做好记录。评价自然通风的房间时，需要注意在特殊情况下同一个开口会出现不同的气流方法，例如一扇窗户的上半部分从外向内，而下半部分为从内向外。对于这种情况，应通过测量找到进和出的平衡线，即在该处气流不进不出，风速为零。将平衡线的上下部当做两个开口处理即可。

3. 使用风速计测量每个开口的平均风速。根据开口形状和面积，均匀选择几个点进行测量，记录每个点的风速，计算平均值即为该开口的平均风速，单位通常为 m/s。

4. 使用测距仪或米尺测量每个开口长和宽，并计算开口面积，单位通常为 m^2。

5. 计算每个小时进入房间和排出房间的气流量。将所有开口根据气流方向分成两类，即进入房间和排出房间，分别加和计算每小时进入房间的总气流量和排出房间的总气流量。

$$气流量（m^3）= 开口面积（m^2）\times 平均风速（m/s）\times 3\,600s$$

6. 使用测距仪或米尺测量房间的长、宽、高，并计算房间容积，单位通常为 m^3。

$$房间容积（m^3）= 长（m）\times 宽（m）\times 高（m）$$

7. 将进入房间的总气流量和排出房间的总气流量分别代入公式分子，将房间容积代入分母，即可获得该时点该房间的 ACH 值。一般来讲，根据质量守恒定律，通过计算房间气体的流入和排出应得到大致相近的 ACH 值，如果两者差别较大，应检查是否有遗漏的开口没有纳入测量。注意 ACH 评价的是测量时间点该房间的通风情况，尤其对于自然通风，并不是一个要求精确测量的指标。

（二）紫外线杀菌装置评价

1. 传统紫外线灯（直接照射）

（1）清洁度：观察灯管表面是否清洁，如有灰尘将大大降低紫外线灯的辐照强度，进而影响杀菌效果。应每周使用 75% 浓度的酒精布巾 / 棉球对紫外线灯管进行擦拭 1 次，直至表面清洁为止，发现灯管表面有灰尘、油污等时，应随时擦拭。

（2）紫外线灯辐照强度：紫外线灯辐照强度的标准是在垂直 1m 处 30W 新灯为 $\geqslant 100\mu W/cm^2$，使用中的紫外线灯为 $\geqslant 70\mu W/cm^2$。

测量方法：①做好个人防护，避免紫外线直接照射眼睛和皮肤；②打开紫外线灯预热 5 分钟；③将 1m 长的挂钩放置在紫外线灯的中央处，随后将紫外线强度指示卡水平放置在挂钩上，照射 1 分钟后，观察指示卡色块颜色，将其与标准色块比较，判断强度是否达标。如使用数字式紫外线辐照强度计，将探头放置在挂钩上，待仪表显示数字稳定后，所示数据即为该紫外线灯的辐照强度。

（3）紫外线灯安装数量：房间容积的大小和照射能量的标准决定了紫外线灯需安装的数量，根据《医疗机构消毒技术规范》（WS/T 367—2012），安装紫外线灯的数量为平均

≥ 1.5W/m。通过计算获得的"安装数量"应向上取整，即为实际需要安装的数量，计算公式如下：

$$安装数量 = \frac{房间容积（m^3）\times 1.5W/m^3}{紫外线灯标称功率（W）}$$

2. 上层空间紫外线杀菌装置（遮挡式）

（1）清洁度：在断电的情况下，打开上层空间紫外线杀菌装置前部的格栅，观察灯管表面和装置内壁是否清洁。

（2）上层空间杀菌区域紫外线强度：上层空间杀菌区域的平均辐照强度要达到 $30 \sim 50\mu W/cm^2$。

测量方法：①做好个人防护，避免紫外线直接照射眼睛和皮肤；②打开紫外线灯预热 5 分钟；③在上层空间紫外线杀菌装置同水平高度，前后左右每间隔 1m 选定一个测量点，使用数字式紫外线辐照强度计进行测量，通过调整探头朝向得到每一个测量点最大的辐照强度值，做好记录；④将所有测量点的辐照强度值求平均值，即为上层空间杀菌区域紫外线平均辐照强度。

（3）下层空间人员活动区域紫外线强度：我国工作场所短波紫外线的职业接触限值（occupational exposure limits，OEL）为辐照强度不高于 $0.13\mu W/cm^2$，8 小时辐照量不超过 $1.8mJ/cm^2$。辐照强度的测量方法同杀菌区域测量方法，区别在于测量点的高度不同，测量职业接触时的高度为测量人员的眼部和面部水平。使用辐照量作为评价指标时，需使用如下计算公式：

$$辐照量（\mu J/cm^2）= 时间（s）\times 辐照强度（\mu W/cm^2）$$

（4）安装数量：上层空间紫外线杀菌装置的紫外线输出功率要求为 $15 \sim 20mW/m^3$，安装数量的计算公式如下：

$$安装数量 = \frac{（15 \sim 20mW/m^3）\times 房间容积（m^3）}{上层空间紫外线杀菌装置标称紫外线输出功率（mW）}$$

（三）个人访谈

1. 感染控制科工作人员及各区域医务人员　与感染控制科工作人员及结核病相关各区域医务人员进行面对面交流，了解该医疗卫生机构在感染控制的行政控制、环境控制、个人防护及健康教育方面的具体执行情况，以及受访者对本机构感染控制工作的认识、评价、存在的问题及改进建议。

2. 就诊或住院患者　了解患者就诊流程和痰标本留置流程，是否接受过咳嗽礼仪和结核病相关知识的宣教，能否正确佩戴医用外科口罩等。

（四）现场观察

现场观察包括评估患者就诊路线和标本流动路线、口罩佩戴情况、病房安置情况等。

1. 通过到医疗卫生机构各区域实地走访，观察医疗机构各单独建筑和建筑内的布局，传染病或结核病的诊疗区域是否为单独建筑，所处位置是否为当地主导风向的下风向。

2. 结核病疑似患者或确诊患者在医疗卫生机构内就诊和检查的流动路径和痰标本的传递路径是否和其他人流、物流存在交叉。

3. 预检分诊是否真正得到落实。

4. 结核病疑似患者和不同类型的患者（药物敏感、耐药，以及是否有导致免疫力低下的共患病）是否分类隔离安置。

5. 机械通风装置是否正常运行，采用自然通风的区域可见的门窗是否打开充分通风。

6. 紫外线灯等感染控制设施设备是否正确使用。

7. 咳嗽患者是否遵守咳嗽礼仪，佩戴外科口罩。

8. 在中高风险区域的医务人员和其他工作人员是否正确佩戴医用防护口罩。

9. 有关区域是否有感染控制宣传资料和提醒标识。

10. 实验室操作是否安全规范。

知识要点

1. 感染控制包括组织管理、行政控制、环境控制和个人防护。

2. 组织管理主要包括建立健全结核感染控制管理组织，制订政策、计划和预算，评估感染风险，加强人力资源建设，合理设计建筑布局，开展健康教育，实施监控和评价，开展科学研究。

3. 行政控制措施是以防止产生飞沫核为目的的最经济、有效的感染控制手段。

4. 行政控制措施包括患者的门诊和住院管理、建立健全实验室管理制度、咳嗽礼仪教育等。

5. 环境控制是以降低空气中可吸入感染性飞沫核浓度为目的。

6. 建筑布局要进行区域划分，设立明显标识，严格管理。

7. 通风方向是从清洁区到污染区。空气传播高风险区域的通风量应达到12ACH。

8. 采用室内悬吊式紫外线消毒时，灯管距地面不应超过2m，紫外线灯的照射强度必须 > 70μW/cm²（即在距离普通30W直管紫外线灯管1m处测定的强度值），平均照射能量 ≥ 1.5W/m³。

9. 结核病患者佩戴医用外科口罩；医务人员和患者家属佩戴医用防护口罩。

自测题

一、选择题（单选题）

1. 下述哪一项与结核病的传播并不直接相关（　　）

   A.进行支气管镜检时佩戴外科口罩

   B.与一个结核患者 8 小时以上共处一室

   C.共用没有消毒的餐具（调羹，叉子，碟子）

   D.在没有生物安全措施的实验室做菌株的培养和药敏实验

2. 下述哪项活动是结核感染控制的行政控制措施（　　）

   A.使用紫外线杀菌灯

   B.戴医用防护口罩

   C.将咳嗽的人和其他人分开

   D.加强通风

3. 医疗机构的气流流向应为（　　）

   A.自外至内

   B.从清洁区到污染区

   C.从不洁净区到洁净区

   D.自内至外

4. 紫外线杀菌灯的强度标准为何（　　）

   A.普通 30W 新灯辐射强度大于等于 80μW 为合格

   B.使用中的紫外线灯管强度大于等于 70μW 为合格

   C.普通 30W 新灯辐射强度大于等于 70μW 为合格

   D.使用中的紫外线灯管强度大于等于 60μW 为合格

5. 在结核病定点医疗机构内应佩戴医用外科口罩的是（　　）

   A.医生

   B.护士

   C.患者

   D.探视者

6. 以下属于咳嗽礼仪的是（　　）

   A.在公共场合咳嗽后说"对不起"

   B.是对所有患者的要求，但对于医护人员而言不是必需的

   C.当咳嗽和打喷嚏时，用手绢、纸巾或上臂遮盖口、鼻

   D.以上各项均是

7. 清洁紫外线杀菌灯，应该使用哪种方式（　　　）

    A. 热水

    B. 肥皂液

    C. 消毒剂

    D. 浓度为 75% 的酒精溶液

8. 结核病诊室和病房的通风量应为多少（　　　）

    A. 2 ~ 4 ACH

    B. ≥ 12 ACH

    C. 1m/s

    D. 4m/s

9. 关于预防性消毒，下列哪项不正确（　　　）

    A. 低风险区域，日常应以清洁清洗为主

    B. 卫生间等场所应进行每日消毒

    C. 常用的消毒剂主要有含氯消毒剂，可用来消毒餐具、桌椅、厕所洁具等物品

    D. 一般使用 5 000mg/L 的含氯消毒液进行日常预防性消毒

10. 关于无遮挡式的紫外线灯说法正确的是（　　　）

    A. 灯管吊装高度距地面 1.8 ~ 2.2m

    B. 每个结核病诊室安装一支灯管即可

    C. 发蓝光是紫外线灯

    D. 有人时可以正常开启

二、名词解释

1. ACH
2. 通风

三、简答题

1. 简述手卫生的步骤。
2. 简述结核感染控制的框架。
3. 简述通风的类型。

第十章
健康促进与社会动员

学习目的

1. 掌握我国结核病防治健康促进策略。
2. 掌握不同人群开展健康教育的核心信息和主要方法。
3. 掌握健康教育活动的基本设计。
4. 掌握结核病防治社会动员的意义和基本策略。
5. 了解健康促进和健康教育的概念。
6. 了解健康教育效果评估的基本方法。
7. 了解社会动员的基本步骤。

健康促进与社会动员是提高全民结核病防治健康素养，推进国家结核病防治规划目标实现的有力手段。健康促进与社会动员贯穿于结核病防治工作始终，需要掌握其基本理论和方法，达到实施效果。

第一节　结核病健康促进

我国结核病防治健康促进策略的总体目标是通过实施政府倡导、社会动员、健康教育等一系列活动，加强政府承诺，促进部门合作，提升公众防治水平，形成政府重视、部门履职、全社会共同参与的结核病防治的良好氛围。

一、政府倡导

政府倡导是要通过对各级领导的宣传动员与政策开发，提升政府对结核病防治工作的重视，推动政府履职，创造健康、公平和可持续发展的支持环境，促进出台结核病防治的法规和政策，促进落实经费、人员和基础设施的完善等工作，同时将结核病防治统筹融入公共卫生和医疗卫生体制改革的综合发展战略规划当中，在顶层设计和策略措施的落实等各方面获得切实有效的发展。

政府倡导的形式可通过建立重大疾病工作联席会议机制，成立结核病防治工作领导小组，组织开展卫生健康重大会议或"3·24世界防治结核病日"主题宣传活动，召开结核病防治专项工作或疫情分析研判会议，结核病防治执法检查和规划督导，或者通过党员干部培训和工作汇报等机会开展。

二、社会动员

社会动员指充分发挥社会各相关机构、企事业单位、社会团体、有影响力的各界人士和公益志愿者的社会责任和参与精神，形成多部门合作和全社会共同参与、共同发力的良好的结核病防治氛围，通过持续开展以社区为单位的健康倡导和宣传教育等工作，降低结核病疫情，保护公众健康，构建无结核病社区。

社会动员需要充分调动宣传和新闻出版广电等部门、教育部门、科技部门、公安与司法部门、交通运输部门、建筑部门、工矿企业、服务行业、妇联、工会、共青团组织、其他有影响力的非政府组织与社会团体、结核病防治宣传大使和有影响力的公众人物以及基层社区组织等多部门和社会团体积极性，从区域经济和社会发展的实际出发，常规性、持续性组织开展和推进结核病防控各项目标实现的宣传倡导和健康教育等活动。具体内容见本章第三节。

三、健康教育

健康教育是以传播、教育、干预为手段，有计划、有组织、系统性地开展健康有关的知识传播和行为干预活动，有效帮助目标人群掌握健康知识，自觉采纳有益于健康的行为和生活方式，消除或减轻影响健康的危险因素，预防疾病，主动追求健康，提高健康水平，提高生活质量，同时对健康教育的效果作出评价。结核病的健康教育要根据不同区域、不同人群的需求和特点有针对性地开展具体活动，健康教育的内容不仅涵盖与结核病防治有关的核心信息，还需与区域、国家层面上大的卫生健康目标结合起来。健康教育的形式也要与地方健康传播工作特点和条件相结合，最大化提高目标人群的宣传覆盖和宣传实效。

（一）结核病健康教育

结核病的健康教育是通过开展一系列的宣传教育活动，传播结核病防治的核心信息，提升公众对结核病的关注度，增强防治意识，改善不良卫生习惯和行为，以达到减少结核病在公众中发生和传播的目的。同时通过宣传教育，还可提高结核病防范意识，促进可疑症状者积极主动就诊，有助于提高结核病患者的发现水平，促进及早诊断、治疗和康复，有效减少结核病的人群传播。

（二）不同机构结核病健康教育职责

疾病预防控制机构（结核病防治机构）、结核病定点医疗机构和基层医疗卫生机构是承担结核病防治管理工作的核心机构，他们同时承担结核病防治的健康教育相关工作。

1. 疾病预防控制机构（结核病防治机构） 健康教育工作是疾病预防控制机构（结核病防治机构）的一项重要职能，主要负责根据需求制订结核病健康教育工作计划，开发结核病健康教育课程和材料，组织开展公众健康教育和健康促进相关活动，对重点人群有针对性地开展防治宣传，同时开展各相关机构结核病健康教育的技术支持与指导等。

2. 结核病定点医疗机构 结核病定点医疗机构健康教育的主要职责是为患者及家庭成员进行防治知识宣传教育，对患者进行治疗和康复指导，在院内为医务人员开展结核病院感防控、防治知识和技能培训等。

3. 基层医疗卫生机构 基层医疗卫生机构健康教育的主要职责是开展结核病患者及家属的防治知识宣传教育，对患者进行治疗依从性宣教指导，在社区对公众开展健康知识普及，对可疑症状者开展主动就诊的宣教活动，对重点人群有针对性地开展宣传教育。

（三）不同人群健康教育内容和方法

1. 公众 公众结核病防治知识普及是结核病健康教育最重要的目标之一，应针对不同人群的社会、文化、民族、经济、地域、职业等特征，以及不同个体的健康需求，有针对性地开展健康教育和宣传活动。

（1）主要内容

1）肺结核是长期严重危害公众身体健康的慢性传染病。

2）肺结核主要通过呼吸道传播，人人都有可能被感染。

3）咳嗽、咳痰2周以上，应怀疑得了肺结核，要及时就诊。

4）不随地吐痰，咳嗽、打喷嚏时掩口鼻，戴口罩可以减少肺结核的传播。

5）规范全程治疗，绝大多数患者可以治愈，还可避免传染他人。

（2）主要方法

1）**常规宣传**：利用传统媒体，如广播、电视、公益广告及报纸、杂志、书籍等开展宣传；举办讲座、培训、健康课堂等；制作宣传栏（宣传画、折页、海报、黑板报、标语等）；在公共区域如公交、地铁、地标建筑的大屏开展宣传；举办知识竞赛、演讲比赛、宣传作品制作征集；利用互联网社交媒体如微信、微博、短视频、应用程序等开展宣传；

利用移动通信、数字电视、网络广播、游戏等形式宣传；在 12320 公共卫生热线、区域卫生健康平台等开展宣传。

2）主题宣传：如在"3·24 世界防治结核病日"开展主题宣传；组织"百千万志愿者结核病防治知识传播活动"；在世界卫生日、世界糖尿病日、世界无烟日、世界艾滋病防治日等开展联合宣传；利用卫生健康有关的事件或活动时机开展结核病防治宣传，如绿色城市和健康城市相关的宣传活动等；在活动中动员多部门参与，邀请政府领导、地方名人、专家学者、主流媒体等出席，提升活动效果、扩大社会影响力。

3）典型宣传：挖掘结核病防治工作中的典型、先进案例，以结核病患者、结核病防治工作者、基层医疗卫生工作者、公益志愿者等为故事主人公，组织开展现场讲述、巡回演讲、声像资料播放和宣传展板等多种形式的典型案例和先进人物宣传，加深对结核病防治和职业精神的认同与激励。

2. **医务人员**　医务人员是开展结核病诊疗管理工作的主体，他们掌握准确的防治知识和卫生技能，可以更好地向患者提供治疗指导和康复服务，同时更好地开展自我防护。

（1）主要内容

1）咳嗽、咳痰 2 周以上的患者应警惕可能得了肺结核。

2）发现疑似肺结核和肺结核患者，要依法报告、转诊和登记。

3）肺结核患者的家属要预防感染、监督患者服药。

4）当地执行的结核病诊疗惠民政策。

5）患者服药治疗期间的注意事项。

6）感染控制及个人防护措施。

（2）主要方法

1）医院内设立传染病导诊标识，电子屏幕、移动电视等滚动宣传；医院设立宣传栏、张贴宣传画等；接诊室摆放宣传手册、宣传单、健康教育处方等。

2）医院定期对医务人员开展传染病感染控制、结核病健康教育和个人防护的培训，制作并为医务人员发放结核病健康教育材料等。

3. **肺结核患者**　对肺结核患者进行健康教育的目的是帮助其树立康复的信心，保证完成全程治疗，预防感染，降低传播风险。

（1）主要内容

1）坚持规范治疗，患者大多可以治愈，不要有大的心理负担。

2）咳嗽、打喷嚏时，应当避让他人，遮掩口鼻。

3）不要随地吐痰，要将痰液吐在有消毒液（如 0.5% 的含氯消毒剂）的带盖痰盂里，不方便时可将痰吐在消毒湿纸巾或密封痰袋里。

4）如居家治疗，应尽量与家人分室居住，保持居室通风，戴好口罩，避免家人被感染。

5）遵医嘱服药，不自行停药或换药，按医嘱定期复查，出现不良反应及时到医院就诊。

6）尽量不去集市、商场、车站等人群密集的公共场所，如必须去，应当佩戴医用外科口罩。

7）药物存放在阴凉干燥、孩子接触不到的地方，夏天宜放在冰箱冷藏室。

8）如需短时间外出，应告知医生并带够足量药物；如改变居住地，应与医生联系办理延续治疗手续。

9）要加强营养，多吃奶类、蛋类、瘦肉等高蛋白食物，多吃绿叶蔬菜、水果以及杂粮等食品，不吃辛辣刺激食物。

10）戒烟和禁酒。在医生指导下适量运动，以不引起劳累和不适为宜。

（2）主要方法

1）面对面健康教育：医务人员为患者开展治疗注意事项、生活注意事项以及有关防治知识、当地惠民政策的面对面宣传，提高患者配合治疗的行动。对居家治疗的患者定期采取电话、短信等形式沟通交流，及时了解治疗和康复情况。

2）小组活动：根据患者治疗及心理状况，为患者及家属、或患者相互之间组织互动交流活动，如座谈会、知识讲座、游戏活动等。也可在患者之间开展同伴教育、或加入病友服务组织、或通过志愿者服务等形式，交流治疗经验，获得心理支持，增强战胜疾病信心。

3）健康管理服务：基层医疗卫生机构（乡镇卫生院／社区卫生服务中心、村卫生室／社区卫生服务站）第一次入户随访时对患者的居住环境（如居室布局、居家人口、通风换气等情况）及生活方式（如日常饮食、吸烟、饮酒等情况）进行评估，针对不足及时提出改善意见、督促尽快改进以利于患者治疗康复。

4. 肺结核患者密切接触者 肺结核患者的密切接触者是与患者共同生活、学习或工作的人，这部分人由于近距离接触传染期的肺结核患者，有可能被感染，要密切关注并及时开展健康教育。

（1）主要内容

1）肺结核通过呼吸道传播，与患者接触时做好个人防护。

2）结核潜伏感染者发病风险高，可通过预防性服药治疗减少发病。

3）如出现咳嗽、咳痰等可疑症状时要及时到医院就诊。

4）督促患者按时服药和定期复查，坚持完成规范治疗。

5）居室要经常开窗通风。

（2）主要方法

1）患者就诊时的面对面防治知识讲解。

2）入户访视时的面对面防治知识讲解。

3）发放防治宣传材料。

5. **学生和教师** 学校师生是在校内学习生活接触最为密切的人群，这两类人群均是容易发生结核病的群体，因此同时对师生开展健康教育，对防止学校结核病疫情的发生很重要。

（1）主要内容

对教师开展的健康教育包括以下内容：

1）结核病是长期严重危害公众身体健康的慢性传染病。

2）肺结核主要通过呼吸道传播，人人都有可能被感染。

3）学校是结核病防控的重点场所，出现咳嗽、咳痰 2 周以上的学生，应督促其尽快去医院检查。

4）不随地吐痰，咳嗽、打喷嚏时掩口鼻，戴口罩可以减少肺结核的传播。

5）得了肺结核应规范治疗，绝大多数患者可以治愈，还可以避免传染他人。

6）结核病检查是学校常规体检项目之一，教职员工也应每年接受结核病体检，被诊断为肺结核后应当主动向学校报告，不隐瞒病情、不带病工作。

7）督促学生养成教室、图书馆和宿舍等室内公共场所勤开窗通风的习惯。

8）依据结核病定点医疗机构的诊断证明做好患病学生的休学、复学管理。

9）发生学校疫情后，应积极配合开展调查处置和密切接触者的筛查。

10）教师应关爱患病学生，为他们提供心理支持。

对学生开展健康教育包括以下内容：

1）肺结核是长期严重危害公众身体健康的慢性传染病。

2）肺结核主要通过呼吸道传播，人人都有可能被感染。

3）咳嗽、咳痰 2 周以上，应当怀疑得了肺结核，要及时就诊。

4）不随地吐痰，咳嗽、打喷嚏时掩口鼻，戴口罩可以减少肺结核的传播。

5）得了肺结核应规范全程治疗，绝大多数患者可以治愈，还可以避免传染他人。

6）出现肺结核可疑症状或被诊断为肺结核后，应当主动向学校报告，不隐瞒病情、不带病上课。

7）养成勤开窗通风的习惯。

8）保证充足的睡眠，合理膳食，加强体育锻炼，提高抵御疾病的能力。

（2）主要方法

1）面对面的结核病知识培训、授课、主题班会等。

2）与相关学科结合，将有关预防结核病的知识渗透其中开展宣传。

3）利用校园广播、宣传栏、板报等宣传，或制作宣传材料（如动画、绘本、漫画），作品征集、知识竞赛等。

4）利用网络，微信、微博等互联网媒体传播防治知识。

5）发放"致家长的一封信""防结核家庭明白纸"，开展"小手拉大手"活动等。

6）发展校园志愿者，构建良好的学校防控氛围。

6. 流动人口　流动人口通常来自结核病疫情较高的农村地区，流动人口往往日常劳动强度大、居室环境较差、身体营养不良等，他们发生结核病的机会比一般人群高，因此应加强流动人口结核病的健康教育，减少和控制这部分人群结核病的发生和传播。

（1）主要内容

1）肺结核是常见、并且危害严重的慢性传染病。

2）肺结核主要通过呼吸道传播，每个人都有可能被感染。

3）咳嗽、咳痰2周以上，应怀疑自己得了肺结核，要及时在当地结核病定点医疗机构就诊。

4）不随地吐痰，咳嗽、打喷嚏时掩口鼻，戴口罩可以减少肺结核的传播。

5）得了肺结核要按医嘱完成全程治疗，不仅自己治愈，还可避免传染他人。

6）流动人口享受和当地居民同样的结核病诊疗惠民政策。

7）患者尽量留在居住地完成全程治疗，如必须离开，应主动告知主管医生，由医生为其办理转出手续，以便患者返乡后可以继续接受治疗管理。

8）患者返乡或到新的居住地后，要主动到当地结核病定点医疗机构继续接受治疗管理，切勿自行停药。

（2）主要方法

1）在"3·24世界结核病防治日"期间组织开展流动人口的结核病防治主题宣传活动。

2）在工地、厂矿企业发放结核病宣传材料，在流动人口中倡导健康生活方式。

3）春节返乡及麦收季节时，在铁路、公路等站台（点）及交通工具上开展防治知识宣传。

4）在流动人口聚集的公共场所张贴结核病防治宣传画、设置宣传栏、播放宣传片等。

5）编排结核病防治的文艺节目，在流动人口集中地免费演出。

6）流动人口入职和从业培训中加入结核病防治知识培训内容。

7）发展流动人口志愿者，鼓励主动开展结核病防治知识宣传。

7. 志愿者　大力发展志愿工作者，对结核病的防治宣传会起到很重要的补充作用。志愿者可以是从事任何职业的人员，他们刚开始不一定了解结核病防治知识，因此对志愿者开展结核病防治宣传和技能培训，可以帮助他们更好地开展宣传工作。

（1）主要内容：对志愿者开展宣传的主要内容和对大众宣传类似（详见《结核病防治核心信息及知识要点（2016年版）》）。另外，志愿者还要掌握以下几点重点信息：

1）人人参与是共同战胜结核病的有力武器。

2）为公众开展宣传可提高其自我防范意识和行动。

3）为患者开展宣传可帮助其树立治疗信心、提高治疗依从性、促进治疗康复。

4）做好宣传时必要的个人防护。

（2）主要方法

1）招募志愿者：在学生或其他职业群体中大力发展志愿者，有计划、持续性地开展宣传活动。

2）邀请名人或公众人物担当志愿者：邀请名人或公众人物担任结核病防治公益宣传大使，参加由当地组织的各类志愿宣传活动。

3）开展集中性防治知识培训：通过讲座、培训、会议活动或定期发放宣传材料等形式开展知识普及。

4）开展传播与媒体使用技巧培训：为志愿者提供人际传播技巧、宣传作品创意与开发，新媒体传播技巧等专题培训。

5）志愿者评优与激励：开展优秀志愿者、优秀团队和优秀组织机构等形式的评选和荣誉表彰，鼓励志愿者发挥更大、更好、更广泛的宣传作用。

（四）健康教育活动设计

健康教育活动要科学设计、有序实施，才能保证其效果，一项健康教育活动的设计包括以下几方面要素。

1. **制订活动目标**　结核病健康教育活动目标的制订是推动解决结核病防治主要问题的重要前提，目标分为总目标和具体目标，总目标一般指健康教育活动宏观、长远、预期达到的愿景，是健康教育工作努力的方向。具体目标指本次活动能够解决的问题，是为实现总目标而设计的、明确的、可测量的目标，例如，通过健康宣传，辖区90%以上居民了解了结核病防治的核心信息。

2. **拟定活动方案**　拟定活动方案前要根据活动目标开展需求分析，在分析可用资源的基础上制订活动方案。活动方案主要包括以下内容。

（1）拟定活动名称和活动主题：名称要具体和明确，一次活动力求重点针对一个主题。

（2）确定目标人群：如针对公众、重点人群或政策决策者等。

（3）制订干预措施：如健康信息传播、健康技能培训、或环境改善措施等。

（4）组织领导和职责分工：明确领导主体和各方职责，便于各部门开展协同合作。

（5）邀约主要参加人员：要提前定好名单，明确任务和角色，保证活动当天按时到位并履行职责。

（6）制订具体活动内容：内容要根据活动的预期目标和要求，人群的知识水平、接受能力来确定，内容具备科学性、针对性、实用性、通俗性、趣味性等特点。

（7）做好活动保障：指为完成活动计划而提前进行的人、财、物等安排和准备，保障工作要贯穿于活动始终。

3. **确定活动形式** 活动形式要突出时代特色、立意新颖。除传统的举办讲座、知识问答等形式外，要力求创新突破。积极应用互联网新媒体的传播优势扩大宣传效应。活动可结合各类群众性的户外活动，如徒步健身、竞技比赛，体育、娱乐赛事，游戏类等，也可与当地特有的民俗活动结合开展。

4. **组织活动实施** 严格按活动方案开展工作流程，包括人员、场所、经费、活动材料准备、媒体邀请、通稿撰写、现场互动及活动记录等。

5. **活动总结评估** 总结的主要内容包括本次活动的组织领导、实施情况、取得的效果和经验、下一步构想等，活动原始资料要及时归档管理。

（五）健康教育效果评估

效果评估的目的是评价健康教育计划的制订、执行、目标实现及可持续性，为后续工作提供科学依据。主要分为以下四个部分。

1. **需求评估** 需求评估的主要目的是明确目标人群的基本概况、当前主要的健康问题及影响因素、健康知识和技能需求、接受健康教育途径的喜好、实施健康教育活动的资源状况等，为设计健康教育活动和制订干预措施提供依据。

（1）需求评估的常用方法

1）资料收集：收集文献、既往开展相关活动的记录、地方统计年鉴、当地官方发布的卫生统计数据等资料。

2）问卷调查：应用事先设计好的调查问卷（表），对一定数量的目标人群通过面对面调查、现场或网络自填等方式获得信息。

3）访谈法：针对特定问题或主题，对有代表性的个体进行专访或小组访谈，听取他们对该问题的看法、理解、意愿、意见和建议等。

4）观察法：不给观察对象任何人为干预，在自然条件下有目的、有计划地通过感官或借助仪器、设备等对观察对象的各种资料进行收集。

（2）需求评估的主要步骤

1）收集有关信息：①政策、经济、文化、卫生服务等；②目标人群的主要健康问题及其危险因素；③相关的行为和影响因素等。

2）整理、归纳、分析所收集的信息。

3）提炼拟解决的问题和需要干预的影响因素。

2. **过程评估** 过程评估主要是评估计划实施过程中工作执行情况、经费使用情况和目标人群的满意程度等，重点关注的是否按计划的数量和质量执行。

（1）过程评价的主要内容

1）活动的参与性、反应性及满意度。

2）活动执行率、活动覆盖率、资源使用情况等。

3）活动涉及的机构配合程度、活动资料的完整性和准确性等。

（2）过程评估的主要指标：健康教育工作计划完成率、活动覆盖人数、接受培训人数、材料发放数量、目标人群对活动的满意度等。

（3）过程评估的方法：可通过查阅资料、现场调查和现场观察等方法进行。如活动进度、经费使用情况可以通过查阅资料获得；目标人群满意度等指标可以通过定性、定量现场调查获得；干预措施的实施情况、目标人群的参与情况等可以通过现场观察获得。

3. **效果评估**　效果评估指在某项健康教育活动结束时考察工作计划所制订的各项目标是否完成，如目标人群知、信、行的改变，地方支持环境的改变，从长远看还包括当地结核病疫情的逐步下降等。

（1）效果评估的主要指标：如目标人群对核心信息的知晓程度、相关政策的出台与落实、与目标人群密切相关的行为改变等。

（2）效果评估的方法：大多采取定量调查设计，或定量与定性相结合的方法收集资料。主要评价活动结果和预期目标比较、同一人群实施干预措施前后对比、或专门设立对照组在活动实施前后对比等。

4. **结局评价**　结局评价主要评价健康教育工作的最终目的，对慢性病防治来讲是一个中、长期的时间阶段，结局评价的主要指标针对疾病发病、死亡或其他现阶段可达到的预防目标，对结核病可用发病率、死亡率的下降，治愈率的提高等指标。

第二节　结核病社会动员

结核病社会动员的理念是充分发挥社会各相关机构、企事业单位、社会团体和有影响力的社会各界人士在结核病防治工作中的社会责任和公益精神，形成多部门合作和全社会共同参与结核病防治的良好氛围，充分发挥个人作为健康责任第一人在全面构建无结核病环境中的重要作用，在切合本地区社会经济、文化背景和健康需求的条件下，持续组织开展健康教育和健康促进相关活动，充分发挥属地、行业、单位及个人四方责任，从而形成政府主导、多部门合作、全社会共同参与的结核病防治社会共同治理体系。

一、社会动员的策略

（一）领导动员

领导动员是决定结核病防控各项目标能否实现的重要环节。对政府机构和领导者的发动，可以为结核病防治政策的制订、经费等资源的支持、部门间的协调、考核与问责等工

作的实施提供保障。结核病的防控需要多部门的联动支持，这时候争取政府领导的政策、
经济与考核支持就显得尤为重要。

（二）社会力量动员

社会力量动员是决定结核病防控各项行动能否有效开展的关键。需要积极动员社会各
有关组织、机构、团体、个人等加入到防治行动中来，各司其职、相互配合、协同推进。
要争取一切力量促进社会支持与参与，具体到某项活动，可由相应的组织或机构牵头，其
他部门共同参加。

（三）社区居民动员

社区居民动员是决定结核病防控各项行动开展效果的重要保证。要通过广泛的媒体宣
传和动员，使社区居民意识到结核病的危害就在身边，意识到自身存在的卫生健康行为问
题，调动他们主动参与结核病防控的意愿，促使他们主动接受并掌握结核病防控的知识和
技能，并把它内化于心、固化于行。

二、社会动员的步骤

（一）明确动员目标和内容

发起一项社会动员行动前，第一要开展以问题为导向的需求分析，梳理出现这些问题
的原因，找到动员依据。第二是整理动员材料，分析这些问题与哪些人和哪些机构有关
系，这些问题受到哪些社会、政治、经济、文化等因素的影响，据此凝练动员主题。第三
要分解动员目标，提出具体动员任务和内容，根据不同时期、不同机构、不同对象的情
况，制订目标和任务。需求调研可通过关键人物访谈、社区居民调查和专题小组讨论等形
式开展。

（二）确定动员主体

确定动员主体就是解决"由谁决策、发起和实施动员"的问题，动员主体是社会动员
的重要因素，在社会动员过程中主要负责策划、决策、发动、组织、落实社会动员等工
作。动员主体的确定是社会动员的前提，动员主体选择是否合适，决定着动员的实际
效果。

（三）确定动员对象

动员对象不是社会动员行动具体活动的接受者，而是行动计划的助推者，帮助实现健
康目标和所要达到的目的，比如领导者、专家学者、形象大使、公众人物、意见领袖以及

专业技术人员等，他们在各自领域的权威、专业和影响力是帮助实现社会动员行动的催化剂。

（四）明确动员方法

社会动员主要以开展传播活动为主，具体采取大众传播、人际传播和组织传播等多种传播方法，宣传倡导结核病防治的目的、意义和最终要达到的终结结核病流行的目标。通过广泛的传播活动，可以营造舆论氛围，促成社会成员对结核病的广泛关注，激发防治结核病的愿望和行动的积极性，达成结核病防治的共识并采取行动。"互联网＋"这种以网络社交媒体为主的传播形式，也已成为结核病防治社会动员的有效武器。

（五）建立稳定合作关系

社会动员的目的是激发社会成员主动采取维护健康的积极行动，需要与被动员的对象建立良好的互动关系，帮助他们根据健康需求制订计划，寻找解决健康问题的办法，支持他们采取行动。要实现这一目的，合作部门和机构应建立起良好的工作机制，定期沟通协调，在关键问题上达成共识、齐心协力共同推进。

（六）鼓励公众积极参与

个人和社区的参与是社会动员行动取得成功和可持续发展的关键，要让公众认识到终结结核病流行目标的实现，就是改善和解决社区居民共同面对的重要健康问题，需要每个人、每个机构参与共同努力实现，而不是个人或者某个机构单方面的自主行动。

（七）监测与效果评估

包括对社会动员行动的投入、行动进展等的过程监测，确保所有行动均按计划实施。还包括行动对疾病和健康结局的影响等效果评估，具体的活动评估方法见本章第一节健康教育的效果评估。

知识要点

1. 结核病的健康教育和健康促进是结核病防治的重要手段，应贯穿在结病防治工作的始终，在结核病防治的政策倡导、开发与落实实施，以及结核病诊断、治疗和管理各项技术措施的开发、应用和推广过程中，健康教育和健康促进都发挥着重要作用。

2. 卫生健康部门、结核病防治机构、结核病诊疗机构、基层医疗卫生机构都具有承担结核病健康教育（健康促进）工作的职责。

3. 我国结核病防治健康促进策略是：政府倡导、社会动员和健康教育。

4. 公众结核病健康教育核心信息的 5 个条目、18 个知识要点（详见《结核病防治核心信息及知识要点（2016 年版）》）。

5. 在学校开展结核病防治健康教育时，引导学生发现结核病患者或可疑患者主动报告，不隐瞒、不带病上课很重要。

6. 对结核病患者开展健康教育，主要是给予他们治疗指导和生活行为指导（详见中国健康教育中心《健康教育处方（2020 年版）》相关内容）。

7. 志愿者是开展结核病防治宣传的重要公益力量，各地各级应大力招募、培育、激励和发展结核病防治志愿者。

8. 健康传播应与时俱进，大众媒体和网络媒体相结合，大力发展以互联网社交媒体为主导的传播新生态。

9. 一项健康教育活动的设计主要包括：活动目标、需求分析、活动方案、活动形式、活动总结。

10. 结核病的健康教育效果评估主要包括：需求评估、过程评估和效果评估。

11. 结核病防治社会动员的主要策略是：领导动员、社会力量动员和社区居民动员。

12. 社会动员的主要步骤有明确行动目标和内容、确定动员对象、建立稳定合作关系、鼓励公众积极参与、监测与效果评估。

自测题

一、选择题（单选题）

1. 我国结核病防治健康促进策略是（　　　）
   A. 政府倡导、社会动员、健康教育
   B. 政策倡导、全民动员、健康教育
   C. 政府倡导、健康促进、健康教育
   D. 政策倡导、社会动员、健康教育

2. 世界防治结核病日是在每年的哪一天（　　　）
   A. 3 月 23 日
   B. 3 月 24 日
   C. 3 月 30 日
   D. 4 月 1 日

3. 健康教育包括哪些内容（　　　）

    A. 宣传倡导和行为干预

    B. 健康传播和健康宣传

    C. 健康传播和健康促进

    D. 信息传播和行为干预

4. 健康促进包括哪些内容（　　　）

    A. 健康支持、社会动员、健康教育

    B. 健康传播、行为干预、健康教育

    C. 健康环境、健康政策、健康教育

    D. 健康环境、健康政策、健康人生

5. 结核病百千万志愿者是指（　　　）

    A. 国家级百名、省级千名、市级万名、县区级不限的志愿者知识传播链

    B. 国家级不限、省级百名、市级千名、县区级万名的志愿者知识传播链

    C. 国家级万名、省级千名、市县级百名的志愿者知识传播链

    D. 国家级百名、省级千名、市县级万名的志愿者知识传播链

6. 下面哪条结核病防治核心信息不准确（　　　）

    A. 肺结核主要通过呼吸道传播，接种卡介苗可预防被感染。

    B. 咳嗽、咳痰 2 周以上，应怀疑得了肺结核，要及时就诊。

    C. 不随地吐痰，咳嗽、打喷嚏时掩口、鼻，戴口罩可以减少肺结核的传播。

    D. 规范全程治疗，绝大多数患者可以治愈，还可避免传染他人。

7. 对肺结核患者开展健康教育有助于提高患者服药治疗的（　　　）

    A. 接受性　　　　　　　　　　　　B. 依从性

    C. 选择性　　　　　　　　　　　　D. 满意度

8. 以下哪条不是对医务人员的健康教育核心信息（　　　）

    A. 咳嗽、咳痰两周以上，应怀疑得了肺结核

    B. 当地实施的惠民政策

    C. 患者服药注意事项

    D. 遵医嘱定期复查

9. 健康教育的效果评估不包括哪类评估（　　　）

    A. 需求评估

    B. 效果评估

    C. 实施评估

    D. 过程评估

10. 社会动员的主要对象是（　　　）

　　A. 领导

　　B. 专业人员

　　C. 意见领袖

　　D. 以上都正确

二、名词解释

1. 健康促进
2. 社会动员

三、简答题

1. 简述对公众开展结核病健康教育的核心信息。
2. 举例说明结核病的健康教育对象。
3. 简述一项健康教育活动设计应包括的主要内容。

第十一章
监测与评价

学习目的

1. 掌握肺结核报告和结核病登记管理的主要内容和时限要求。
2. 掌握不同类型的结核病防治机构在结核病信息监测中的职责。
3. 掌握结核病监测信息系统产出的主要指标。
4. 掌握结核病防治中登记报告的数据分析方法。
5. 掌握结核病监测信息报告的撰写方法。

疾病监测是指长期、连续、系统地收集疾病及其影响因素的资料，经过分析将信息及时反馈给应该知道这些情况的人，以便采取预防控制措施并评价其效果。我国常规应用的结核病监测信息主要来源于传染病报告信息管理系统（即网络直报系统，或称大疫情系统）和结核病管理信息系统（专报系统），两个系统均通过 VPN 开展数据采集和共享。

第一节　结核病监测信息系统

近年来，随着全民健康保障信息化工程的建设进展，我国结核病监测系统已逐步与其他疾病预防控制信息系统整合成为新的全民健康保障信息化工程疾病预防控制信息系统，实现了传染病网络直报系统及结核病管理信息系统的进一步融合。此外，对于结核病死亡信息的监测来源于全国死因监测系统。

一、我国结核病监测系统的发展

（一）传染病网络直报系统

结核病信息监测的发展与我国传染病防治策略和结核病防治管理工作的发展密不可分。

2004 年，我国建立了全国性的传染病网络直报系统和结核病管理信息系统，特别是传染病网络报告系统，目前基本覆盖了全国所有医疗机构，对于所有发现的传染病患者，不仅是结核病患者，都必须在传染病网络直报系统里面进行报告。通过传染病网络直报系统和结核病管理信息系统的信息联通共享，定点医疗机构可以掌握辖区内所有医疗机构发现的结核病患者。

（二）结核病管理信息系统

2005 年建设、启用的结核病管理信息系统覆盖了全国范围内所有的结核病定点医疗机构和部分结核病专科医院，除收集纳入结核病规划的肺结核病患者信息和规划活动信息外，对暂时没有纳入国家规划的病例也进行了登记（如肺外结核），从而实现了我国结核病防治信息的完整管理。通过对结核病患者个案信息的网络电子化管理，结核病管理信息系统能够实时了解和评价各地结核病患者发现、治疗管理和规划活动进展情况。之后，通过对该系统的不断优化升级，还扩展了对于流动人口、TB/HIV 双重感染和耐药患者信息的收集，并加强了系统的统计和产出功能。

（三）死因监测系统

我国结核病死亡信息的监测主要来源于全国死因监测系统中的结核病数据。全国疾病监测系统 2011 年包括全国 31 个省（自治区、直辖市）的 161 个监测点，监测人口达 7 700 多万，占全国人口的 6%。2013 年，由原国家卫生计生委牵头，将原卫生部死因登记系统、全国疾病监测系统等死因报告系统进行整合，建立了全国死因监测系统。2013 年整合后，监测点个数扩大到 605 个，其中城市监测点 207 个，农村监测点 398 个，监测人口超过 3 亿，覆盖全国人口的 24%。全国疾病监测系统是通过概率抽样方法在全国范围内抽取监测点，所获取的数据可以代表全国特征。

二、监测信息的保存与安全管理

（一）资料保存

各级疾病预防控制机构、定点医疗机构和基层医疗卫生机构应安排专人负责辖区内结核病疫情监测信息资料的分类归档保管，实行专人专柜管理。纸质传染病报告卡及传染病报告记录保存 3 年；各级结核病定点医疗机构登记的初诊患者登记本、实验室登记本等资料，以及疾病预防控制机构收集的规划活动信息资料等至少保存 5 年；病案记录资料至少保存 15 年。

（二）安全管理

1. 各级疾病预防控制机构、定点医疗机构应当根据信息安全三级等级保护的要求，制订相应的制度，建立分级电子认证服务体系，加强对系统用户的安全管理。

2. 系统内所有用户必须进行实名制登记。在未获得司法授权或法律部门另有规定的情况下，不能以任何理由泄露或公开个人信息。不得转让或泄露系统账号和密码。发现系统账号和密码已泄露或被盗用时，应立即采取措施，更改密码，并向上级疾病预防控制机构报告。

3. 建立结核病信息数据使用的登记和审核制度，不得利用结核病信息从事危害国家安全、社会公共利益和他人合法权益的活动，不得泄露结核病患者个人隐私信息资料。

第二节　肺结核报告

结核病报告实行属地化管理，首诊负责制。凡在各级各类医疗卫生机构诊断的肺结核患者和疑似肺结核患者均为病例报告对象。报告卡由首诊医生或其他执行职务的人员负责填写。现场调查时发现的结核病病例，由属地医疗机构诊断并报告。根据《国家卫生健康委办公厅关于调整肺结核传染病报告分类的通知》（国卫办疾控函〔2019〕296号）要求，自2019年5月1日起，肺结核报告分类修订为"利福平耐药、病原学阳性、病原学阴性、无病原学结果"，"结核性胸膜炎"归入肺结核分类统计，不再报告到"其他法定管理以及重点监测传染病"中。

一、报告要求

（一）责任报告单位及报告人

肺结核报告要求属地管理首诊负责制。各级各类医疗卫生机构（包括结核病定点、非定点医疗机构）为责任报告单位，其执行职务的医务人员（包括乡村医生、个体开业医生）为责任报告人。现场调查时发现的肺结核病例，由现场调查人员报告。

（二）报告分类和报告对象

诊断的肺结核患者（包括确诊病例、临床诊断病例）和疑似肺结核患者均为病例报告对象。报告要点如下：

1. 报告病种的肺结核分类分为"利福平耐药、病原学阳性、病原学阴性、无病原学结果"。

2. 发现的单纯性结核性胸膜炎也按肺结核患者进行报告，并根据检查结果归类，在备注中需注明"单纯性结核性胸膜炎"。如未做病原学检查，归类为"无病原学结果"。

3. 患者为学生或幼托儿童须填报其所在学校/幼托机构全称及系别、班级名称。

4. 在肺结核报告分类中，当通过分子生物学检测到结核分枝杆菌且利福平耐药或者其他药敏试验利福平耐药的患者，无论其痰涂片、痰培养结果如何，均要选择"利福平耐药"进行报告。

5. 当通过分子生物学检测到结核分枝杆菌、患者痰涂片阳性或痰培养阳性，则选择"病原学阳性"进行报告。

6. 如果分子生物学检测阴性、痰涂片检查阴性或痰培养阴性，则选择"病原学阴性"进行报告。

7. 如果痰涂片、痰培养、分子生物学检测均未开展，则选择"无病原学结果"。

8. 报告的疾病分类只能按照"无病原学结果→病原学阴性→病原学阳性→利福平耐药"的顺序进行修订。

9. 报告病例分类为：确诊病例、临床诊断病例和疑似病例。其中"利福平耐药、病原学阳性"为确诊病例，"病原学阳性"但病理组织学检查阳性的患者也为确诊病例。

（三）报告内容和程序

1. 结核病定点医疗机构　确诊的肺结核患者，结核病定点医疗机在登记报告时应查看传染病报告卡记录。

（1）已确诊患者在传染病报告系统找到记录时，应收治并录入该患者的诊断信息，系统将根据诊断信息订正原传染病报告卡。

（2）已排除患者，应通过监测系统修改、完善信息并填写排除诊断日期。

（3）已确诊患者但无传染病报告卡，应在结核病信息监测系统中先录入传染病报告卡后再行收治。

（4）定点医院除结核门诊的其他科室，遇到结核病可疑症状者均应填写传染病报告卡和转诊单上报传染病报告管理部门（如院感科等），由传染病报告管理部门上报疫情卡并进行查重。

2. 结核病非定点医疗机构

（1）对就诊的肺结核患者或疑似肺结核患者应填写传染病报告卡，肺结核可疑者转诊。

（2）对确诊的结核病患者无危重情况应优先转诊到结核病定点医疗机构；合并危重症无法转院的暂时就地治疗，病情稳定后立即转到定点医院；其他原因无法转诊的患者应给予规范化抗结核治疗，由基护人员落实服药管理。

二、报告时限

1. 凡肺结核或疑似肺结核病例诊断后，实行网络直报的责任报告单位应于24小时内进行网络报告。

2. 不具备网络直报条件的责任报告单位要及时向属地乡镇卫生院、社区卫生服务中心或县（区）级疾病预防控制机构报告，并于 24 小时内寄送出传染病报告卡至代报单位。

三、报告数据管理

（一）审核

医疗机构传染病报告管理人员须对收到的纸质传染病 / 肺结核报告卡或电子病历、电子健康档案系统中抽取生成的电子传染病 / 肺结核报告卡的信息进行错项、漏项、逻辑错误等检查，对存在问题的报告卡必须及时向填卡人核实。

（二）订正

1. 医疗卫生机构发生报告病例诊断变更、已报告病例因该病死亡或填卡错误时，应由该医疗卫生机构及时进行订正报告，并重新填写传染病报告卡或抽取电子传染病报告卡，卡片类别选择订正项，并注明原报告病名。对报告的疑似病例，应及时进行排除或确诊。

2. 已具备电子病历、电子健康档案数据自动抽取交换功能时，以唯一身份标识实现传染病个案报告与专病的数据动态管理。暂不具备条件的，应及时在传染病报告信息管理系统中完成相关信息的动态订正，保证数据的一致性。

（三）自查

每日要对诊断的肺结核和疑似肺结核患者的报告情况以及报告信息的及时性、完整性和准确性进行自查。

（四）补报

责任报告单位发现本年度内漏报的肺结核病例，应及时补报。

第三节　结核病登记管理

在结核病定点医疗机构就诊并确诊为结核病的患者，应纳入国家结核病防治规划管理，并在结核病监测系统中进行患者病案登记。药物敏感肺结核患者和利福平耐药患者在治疗期间的痰检、培养、疗程结束后的治疗转归等信息也需要通过信息监测系统录入。肺外结核病患者可只建立门诊病案首页。此外，结核病信息监测系统还可协助完成患者信息的跨区域转入和转出，实现跨区域全程治疗管理。

一、登记要求

开展结核病诊断治疗和患者管理工作的定点医疗机构、专科医院和疾病预防控制机构负责结核病患者的登记管理和信息录入，并定期对本单位报告的结核病情况及报告质量进行分析，协助疾病预防控制机构开展结核病疫情调查和信息报告质量考核与评估。

二、登记时限

患者诊断的相关信息要在获得信息后 24 小时内完成，治疗随访检查、治疗转归结果等信息要在 48 小时内完成。

三、登记内容

（一）转诊到位患者信息的录入

每日浏览传染病报告卡，对于已到本单位就诊的肺结核及疑似肺结核患者，在系统中及时录入到位信息。

（二）确诊结核病患者的病案记录

对确诊的结核病患者（包括肺结核与肺外结核）建立病案记录，肺外结核仅需建立门诊病案首页，问询患者是否为重点人群并记录类型，填写随访检查结果、疗程结束时的停止治疗日期和治疗转归等信息，录入结核病信息监测系统。

对需要开展药敏检测的肺结核患者，在结核病信息监测系统中录入耐药检测对象相关信息。

1. 经询问获知，患者已在其他定点医疗机构进行了登记，并不在本地接受治疗的患者不需要登记和建立病案。如果在本地接受后期治疗，联系患者原所在地定点医院转出该患者病案，然后接收，并建立病案记录治疗管理的结果，按照跨区域管理的要求，在结核病信息监测系统中录入相关治疗管理信息。

2. 现住址非本地患者仅进行了确诊，不做任何抗结核治疗，在初诊登记本上登记，备注栏注明转入患者所在地定点医院就诊，不需建立病案。

3. 定点医院诊断的患者，只在医院进行住院治疗，出院后回居住地定点医疗机构进行后续治疗的患者，为保证治疗的延续性，建议建立病案后，在结核病信息监测系统转出至患者居住地定点医院。若患者出院后仍在本院门诊随访治疗，收治的定点医院必须对其进行登记管理。

4. 对于已登记的患者，在治疗过程中出现以下情况者需重新登记和重建病案：

（1）中断治疗 2 个月及以上后重新返回治疗的肺结核患者。

（2）治疗失败的初治肺结核患者。

5. 所有确诊的活动性肺结核本地管理的患者要在"初诊登记本"上填写患者登记号。

（三）耐药检测对象的信息登记

县（区）级定点医疗机构要将耐药检测对象的相关信息以及痰标本 / 菌株寄送至地市级耐药结核病定点医疗机构。地市级耐药结核病定点医疗机构要做好耐药检测对象的信息登记，填写"耐药筛查登记本"。

（四）利福平耐药结核病患者的病案记录

耐药结核病定点医疗机构对于直接就诊并开展了耐药性检测的患者要将相关信息填写在"耐药筛查登记本"上，并在系统中录入耐药检测信息。对于推送的耐药检测对象，要通过系统的"接收"功能并录入耐药检测信息。

对确诊的利福平耐药患者，要建立耐药结核病患者的病案记录，并在结核病信息监测系统中录入病案记录信息，包括是否纳入治疗，纳入治疗患者的随访检查结果、疗程结束和治疗转归结果等信息。

（五）督导服药与随访管理

基层医疗卫生机构要按照《肺结核患者健康管理服务规范》的要求对肺结核患者进行随访管理，并做好入户随访和肺结核患者服药记录等信息的填报。肺结核完成治疗后，要将"肺结核患者服药记录卡""利福平耐药肺结核患者服药记录卡"信息寄送至辖区内的结核病定点医疗机构，由结核病定点医疗机构录入系统。

第四节 结核病监测系统主要产出及常用指标

监测系统在肺结核报告和结核病登记方面的主要产出内容，以及常用的监测指标，作为后续数据分析利用的基础。

一、肺结核报告信息

（一）主要内容

肺结核报告信息来源于传染病网络直报系统收集的法定传染性报告信息，主要包括以下内容。

1. **基本信息**　姓名、性别、出生日期、患者属地、现住址、职业等。

2. **疾病信息**　病例分类（疑似病例、临床诊断病例、实验室确诊病例）、发病日期、诊断日期、肺结核病种（利福平耐药、病原学阳性、病原学阴性、无病原学结果）。

传染病网络直报系统是基于患者个案的报告系统，所有个案数据通过网络上报至系统服务器，各级可对属地按报告单位和报告地区进行汇总，获得报告发病数和报告死亡数等疫情指标，也可根据患者的现住址统计某地的报告发病率和报告死亡率，以及根据地区、年龄、性别、职业划分的报告发病/死亡分析表。此外，传染病网络直报系统还提供了与上年度同期比较报告发病/死亡数变化情况表，以及各类传染病报告发病/死亡数排名等分析表。

（二）常用分析指标

传染病网络直报系统产出的肺结核常用分析指标包括。

1. **报告发病数**　通过分析本地区与上季度、上年度同期相比的报告发病数变化情况，评价本地区报告疫情变化趋势。

2. **报告发病率**　通过分析本地区与上季度、上年度同期相比的报告发病率变化情况，评价本地区报告疫情变化趋势。

3. **不同性别、年龄组患者的报告发病率**　肺结核发病基本上呈现男性多于女性、发病率随年龄增长而升高的表现。通过分析本地区不同性别、年龄组患者的报告发病率，可用于评价本地区疫情变化趋势。

4. **不同职业报告发病患者的构成**　用于反映报告发病患者中，以哪些职业的患者为主，通过趋势变化可分析特殊职业患者，如学生患者的报告发病数变化趋势，用于早期发现学校结核病聚集性疫情。

二、结核病患者登记信息

（一）主要内容

结核病管理信息系统主要覆盖全国各级结核病防治机构或经过授权的结核病定点医院和结核病专科医院，系统中主要信息如下。

1. **传染病报告卡管理**　包括转诊信息、追踪信息、住院出院信息、到位信息。

2. **病案管理**　包括患者姓名、住址等基本信息，以及发病和就诊信息、实验室检查信息、诊断及登记信息、转入转出信息、治疗及转归信息。

3. **项目管理**　项目覆盖地区、启动时间、结束时间等。

4. **手工报表**　包括季度、年度录入的初诊检查、密切接触者筛查、重点人群筛查、药物、实验室质控和结核病防治规划活动等报表。

结核病管理信息系统通过定时统计和实时统计的方法，产出不同类型的报表。定时统计是根据已经设计的报表形式，按照一定的时间，如月、季和年进行统计的报表。实时统计是自定义时间、选择不同的信息产生的报表，见表 11-1。

表 11-1　结核病管理信息系统主要统计报表类型和内容

类型	报表内容
患者发现	不同类型肺结核患者登记、患者来源、初诊就诊和检查情况等
治疗管理	痰菌阴转、耐药筛查、纳入治疗、队列转归、患者管理等
规划活动	经费、培训、督导、健康教育等
药物	药物季度用量
实验室	痰涂片盲法复检
其他	重点人群筛查、TB/HIV 双重感染患者发现和治疗、预防性治疗等

（二）常用分析指标

结核病管理信息系统产出的常用分析指标主要包括。

1. 患者发现

（1）肺结核患者新登记率：指某一地区、在一定期间内发现并登记的新患者和复发肺结核患者数占该地区人口数的比率。

（2）肺结核患者登记率：指某一地区、在一定期间内发现并登记的肺结核患者数占该地区人口数的比率。

（3）肺结核患者病原学阳性率：指某一地区、一定期间内登记的肺结核患者（不包含单纯结核性胸膜炎）中病原学阳性患者的比例。

（4）初诊患者数占全人口比例：指某一地区、在一定期间内到结核门诊就诊的初诊患者占全人口的比例。

（5）报告肺结核患者和疑似肺结核患者的总体到位率：指某一地区、在一定时期内，通过医疗机构转诊和疾病预防控制机构追踪到位的和其他情况下到位的肺结核患者或疑似肺结核患者占应转诊的肺结核患者或疑似肺结核患者的比例。

2. 结核病实验室服务

（1）痰涂片检查的盲法复检覆盖率：指某一地区、一年内，参加盲法复检的实验室数量占辖区内常规开展涂片镜检的实验室总数的比例。

（2）涂阳培阴率：指某一地区、在一定期间内，某实验室在进行分枝杆菌分离培养的过程中，涂片检查结果阳性但培养结果阴性的初诊患者数占所有涂片阳性并且进行痰培养的初诊患者总数的比例。

（3）涂阴培阳率：指某一地区、在一定期间内，某实验室在进行分枝杆菌分离培养的过程中，涂片检查结果阴性但培养结果阳性的初诊患者数占所有涂片阴性并且进行痰培养的初诊患者总数的比例。

3. 患者治疗管理

（1）肺结核患者接受治疗率：指在某地区、一定期间内接受治疗的肺结核患者占登记肺结核患者的比例。

（2）病原学阳性患者 2、3 个月末痰菌阴性率：指在某地区、一定期间内，病原学阳性患者治疗至 2、3 个月末时痰涂片或痰培养阴性的肺结核患者占登记病原学阳性肺结核患者的比例。

（3）病原学阳性患者治愈率：指在某地区、一定期间内治愈的病原学阳性患者占登记的病原学阳性肺结核患者的比例。

（4）病原学阴性患者完成治疗率：指在某地区、一定期间内完成治疗的病原学阴性患者占登记病原学阴性患者的比例。

（5）肺结核患者成功治疗率：指在某地区、一定期间内治愈和完成疗程的肺结核患者占登记肺结核患者的比例。

4. 患者健康管理

（1）规则服药率：指某地区、一定期间内规则服药的患者数占同期辖区内已完成治疗的肺结核患者人数的比例。

（2）患者管理率：指基层医疗卫生机构管理的肺结核患者占应管理的肺结核患者比例。管理：指辖区内确诊的患者中，具有第一次入户随访记录。

（3）规范管理率：指基层医疗卫生机构规范管理的肺结核患者占应管理的肺结核患者比例。规范管理：指辖区内确诊的患者中，具有第一次入户随访记录，同时在患者治疗期间，保证每月至少 1 次的随访，并进行相应的随访记录。

5. 利福平耐药肺结核防治

（1）病原学阳性患者耐药筛查率：指在某一地区、一定期间内登记的病原学阳性患者开展耐药检测的比例。

（2）利福平耐药患者纳入治疗率：指在某一地区、一定期间内发现的利福平耐药患者中接受规范治疗方案患者的比例。

（3）利福平耐药患者治愈率：指某一地区、一定期间内接受治疗的利福平耐药患者中治愈患者的比例。

（4）利福平耐药患者成功治疗率：指某一地区、一定期间内接受治疗的利福平耐药患者中成功治疗患者的比例。

6. 结核分枝杆菌／人类免疫缺陷病毒（TB/HIV）双重感染防治

（1）HIV 感染者和艾滋病病人接受结核病检查的比例：指某地区当年接受过结核病影像学检查和／或细菌学检查的 HIV 感染者或艾滋病病人占当年可随访的 HIV 感染者或艾

滋病病人的比例。

（2）新登记结核病患者接受 HIV 抗体检测的比例：指某地区、一定期间内，接受 HIV 抗体检测的结核病患者占同期登记的结核病患者的比例。

（3）TB/HIV 双重感染患者同时接受抗结核和抗病毒治疗的比例：指某地区、一定期间内 TB/HIV 双重感染患者同时接受抗结核和抗病毒治疗的比例。

（4）TB/HIV 双重感染患者抗结核成功治疗率：指某地区、一定期间内接受抗结核治疗的 TB/HIV 双重感染患者中成功治疗患者的比例。

7. 流动人口结核病防治

（1）非户籍肺结核患者占当地登记患者的比例：指某地区、一定期间内非户籍肺结核患者占所在地登记肺结核患者总数的比例。

（2）非户籍肺结核患者成功治疗率：指在某地区、一定期间内成功治疗的非户籍肺结核患者占该时段登记的非户籍肺结核患者的比例。

8. 药物供应与管理

（1）缺货率：指某地区每季度各种抗结核药物缺货时间的平均百分比。缺货：是指库房中（包括门诊药房）没有在有效期内的药物储存。

（2）过期或破损率：指某地区过期或破损药物总数量占季度内库存总数量的比例。

9. 学校等重点场所和重点人群

（1）学生肺结核患者占登记肺结核患者的比例：指某一地区、一定期间内登记的职业为学生的肺结核患者占登记肺结核患者的比例。

（2）学校肺结核单病例预警信号响应及时率：指某一地区、一定期间内，在收到预警信号后 24 小时内完成响应工作的信号数，占同期发送的全部预警信号数的比例。

上述传染病网络直报系统和结核病管理信息系统是结核病监测信息分析最常见的数据来源。除此以外，我们还可以利用专题调查、现场督导、项目研究等方式采集数据，这些方法通常都有明确的设计目的要求，作为常规监测系统的有效补充，可联合深入分析结核病疫情及防治工作进展情况。

第五节　结核病监测数据的分析利用

为促进对监测资料的充分分析和利用，为政府和卫生行政部门制定政策和策略提供证据，促进结核病防治工作的发展，各级疾病预防控制机构均应定期进行监测数据的分析，以便及时提供决策证据。

一、数据质量评价

在使用监测系统产出的数据之前，应对结核病监测信息和规划活动信息相关数据进行质量评价。结核病监测信息评价包括各种原始资料登记或记录的完整性和准确性，以及登记资料与网络录入资料的及时性和一致性的评价。

通过结核病监测系统的质量统计模块，可以产出病案信息录入及时性、第 2、第 3、第 6、第 8/ 疗程末痰检信息录入及时性、第 6、第 8 月末痰检信息及疗程结束录入及时性等及时性指标，以及治疗前有 X 线结果人数、治疗前有痰检结果人数、治疗后第 2、第 3、第 6、第 8/ 疗程末有痰检信息人数等完整性指标，应在定期撰写监测报告时进行统计分析并描述相关结果。

漏报漏登调查是评价传染病网络直报系统和结核病管理信息系统数据质量的重要手段。通过漏报漏登调查，可以直接获得某一地区或某一机构肺结核传染病报告和结核病登记的灵敏度。同时还可以在漏报漏登实施的过程中，对个案资料的准确性、完整性、符合率等做出全面的评价。

二、数据分析方法

监测信息分析方法主要为描述性分析方法。描述性分析方法是指对结核病监测数据按时间、地点、人群来描述结核病发病、患病和死亡的分布特点，即我们常说的"三间分布"，具体如下。

1. **时间分布** 指通常按年份或月份分析结核病监测数据变化趋势，实际分析过程中应根据不同的需要，选定不同的分析频度。常规的时间分析可以按月份、季度和年度进行分析，并形成相应的分析报告，但在出现特殊情况时，如暴雨、暴雪等自然灾害天气或地震时，应按天或周进行分析，并与往年同期进行比较，以期能及时获取最新疫情动态信息。

2. **地点分布** 指按不同报告级别（即行政区划）对结核病监测数据进行分析。在分析中应根据所辖报告单位的数量进行有选择性的分析，常规分析应该对所辖的全部乡镇进行分析，但在出现疫情时可单独进行分析。需注意由于结核病专报系统无法进行乡级统计报表产出，在进行乡镇级地区分析时需要将待分析时间段内的所有病案导出进行分析，应至少每季度导出一次分析并备份。

3. **人群分布** 指按人群的各种特征，如年龄、性别、职业、民族等进行分布，如不同年龄和性别报告发病数和报告发病率，以及不同职业的报告发病数和构成比。

三、分析内容

（一）高发时间、地区、人群的分析

通过对结核病登记和报告的时间、地区和人群的特征分析，若发现结核病在一年的某些季度或月份登记或报告水平较高，就要进行深入分析，看看这些季度或月份的登记报告工作是否提高或加强，是否采取了有利于患者发现的工作，如主动筛查等；若发现某些地区登记的肺结核水平较高，就要分析监测报告工作与其他地区相比有无变化，当地的疫情水平是否较高，当地是否采取了加强患者发现的工作；若发现某些人群较高，就要详细分析是哪些因素造成的，哪些因素是可以通过干预减少或降低的，为人群干预提供指导依据。

（二）患者发现水平分析

县（区）级患者发现水平分析，首先分析肺结核患者的登记率水平与上年（季度/月份）比较有无变化，再分析患者发现过程环节有无变化，重点分析是哪些环节发生了变化。必要时应与本地市、本省和全国的变化情况做比较。

1. **影响患者发现水平的因素**　卫生宣教的力度和效果，非结核病防治机构（结核病定点医院）肺结核患者报告率，网络直报患者的转诊率、转诊到位率，追踪率和追踪到位率以及总体到位率，初诊者占全人口比例、摄片率和胸部 X 线异常率、查痰率和痰检阳性率等。

2. **影响非结核病防治机构（结核病定点医院）肺结核患者报告率的因素**　当地的结核病疫情水平、患者发现水平、医疗机构的诊断水平、肺结核患者报告标准、肺结核患者的漏报水平、上级督导的力度、激励机制的落实等。

3. **影响总体到位率的因素**　医生对患者的健康教育、患者对自身疾病的认识、患者对结核病防治机构（结核病定点医院）信任度、结核病防治机构（结核病定点医院）的交通便利情况、网络报告患者信息的真实性、结核病防治人员追踪工作的力度和激励机制、追踪工作的及时性和有效性、基层网络的配合程度等。

（三）患者治疗管理水平分析

发现并积极治疗传染性肺结核患者是结核病控制的重要策略，新涂阳患者的治愈率是国家结核病防治规划的重要评价指标。对于进入治疗队列的患者，最后都有一个队列转归结果，包括治愈、完成疗程、死亡、失败、丢失、不良反应拒治、误诊等。在治愈率的分析中，常常与治愈后 2 个月末、3 个月末痰菌阴转结果结合进行分析，2 个月末痰菌阴转率和治愈率之间呈正相关，若在分析中发现两者之间相关关系不明显或呈现负相关，则应详细地分析患者的治疗管理过程和治疗转归结果中哪些环节出现了问题。

1. 若分析发现某地区涂阳患者治愈率低于 85%，可能是失败率、死亡率、丢失率、停止治疗率等较高。

（1）失败率高可以考虑的因素：治疗方案不合适、抗结核治疗药物质量差或患者药物吸收不良，患者耐药，痰涂片镜检质量差，涂阴判读为涂阳。

（2）死亡率高可以考虑的因素：老年人口比例高，有严重合并症或并发症，或者是HIV/AIDS患者。

（3）丢失率高可以考虑的因素：人口流动比例高，或者是患者治疗管理期间督导管理措施不落实，对疗程期间坚持完成规定疗程的卫生宣教不到位，药物不良反应大，或者治疗费用高患者承担不起等。

（4）停止治疗率高可以考虑的因素：患者治疗不完全免费，费用高患者无力负担，或者药物不良反应大，对不良反应未进行有效处理。

2. 若分析发现某地区涂阳患者治愈率特别高，譬如高于95%及以上，应该从以下方面进行考虑解释：是否只有治疗结果好的患者或容易被治愈的患者被登记或纳入队列分析；是否由于对治愈的定义理解错误，导致治愈结果判断有误；或者队列转归结果治疗有误等。

（四）聚集性疫情分析

在学校等人群聚集场所发生结核病疫情或突发公共卫生事件时，常常需要对现场收集的资料及时进行分析。在分析的过程中，首先要了解疫情发生地的基本情况，如学校地址、学校和班级构成及人数、教室和宿舍面积和容量、学校校医的配置等。其次要了解疫情的发生发展过程，包括疫情的接报过程，后续的控制措施等。同时要了解病例的发现过程，包括首发病例的发病就诊过程，续发病例的诊疗过程，密切接触者筛查过程及结果，并整理现场调查结核病患者的详细个案资料，分析病例的时间分布、班级和宿舍分布、人群分布等特征。通过对疫情发生发展过程和病例三间分布特征的分析，了解导致疫情传播的关键环节，制订有针对性的疫情控制措施，以及时控制疫情蔓延。

四、分析结果分类

结核病监测信息的分析结果根据其目的不同，可以分为与结核病防治工作相关的结果、与结核病疫情相关的结果以及与结核病疫情影响因素相关的结果。

（一）与结核病防治工作相关的结果

与结核病防治工作相关的结果主要通过常规监测系统获得，能够直接评价结核病防治工作的实施状况，主要包括初治复治涂阳患者比例、患者的登记分类、非结核病防治机构（结核病定点医院）网络报告肺结核患者总体到位率、涂阳患者的治疗成功率等指标。

（二）与结核病疫情相关的结果

与结核病疫情相关的结果可以通过常规监测系统或专题调查获得，可以用于评价结核病疫情现状，主要包括结核分枝杆菌年感染率、发病率、死亡率和患病率等指标。

（三）与结核病疫情影响因素相关的结果

与结核病疫情影响因素相关的结果可以通过常规监测、专题调查或科学研究获得，用于了解影响结核病发病、患病和死亡的各种相关因素，主要包括肺结核患者是否合并其他疾病（如糖尿病、艾滋病等）、肺结核患者居住环境和结核病的三间分布等指标。

五、结果展现

利用统计图、表等形式，可使监测信息分析的结果显示得更加直观。例如通过统计表和统计图（包括地图）展示并描述结核病指标特征及变化趋势，找出变化比较明显的地区、时间和人群，分析是否存在聚集发病等异常现象并确定重点关注对象。

六、监测数据分析利用

通过上述的监测数据分析方法，可采用多种形式向主管领导、合作机构、下属机构等进行分析结果反馈。通过数据呈现出的工作情况，查找工作薄弱环节，促进实际工作改进，协助结核病防治工作推进，是数据分析利用的最终目的。

其中，监测分析报告是最常利用的监测分析结果反馈形式，常规监测数据的分析报告应至少每季度、每年度制作并定期向主管领导和上级主管部门汇报。分析报告可以包括以下 4 个方面。

（一）资料来源

分析利用的监测数据的来源。

（二）数据质量评价

主要从及时性、完整性和准确性 3 个方面进行评价。

1. **及时性**　指按照要求及时录入结核病监测数据，主要是指肺结核患者病案、随访信息、治疗转归结果和各种手工统计报表等内容。

2. **完整性**　指录入的结核病监测数据完整，无遗漏或缺项，主要是指患者病案无漏项、随访信息完整和录入的报表数据项无缺失。

3. **准确性**　指录入的结核病监测数据与原始数据一致，需要通过现场核对原始登记数据（登记本和纸质报表等）与报告的数据是否一致。

（三）结果与分析

监测结果主要从患者发现、治疗管理和规划管理活动信息来分析。

1. **患者发现** 主要从时间、地区和人群三间分布来描述肺结核疫情分布特征和发病变化趋势，以及不同类型肺结核在不同时间、地区的登记现状及其相关影响指标。并可以通过统计图表（包括地图）展示并描述肺结核患者发病率或登记率的地区、时间和人群分布特征及变化趋势，找出变化比较明显的地区、时间和人群，分析是否存在聚集发病等异常并确定重点关注对象。

2. **治疗管理** 主要是分析患者的随访管理和治疗转归。包括涂阳肺结核患者治疗 2 个月和 3 个月痰菌阴转数和阴转率，不同登记类型肺结核患者的治疗转归情况，包括治愈率、死亡率、失败率等，并与往年同期进行比较，对转归结果异常的地区需要进一步进行影响因素分析。

3. **规划管理活动信息** 主要分析经费、机构、设备、药物、督导、健康教育、培训等规划活动执行情况与国家结核病防治规划实施工作指南对有关活动要求间的差异，并进行分析。

（四）讨论与建议

根据对监测数据的分析结果，应该进行讨论并提出有针对性的建议，关于讨论和建议应该遵循以下原则：一是对数据质量评价中发现的问题进行讨论并提出相关建议；二是结合监测资料分析的目的，对分析结果进行讨论并提出相关建议；三是对发现的特殊问题进行重点讨论并提出相关建议。

以上仅列举了定期数据分析报告通常应包括的内容，当出现其他特殊问题需进行临时数据分析，或在督导、验收、总结等工作开展前后需进行数据分析等，应根据实际需要，有针对性地进行数据分析和报告撰写，使监测数据利用效益最大化。

第六节　数字健康技术的应用

近年来，以互联网为基础的数字健康技术，通过移动通信设备、大数据和人工智能等方法，加强新的干预措施在患者发现、诊疗管理、健康教育乃至培训研究等领域的应用，是我们实现终结结核病流行目标的最新机遇。

一、大数据与结核病防治

近年来，随着信息化的浪潮和互联网的兴起，越来越多的信息已经无法使用常规方法和工具进行收集、整理和分析处理。截至 2020 年底，我国网民规模达 9.89 亿，互联网普及率达 70.4%。开放共享始终是互联网建立和发展的最高精神，这一理念恰恰符合了诸多公共管理策略的需要。在这种背景下诞生了大数据（big data）应用研究。在全球范围内，研究发展大数据技术、运用大数据推动经济发展、完善社会治理、提升政府服务和监管能力已经成为趋势。在公共卫生领域，基于网络的信息监测系统自诞生起就一直是最有效的公共卫生工具之一，具有低成本、实时和适用性强的特点。

二、数字健康技术辅助结核病防治进展

2015 年 9 月，世界卫生组织全球结核病规划司制订了一项数字卫生行动议程，探索这项技术对结核病医疗和控制的贡献。该议程强调了利用数字健康技术（digital health technologies）抗击结核病的机遇和最新信息，它的用途分为 4 种功能：①患者护理和电子直接观察治疗（electronic directly observed treatment，eDOT），主要指结核病筛查、结核病诊断和治疗依从性；②监测，涵盖卫生信息系统管理、结核病疾病和死亡负担的衡量以及耐药性；③项目管理，包括药物库存管理系统、规范制订和培训等；④电子学习（e-learning），即使用电子媒体和设备改善培训可及性、交流和互动性。

对于结核病患者来说，数字健康技术带给他们的影响可以体现在关怀管理的每一个方面。网络预约就诊、远程会诊提高了患者接受诊疗服务的便利性和获得高质量诊疗服务的可及性，基于网络的数字健康技术对于强化患者治疗期间的随访和服务管理起到了革命性的作用。为了提高患者治疗的依从性，减少耐药结核病发生，手机短信、电子药盒等新型患者管理工具陆续被试点应用。以网络为平台的"互联网＋数字管理"工具已成为当前患者新型督导管理工具的主流，如各种电子网络、智能药盒、手机 App 和视频督导管理工具等。与基本的 DOT 管理模式相比，这些新型的患者管理工具从根本上改善了医务工作者和患者之间沟通联系的方式，以患者为中心，减少了对患者日常生活的干扰，同时大大降低了医务工作者的工作负担。同时，基于实时数据的依从性评价和反馈体系，可以及时识别高风险（依从性不良）的患者，提醒医务工作者开展差异化的患者关怀管理措施（如开展强化督导、由智能工具督导改回 DOT 等），从而改善患者服药和随访检查的依从性，最终改善治疗效果和提高卫生系统服务效率。

三、人工智能

人工智能（artificial intelligence，AI）是计算机科学领域分支，其技术主要涉及机器人、语言识别、图像识别、自然语言处理和专家系统等。AI 辅助的结核病影像学筛查基于计算机程序深度学习、融合机器视觉和大数据挖掘技术，将医疗影像智能化信息化处理。AI 通过大量经人工标注的肺结核影像样本进行自主学习，由此构成的肺结核识别方案可对数字化胸部影像（digital chest radiograph，DR）中的肺结核影像特征进行自动化识别，从而实现基于 DR 的肺结核自动筛查功能。另一方面，通过人机对话系统自动识别和处理语言信息，实现现场流行病学调查中的高效、分类信息采集的 AI 辅助自然语言交互技术。这一技术对基层医疗卫生机构、学校结核病聚集性疫情的现场流行病学调查，提高诊断质量和效率具有十分重要的意义。

知识要点

1. 信息管理工作是结核病防治工作的重要内容，是评价结核病防治规划工作质量的重要资料及数据来源。

2. 所有医疗卫生机构对诊断的肺结核患者或疑似患者，均应按要求报告至结核病信息监测系统；结核病定点医疗机构、结核病专科医院对诊断的活动性结核病患者，均应进行登记管理，记录诊断、治疗、管理和转归等信息。

3. 各级各类医疗卫生机构对诊断的肺结核及疑似肺结核患者要在 24 小时内进行传染病报告，县（区）级疾病预防控制机构在 24 小时内对医疗机构上报的肺结核患者诊疗信息进行审核。对于学校肺结核单病例预警信息，在核实信息后 24 小时内更新传报卡信息。定点医疗机构对患者登记要在获得诊断信息后 24 小时内完成，治疗随访检查、治疗转归结果的录入要在 48 小时内完成。

4. 传染病网络直报系统、结核病管理信息系统和死因监测系统是结核病监测数据分析的主要数据来源。

5. 传染病网络直报系统和结核病管理信息系统可生成患者发现、治疗管理、规划活动相关的多项指标，是结核病监测数据分析的主要指标。

6. 监测数据分析主要采用描述性分析方法，尤其是对三间分布的分析，应结合分析指标与防治活动各种具体情况，了解指标背后的意义，以便做出应对。

7. 至少应每季度、每年度撰写监测数据分析报告并定期向主管领导和上级主管部门汇报。分析报告应包括数据来源、质量评价结果、主要分析结果和讨论与建议部分。

自测题

一、选择题（单选题）

1. 依照《中华人民共和国传染病防治法》要求，肺结核属于哪类传染病（   ）

    A. 甲类传染病

    B. 乙类传染病

    C. 丙类传染病

    D. 不属于法定报告传染病

2. 以下属于《中华人民共和国传染病防治法》要求的肺结核传染病疫情报告单位有（   ）

    A. 各级疾病预防控制机构

    B. 各类医疗卫生机构

    C. 采供血机构

    D. 以上皆是

3. 需要进行肺结核传染病疫情报告的病例包括哪项（   ）

    A. 确诊肺结核

    B. 临床诊断肺结核

    C. 疑似肺结核

    D. 以上皆是

4. 结核病定点医疗机构需要登记的结核病病例包括（   ）

    A. 活动性肺结核

    B. 单纯结核性胸膜炎

    C. 其他肺外结核

    D. 以上皆是

5. 结核病患者登记应于获得诊断信息后的（   ）小时内完成，患者治疗过程中的随访检查、治疗转归等信息应于获得信息后的（   ）小时内完成。

    A. 24，48

    B. 48，48

    C. 24，24

    D. 48，24

6. 我国结核病死亡数据主要来源于（　　　）

    A. 传染病网络直报系统

    B. 结核病管理信息系统

    C. 死因监测系统

    D. 以上皆不是

7. 可以直接获得某一地区或某一机构肺结核传染病报告和结核病登记的灵敏度的调查是（　　　）

    A. 患病率调查

    B. 知晓率调查

    C. 漏报漏登调查

    D. 以上均可

8. 结核病监测数据分析的结果一般不包括以下哪个方面（　　　）

    A. 患者发现

    B. 治疗管理

    C. 规划管理活动

    D. 临床治疗方案

9. 传染病网络直报系统常用分析指标不包括（　　　）

    A. 报告发病数

    B. 报告发病率

    C. 分年龄性别和人群分类的报告发病数

    D. 病原学阳性率

10. 结核病监测数据分析的主要数据来源包括（　　　）

    A. 传染病网络直报系统

    B. 结核病管理信息系统

    C. 死因监测系统

    D. 以上皆是

二、名词解释

1. 肺结核患者病原学阳性率

2. 病原学阳性患者耐药筛查率

三、简答题

1. 简述肺结核传染病报告的报告要求、责任报告单位和责任报告人。
2. 简述结核病管理信息系统常用的患者发现和治疗管理指标有哪些。
3. 根据监测数据的分析结果应该进行讨论并提出有针对性的建议，关于讨论和建议应该遵循哪些原则？

第十二章
质量控制

学习目的

1. 了解培训的目的、目标、类型及内容。
2. 掌握培训的定义、方法及程序。
3. 掌握技术指导的前期准备、内容与方法和频度。
4. 掌握实验室、临床诊疗、信息监测的质量控制。
5. 了解考核与评价的组织、资料收集方法和来源、考核与评价结果应用。
6. 掌握考核与评价的指标方案制订、指标选择以及报告的撰写。

质量控制的目的是为患者带来最佳治疗结局，并使利益最大化，风险最小化，高效合理地利用资源，达到较高的患者满意度和健康状况，从而最终实现最佳卫生保健效果。质量控制的内涵主要包括结构、过程和结果。其中结构是指机构各类静态的资源配置，比如床位数、设备和人力资源配置等；过程是指机构动态运行的质量和效率，如员工培训和教育、临床路径等；结果是指对机构最终质量的测定，比如考核评价诊断延误、治疗规范性等。鉴于机构结构往往比较稳定，本章节重点针对过程和结果环节的人员培训、技术指导、关键领域的质量控制和考核评价进行阐述。

第一节　人员培训

结核病防治的培训工作是提高结核病防治机构人员认知，改变其态度，提高其执行能力的重要方法，是确保结核病防治工作质量的重要措施。

一、目的

通过对各级各类结核病防治机构人员各种形式的培训，使他们掌握熟悉结核病防治工作的政策法规、策略措施、技术流程等，提高和改善结核病防治人员的业务技术水平和管理水平，改变其工作态度，从而达到不断提高结核病防治人员工作实施能力和对结核病患者的关怀服务水平，最终提升结核病防治工作质量。

二、定义

培训是一个培训师借助于课程设计的各种方法和技巧，将知识（knowledge，K）、技能（skill，S）传授给学员，使其提高能力，改变其行为的过程，并使他们转变原本不适当的态度（attitude，A）。

为了使培训取得较好的效果，应该考虑以下的问题：必须深入地分析学员具体工作中所要完成的各项任务；采用参与式的培训方法提高学员的学习积极性，并把所学的知识和技能应用于实际工作中；培训师应随时关注学员的学习情况，对其在学习中存在的问题给予有针对性的辅导。

三、目标

培训目标包括3类，即理论知识的学习（K）、技能的掌握（S）以及态度的转变（A）。理论知识的学习及评价知识掌握程度相对容易，技能的掌握比较困难，需要通过大量的练习才能实现。态度的转变是最困难的，而且态度的转变通常涉及较多方面的因素，需要相当长的时间，且容易反复，这是因为我们对事物所持的态度通常建立在我们对正当行为的理解之上。

四、常用的培训方法

常用的培训方法有演讲、示范与模仿、案例分析、小组讨论、角色扮演和头脑风暴等。不同的培训方法适合于不同的培训内容和对象，应该根据相应的场景选择合适的培训内容。

（一）演讲

演讲通常指演示和讲解，是培训师用来传递信息、理论或原理的一种方法。演讲的方式有多种，可以是讲座的形式，有时也可以通过提问和讨论让学员参与。与其他培训方法相比，演讲的内容更多来源于培训老师。要做好培训中的演讲，应注意演讲应该简短、简单，即"KISS（keep it short and simple）原则"。重点讲解要点和数据；要了解学员的基本情况，才能有针对性地设计演讲内容，既不过高使人听不懂，也不过浅使人感觉没有意思；在开始演讲时告诉学员演讲的整体结构，使学员可以考虑在这些演讲内容中他具有什么样的经验可以对演讲进行回应；要熟悉演讲内容并和学员保持交流；演讲过程中用肢体语言辅助演讲；要合理使用辅助教具，包括幻灯、白板、活页板及其他演示材料；要严格掌握演讲时间；演讲结束时要利用几句话与学员重温整个演讲的内容概要，从而进一步强化记忆。

（二）示范与模仿

示范是由老师向学员演示做某事的方法，通常用于教授可以操作的技能时，老师按流程逐步演示操作的过程，并可在其后由学员按照同样的步骤进行模仿操作练习。例如在讲到结核病患者的服药管理时，老师可以首先讲解面对面的督导服药包括哪些步骤，见图12-1。再逐步地按上述步骤进行演示，并在演示的过程中说明在这一步骤中需要注意的事项，然后请1~2名学员按上述步骤进行操作练习。

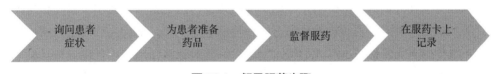

图 12-1　督导服药步骤

示范与模仿的优点是易于吸引学员的注意力，由老师先演示某种方法在实际应用中的正确程序和方法，并讲解注意事项；示范后可由学员进行模仿操作。

（三）案例分析

案例分析通常是在理论的讲授之后，借助一个真实的或假设情况对案例中涉及的理论知识中的难点进行分析讨论，从而澄清理论内容或找出解决难题的方法。例如在讲到患者的治疗管理时，对于患者中断服药后的处理有的学员有疑问，可以提出1~2个案例，可以是真实的案例，也可以是根据容易出现错误的环节虚拟的案例，请学员一起对案例进行分析，通过对不同场景的分析，对中断服药后的处理形成一个完整而系统的概念。

通过讨论特定情况下的常见问题，学员可以联系自己的实际情况分析问题的症结所在，从而为提高自身分析和解决问题的能力找到一条较好的途径。由于通常是在学习的过程中对假定的情况进行分析，其结论和结果不会像在实际工作中做结论一样产生真实的效果，因此没有风险。学员能够与其他的学员一起讨论案例，通过讨论和互相启发，得出明晰的解决问题的思路，同时锻炼自己与团队协作解决问题的能力。

（四）小组讨论

小组讨论可让学员分享彼此的经验和想法或是一起解决问题。小组讨论能够使学员对自己的学习有更大的自主权，可通过讨论巩固和明确学习内容；可以使学员个人感受到的压力相对较小，学员可表达不愿意当众表达的观点。

小组讨论需要注意分配给小组的任务需要非常明确，小组应该知道讨论的时限，小组成员之间即使不能达成一致意见，也应该互相倾听，小组讨论不应由一两个人主宰，提问能引导讨论，应鼓励每个人参与讨论。

（五）角色扮演

角色扮演是培训课程中经常使用的方法，其目的往往是为了展示某一特定情境以及人们在该情境中有何反应。另一个目的是让学员体验特定的问题情境，并帮助他们在模拟的环境中找出解决问题的办法。

培训课程中的角色扮演有下列主要优势：角色扮演为理论联系实际提供了一个模拟的环境。学员可以有机会在角色扮演中应用所学的知识。角色扮演能让学员换一种角度去看某个情境。在评估表演时，所有学员都对这一情境进行反思，他们会针对这一情境提出各种看法。角色扮演促使学员更深入地融入主题中。通过饰演角色，学员也成为了某一情境或问题的一部分。角色扮演强调了感觉和情绪在处理许多问题（尤其是人际关系相关问题）时所发挥的重要性。角色扮演促使人们去分析自己，同时又是可以避免小组成员因互相批评而导致学习过程中断的一种手段。如果某人在角色扮演中做错了事情，如处理得当，不应把这看成个人的失败。但是，与直接指出某人处理某事的方法错误相比，通过角色扮演让人意识到错误更为有效。

（六）头脑风暴

头脑风暴的基本原理非常简单，即产生尽可能多的想法，而并不去考虑如何把这些想法付诸实践。头脑风暴坚持一个原则，即不论对错或是否可行，先提出尽可能多的想法，使这些想法覆盖可能的所有范畴而不至于产生遗漏。

通过这种联想式思维和"开放式"会谈，每个人的想法都能得到认真对待，这也意味着在评论和分析阶段有非常多的新颖想法可供研究。而其后可以再通过讨论来筛除、抛弃看起来不可行的想法，把相同或相似的想法汇总到一起，从而找到在所有可能的设想中最切合实际以及最有效的设想。

五、培训辅助工具

科学研究显示，如果我们参加一个会议或听一堂课，在我们接受而且记住的信息中，有高达 80% 的信息是通过我们的眼睛看到的而记住的，而只有 15% 的信息是通过听到而记住的。在我们的眼睛看到的东西里，可以包括文字、图片、实物、模型、动画、电视片等等，多样性的辅助工具的应用，可以吸引学员的注意，激发学员的兴趣，因此在演讲中，我们应该善用辅助教具。

（一）常用的辅助教具及其优缺点

常用的辅助教具及其优缺点，见表 12-1。

表 12-1　常用的辅助教具及优缺点

教具	优点	缺点
黑板 （固定 / 活动性）	· 可以应用于提问及讨论时教师记录学员的思维（其中包括出乎教师预想的答案） · 可以记录关键词之间用线表示相互的关系 · 可以随时抹掉不适宜的内容 · 可以马上重复使用 · 在教师写字时可以留给学员考虑下一个答案的时间	· 需要提前确认会场是否有固定的黑板或要求会场准备活动的黑板 · 不能预先做好要讲的内容，需要占用一定的课堂时间书写 · 很难有彩色的效果 · 灰尘多、较脏 · 颜色不逼真
白板 （活动性）	· 大多数白板具有磁性，可以用小磁铁将事先准备好的卡片吸在白板上进行展示 · 可以使用夹子或小磁铁将白纸固定在白板上（白纸可以供学员将小组讨论的结果写在上面展示给大家）	· 需要预先告诉会场准备 · 价格较高，并非随处可见 · 需要特殊的笔（水性笔） · 用到小磁铁时需要会场事先准备 · 不能预先做好要讲的内容，需要占用一定的课堂时间书写
活页板 （活动性， 上面有夹 子可以将 一叠白纸 夹在活页 板上）	· 可以用于在记录中记录要点 · 可以用翻页的方式展示事先准备好的内容 · 与白板不同，讨论后记录下的内容不用擦掉，可以保留并重复翻看前面记录下的内容 · 讨论后可将记录有讨论结果的纸张带走 · 通常比白板小巧，可以放在教室的任何地方 · 一个教室可以同时放置几个活页板，以供不同小组展示他们的讨论结果	· 书写需要花费时间 · 纸张大小非常有限，如果学员比较多（通常多于 50 个人时），则不宜应用，学员会看不清楚纸上的字迹 · 在讨论中如果有不正确的答案，需要修改的地方比较多时，纸上会显得比较凌乱（而白板上的错误则可以随时擦除） · 缺乏生动的效果
电脑 多媒体	· 可事先准备好演讲的材料 · 可在文字材料上添加想要的色彩以突出显示 · 可使用幻灯的"放映"技巧，在使用时可能达到生动效果（如字体的进入方式、先后顺序） · 幻灯文件和文字文件之间可以互相链接 · 清洁、快速	· 设备昂贵，需要携带电脑和投影仪，并确认会场上有幕布 · 一旦停电或设备出现故障，则无法展示 · 前排需要调暗灯光，不利于学员做笔记

教具	优点	缺点
实物	· 真实的材料或物品,多用于展示或示范,或练习/现场实习时应用(如演示痰涂片) · 学员可看到实物应用时的真实效果(如填写患者治疗记录卡)	· 需要携带,如果实物比较笨重,则不易运输,需要培训班所在地准备(如显微镜)

（二）辅助教具的选择与使用

选择及使用哪种辅助教具取决于老师期望达到什么效果、学员的人数、课堂授课的时间、需要讲授的内容、教师时间和精力教室现有设备等。

辅助教具的使用要遵循如下原则。

1. 预先确认需要使用的辅助教具且能正常使用。教师一定要提前到培训的会场去检查一下想使用的设备:①是否到位;②能否正常使用;③能否达到预期的效果。

2. 确保坐在最后的学员也能够看到展示在辅助教具上的所有内容。

3. 利用辅助教具的特性,逐条展示要讲的内容。

4. 预先想好出现意外时的应对之策。比如,在讲课之前一定要考虑如果电脑不能展示准备好的文件时怎么办,要确保即使什么辅助工具都没有了,还是能按照最初的准备完整地讲完这堂课。

（三）幻灯片的制作与使用

1. **幻灯片的制作法则和原则**　总体来讲幻灯片的制作要遵循 KISS（keep it short and simple）、KILL（keep it large and legible）、Magic Seven（7±2 = 5~9）原则以及 10/20/30 法则。

（1）KISS 原则:是指幻灯片内容要简短、简单,目的是把自己的理解讲述给听众。深入浅出才代表对知识的真正掌握。建议每行不超过 5 个字,每张幻灯片不超过 5 行。

（2）KILL 原则:是指字体要大,内容清晰易读,建议"能用图,不用表;能用表,不用字"。

（3）Magic Seven 原则（7±2 = 5~9）:是指每张幻灯片传达 5 个概念效果最好。7个概念人脑恰好可以处理。超过 9 个概念负担太重。

（4）10/20/30 法则:是建议演示文件不超过 10 页,一页最多讲 2~3 分钟,演讲时间不超过 20 分钟,演示使用的字体不小于 30 点（30point）。

2. **幻灯片使用的注意事项**

（1）在同一张幻灯片上,播放的动画效果不要太频繁,不要用超过 3 种动画效果,包括幻灯片切换。

（2）尽量用 1 种字体,最好不要超过 3 种。

（3）不要超过 3 种色系。

（4）建议每个课件准备两种色彩搭配以适应不同的环境光线。

（5）使用幻灯片应该注意与观众的目光交流，不应该只念幻灯片。

六、类型与内容

（一）培训班

针对不同机构的职能定位开展不同类型的培训：针对疾病预防控制人员的培训重点强调结核病防治规划管理、结核病的疫情报告与转诊、结核病的信息监测和分析、实验室检测、结核病防治健康促进、防治督导和质量监控、结核病研究、重点人群及学校等特殊场所的培训等；针对结核病定点医疗机构人员培训班重点强调结核病的诊断、鉴别诊断、结核病的疫情报告、治疗与管理、药物管理、健康促进、实验室检查与质控、感染控制等；针对基层医疗卫生机构医务人员培训班内容应包括患者发现及治疗管理、健康教育、疫情报告等；针对综合医疗机构人员培训班内容应该包括患者发现、疫情报告、健康教育、感染控制等。

（二）进修

下级机构可根据自身的实际工作需求，选派工作人员到上级机构进修。进修内容应针对学员本身的岗位职责，由上级机构负责安排，重点包括结核病患者发现和管理、结核病的疫情报告与转诊、结核病的信息监测和分析、实验室检测技术、结核病防治健康促进、防治督导和质量监控等。

（三）技术骨干强化培训

上级机构可根据所辖区域人力资源发展的需求，确定为下级机构进行管理及技术骨干强化培训，强化培训内容应重点在新知识、新理念、实际操作上，可更多采取启发和研讨的主动思维形式，在更高层面取得认识和技能突破。

（四）技术支持培训

下级机构可根据自身业务培训需求向上级提出师资支持申请，上级机构选派适宜人员指导，培训具体内容由活动组织方确定。

（五）远程培训

国家、省、地（市）以及有条件的县（区）间可建立互联互通的远程培训平台，定期开展有关的技术培训和咨询活动，活动可采取直播和录播的形式，内容根据每次培训目标和参训人员需求确定。

七、培训流程

（一）分析培训需求

根据需求制订培训计划，需求的分析要结合当前机构的工作现状、发展计划、参训人员的素质基础，以及可利用的各类资源等因素。

（二）确定培训目标

基本目标要以促进结核病防治规划各项指标完成、提升实施工作质量、促进防治工作发展为前提制订。

（三）制订培训计划

各级机构要把培训工作纳入本级年度结核病防治工作的整体计划，并为计划实施创造有利条件。培训计划的制订包括培训目的、时间和地点选择、培训对象及规模、培训内容、培训形式、师资选择、经费预算等。

（四）组织培训实施

组织机构应按照培训计划和日程安排，完成课程讲授或相应的培训活动，培训结束资料（如培训通知、学员签到单、培训教材、学员培训评估表和学员考试卷等）及时归档。

（五）培训效果评估

应对本年度组织实施的培训工作及时进行总结评估，包括对培训教材、培训方法及培训效果的评估。评估方法包括培训前后测试、学员评估表分析和远期培训效果追踪调研等，分析培训完成情况及培训内容掌握情况，撰写评估报告，为下一年度改进培训工作提供依据。

具体培训流程，见图 12-2。

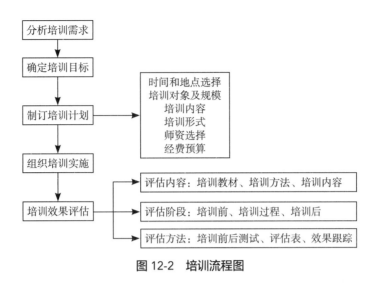

图 12-2　培训流程图

第二节　技术指导

结核病防治工作的技术指导是指上级对下级结核病防治规划工作进行督察和业务指导，帮助被指导单位和工作人员提高业务水平和工作技能，提高被指导单位工作质量。

一、前期准备

每次指导前应明确指导目的和内容，确定被指导单位，制订指导实施方案。

（一）收集和了解被指导单位的背景资料

收集工作进展报告、结核病防治相关项目进展报告、既往指导报告和结核病管理信息系统等相关资料。对收集到的资料进行系统分析，了解和掌握被指导单位在结核病防治的政府承诺、机构能力建设、患者发现、治疗管理、统计监测等方面的工作现状，对取得的成绩和存在的不足做到心中有数。

（二）确定指导内容

根据已掌握的资料，确定指导方式、内容和重点。

（三）制订技术指导方案

每次指导前，应制订详细的指导计划，包括背景、目的、地点、对象、方法、内容、指导检查单、日程、指导组人员及分组等。

（四）下发通知

指导方案确定后，应及时与被指导单位取得联系，确认被指导单位接受此次指导。然后及时下发指导通知，详细告知被指导单位需要准备的材料，以及联系人与联系方式等相关事宜。

（五）召开准备会

在准备会上，应向指导组成员介绍相关的背景情况和指导实施方案，对与本次指导有关的事宜进行讨论，使指导组成员按照统一的指导方法、标准和规范有效地开展指导工作。

二、内容与方法

各级机构需要负责进行技术指导的内容如下。

（一）组织领导

本地区结核病防治规划和结核病防治年度工作计划的制订和下发情况；本地区结核病防治规划领导小组成立和例会召开情况；结核病防治专项经费落实情况；是否建立或完善疾病预防控制机构/结核病定点医疗机构，包括满足人员需求和能力建设、提供必需的用房、仪器及设备；当地结核病防治规划提出的目标和指标的完成情况及年度考核标准的制订情况等。

（二）疾病预防控制机构

1. **规划管理** 是否制订带有经费预算的年度工作计划（包括指导、培训、健康促进、药物需求计划等）、年度考核标准；本机构结核病防治专业人员能力建设；培训、指导等计划和执行情况等。重点对疾病预防控制机构领导进行访谈。

2. **追踪** 疾病预防控制机构肺结核患者和疑似肺结核患者追踪工作组织开展情况；对非定点医疗卫生机构的指导和对其转诊、追踪结果的反馈等。应对负责疫情追踪的人员进行访谈。

3. **疫情监测** 结核病管理信息系统录入信息的准确性、完整性和准确性等。应对监测人员进行访谈。

4. **药物管理** 药物管理制度上墙，有年度药物需求计划，有药物出入库凭单并遵循"先进先出，后进后出"的原则发放药物，药物过期、供应中断情况；结核病管理信息系统中药物信息准确性；账目和药物实物库存一致性；药库墙壁和顶棚光洁、地面平整、门窗结构严密、有防鼠措施、有消防设施、有防盗门窗。应对药物管理人员进行访谈。

5. **健康促进** 年度健康促进计划及完成情况；健康促进材料、物品发放情况；健康促进形式等。应对负责健康促进人员进行访谈。

6. **培训** 年度培训计划及完成情况、培训质量等。应对负责培训人员进行访谈。

7. **指导** 年度指导计划及完成情况、指导报告质量等。应对指导人员进行访谈。

（三）定点医疗机构

1. **科室设置及职责** 现场察看卫生健康行政部门下发的关于确认结核病定点医疗机构的相关文件，重点了解文件是否明确各机构及各部门的职责分工，以及相关经费补偿问题。现场察看结核病门诊、病房、药房、放射科、实验室等科室设置，评价布局是否合理，硬件是否满足诊疗需求和工作需要，是否具备收治传染性肺结核患者的能力。

通过现场访谈结核病防治相关人员，了解医院内部结核病相关科室职责分工及工作机制。

2. **人员配置** 了解定点医疗机构结核病防治人员配备情况，包括防治人员的数量、学历、职称、专兼职及具体从事岗位情况。

通过现场座谈，了解从事结核病防治和诊疗工作的医务人员工资和奖金情况，是否能够达到或者高于全院的平均水平，是否提供其他的激励机制或者补偿措施，如高风险补贴等，并了解定点医疗机构人员配置存在的问题。

3. **医疗保障政策的落实** 通过查看结核病诊疗医保报销政策相关文件，了解普通肺结核门诊和住院报销情况，包括起付线、封顶线、报销比例等。

与结核病防治相关人员座谈，询问肺结核可疑症状者或肺结核患者痰涂片和胸部X线减免政策的落实情况，了解存在的问题和原因。询问患者免费抗结核药物的使用情况，了解存在的问题及原因。了解医保对医院支付方式及患者在医院诊疗费用的结算方式，了解当地是否在结核病防治政策上有所创新。

4. **患者发现** 查阅初诊患者登记本，了解肺结核可疑症状者的登记、查痰和拍摄胸部X线情况。

通过与相关工作人员访谈，主要了解以下内容：医院内部是否建立各科室间肺结核或疑似肺结核患者报告、转诊与登记工作规范和流程。询问各相关科室在院内报告、转诊与登记工作中的各项工作职责。是否建立院内报告、转诊与登记核查工作机制，具体如何实施。肺结核患者数量与去年同期相比，产生变化的可能原因。

5. **登记报告** 通过查阅院内非结核门诊工作日志或医院管理信息系统（hospital information system，HIS）住院记录，收集诊断结果中含"结核"字样的患者病案信息，与结核门诊的初诊登记本和大疫情网络直报系统进行核对，查看患者是否转诊到位及是否进行网络报告。对于漏转、漏报的患者要了解可能的原因。

现场查阅结核病患者实验室登记本、患者门诊病案记录中完成疗程患者的相关关键纸质记录信息（如确诊日期、开始治疗日期、痰涂片检查结果、停止治疗原因及日期、治疗转归等）与结核病管理信息系统信息进行核对，核查数据录入的及时性和一致性。

6. **患者治疗**　现场分别抽查门诊和住院治疗结核病患者病案各 10～20 例（包括病原学阴性患者），评估门诊和住院患者标准治疗方案使用情况及其合理性。

7. **患者管理**　与负责患者治疗管理的工作人员访谈，询问医院是否有专人负责落实患者管理，采取何种方式落实患者管理；了解患者治疗管理（包括患者出院后与门诊和社区治疗管理衔接）和基层医疗卫生机构督促随访检查的落实情况。

8. **实验室检测能力**　通过现场核查，了解实验室人员工作量、实验室设备（是否配备、配备设备能否正常使用）及试剂耗材（库存是否充足、保存是否得当、是否在保质期内）情况。现场察看涂阳痰涂片保存情况及保存时间（3 个月以上），现场抽检部分留存痰标本质量，并根据情况选择部分标本进行复核，了解实验室操作人员痰涂片镜检能力。

了解实验室人员的分子生物学操作是否规范、质控是否合格；了解实验室生物安全情况（包括生物安全防护方法、标本收集地点、实验室消毒、废弃物处理方法等）。询问痰培养、药敏试验、分子生物学检测操作细节，结合查阅实验室相关登记本及室内质控记录，了解操作人员培养能力，并根据情况现场指导操作。

9. **健康教育**　询问如何对患者进行治疗管理和健康宣教，健康宣教的方式及持续时间；观察结核病门诊候诊区域是否有黑板报、图片、手册、传单等结核病防治的健康教育材料，是否有视频播放设备，或者是否有医护人员在门诊候诊区域进行面对面的结核病防治知识宣传。

10. **感染控制**　查看病房及门诊的通风情况、紫外线杀菌灯配备和使用情况，以及患者医用外科口罩和医护人员医用防护口罩的佩戴情况等。

（四）基层医疗卫生机构

1. **肺结核可疑症状者和疑似肺结核患者的筛查及推介转诊**　现场察看基层医疗卫生机构对医疗卫生机构肺结核可疑症状者/疑似肺结核患者"双向转诊单"工作记录，并与从大疫情报告系统中导出的由基层医疗卫生机构报告的肺结核/疑似肺结核患者名单进行比对，了解肺结核可疑症状者/疑似肺结核患者到位和未到位追踪监管情况。

与基层医疗卫生机构相关工作人员进行访谈，了解肺结核患者报告和转诊工作的机制、制度和流程，特别询问肺结核报告的奖惩制度，以及在转诊工作流程中是否对定点医院诊治肺结核进行宣传。

了解转诊或推荐肺结核可疑症状者到结核病定点医疗机构就诊的工作机制。患者推介转诊存在的主要问题及患者未到位的主要原因。了解重点人群症状筛查和可疑者进一步诊疗情况。

2. **肺结核患者治疗管理**　根据事先抄录的基层医疗卫生机构在治患者名单，现场察看相应患者的"肺结核患者第一次入户访视记录表"，了解是否按照《肺结核患者健康管理服务规范》的要求，落实了确诊患者的治疗管理工作。

现场抽查 1～3 名已结案肺结核患者的"肺结核患者随访服务记录表"和"肺结核患者治疗记录卡"，并进行核对，了解患者指导服药及现场访视情况。

通过现场访谈结核病防治相关医务人员，了解目前本社区（乡镇）患者主要采用的服药管理方式，并了解原因。

现场访视 1～3 名在治肺结核患者，查看其治疗记录卡，了解患者的治疗管理和指导服药情况，询问其医务人员访视情况，以及坚持治疗管理是否存在困难，了解患者因结核病治疗产生的经济负担情况，告知患者坚持治疗的重要性，嘱其按时服药，定期随访。

3. **健康教育**　现场察看是否有结核病防治宣传布告和宣传画，悬挂、张贴的位置是否合理；查看院内开展结核病宣传的各种纸质及影像资料。

询问转诊医生是否按要求开展了转诊前的宣教工作，患者的宣教时长和主要内容。询问如何开展落实结核病健康教育工作，健康教育材料的来源是自行制作或是由疾病预防控制机构获取，宣传资料发放的地点和对象，近 3 个月发放的情况，对健康教育材料的需求等。

（五）综合医疗机构

1. **院内肺结核报告和转诊情况**　现场访谈非结核病定点医疗机构相关人员，询问院内是否制订肺结核/疑似肺结核患者报告和转诊工作的机制、制度和流程，特别询问肺结核报告的奖惩制度，以及在转诊工作流程中是否对定点医院诊治肺结核进行宣传，如何进行宣传。通过访谈，了解院内结核病报告和转诊工作存在的主要问题和困难。

2. **相关科室漏报和漏诊情况**　现场从 HIS 系统导出指导前 3 个月含有结核、疑似结核病诊断的就诊资料（门诊、出入院诊断等），与指导前准备的患者名单核对，同时与医院防保科结核病转诊登记本、转诊单存根和传染病报告卡等信息进行核对，了解其漏报和漏转情况。

没有安装 HIS 系统的单位，统计各门诊日志、出入院患者登记的肺结核或疑似肺结核病患者名单，与指导前准备的患者名单核对，同时与医院防保科结核病转诊登记本、转诊单存根和传染病报告卡等信息进行核对。

3. **健康教育**　现场察看是否有结核病防治宣传布告和宣传画，以及悬挂、张贴的位置是否醒目；查看院内开展结核病宣传的各种纸质及影像资料。

询问门诊医生是否按《技术指南》要求开展了转诊前的宣教工作，每位患者的宣教时长和主要内容。询问如何开展落实结核病健康教育工作，健康教育材料的来源是自行制作或是由疾病预防控制机构获取，发放的地点和对象，近 3 个月发放的情况，对健康教育材料的需求等。

4. **培训** 现场察看培训工作相关文字资料，了解培训班种类、培训对象、培训主要内容、培训后学员能力提高程度等情况。

三、频度

各级指导工作一般应按照规定的频度进行，也可根据当地政府印发结核病防治规划实施的实际情况酌情增加。对指导频度的规定如下。

1. 国家级每年指导至少1次，每次指导时抽查该省所辖地（市）及县（区）、乡（镇）和村。

2. 省级每年对所辖地（市）指导至少1次，每次指导时抽查地（市）所辖的1~2个县（区），抽查乡（镇）、村和肺结核患者。

3. 地（市）级每年对所辖县（区）至少指导2次，每次指导时抽查被指导县（区）所辖的1~2个乡（镇）、村和肺结核患者。

4. 县（区）级每年指导4次，要求对目前正在接受治疗的患者所在的各所属乡（镇）进行指导，并抽查肺结核患者管理情况。

5. 乡（镇）级对村卫生室和村医进行指导，对结核病患者按照结核病健康管理服务规范的要求进行指导。

第三节 质量保证

及早发现、规范治疗并治愈结核病、控制传染源、加强规范诊疗和全程管理是结核病防治的关键，因此需要针对结核病防治链条的各个环节加强质量控制，提升工作质量，从而促进结核病防治事业健康发展。

一、实验室质量控制

（一）疾病预防控制机构结核病实验室要求

疾病预防控制机构应设立与本级职能相适应的结核病实验室，省级应至少具备痰涂片镜检、分枝杆菌分离培养、菌种鉴定、结核分枝杆菌核酸检测、结核分枝杆菌耐药基因检测、药敏试验表型检测及基因分型能力；地（市）级实验室至少具备痰涂片镜检、分枝杆菌分离培养、菌种鉴定、结核分枝杆菌耐药基因检测、药敏试验表型检测能力；县（区）级建议具备痰涂片镜检、结核分枝杆菌核酸检测（分枝杆菌分离培养）能力。

根据我国实验室生物安全有关规定，结核分枝杆菌大量活菌操作需在符合生物安全三级（laboratory biosafety level 3）的环境中进行；标本检测（包括涂片镜检、分枝杆菌分离培养、PCR 核酸提取等），可以在符合生物安全二级（laboratory biosafety level 2）的环境中进行；药敏试验表型检测要求在加强型生物安全二级实验室中进行操作。从事结核病实验室检测活动或者疑似高致病性病原微生物实验活动的，应事先取得《高致病性病原微生物实验室资格证书》和相关行政部门的审批。

开展结核分枝杆菌核酸检测及结核分枝杆菌耐药基因检测的实验室一般分为四个区，即试剂配制区、样本制备区、扩增检测区和产物分析区，根据采用的方法、仪器的功能及具体操作等，在保证检测质量、不出现污染的情况下，区域可适当合并。

（二）质量管理

各级疾病预防控制机构结核病实验室应在确保自己实验室具备相应检测能力及熟练程度的基础上，开展辖区内医疗机构结核病实验室检测的质量控制工作。疾病预防控制机构结核病实验室应逐步建立并运行实验室质量管理体系，确保能够提供准确的检测服务。

1. 国家结核病参比实验室将逐步在全国开展结核病实验室质量管理评审工作，并开展相关的培训。

2. 省（自治区、直辖市）级疾病预防控制机构结核病参比实验室积极推动并促进辖区内疾病预防控制机构及定点医疗机构结核病实验室逐步建立实验室质量管理体系，并鼓励有条件的实验室优先参与国家结核病参比实验室组织的质量管理评审。

3. 各级疾病预防控制机构结核病实验室依据结核病防治管理办法对开展结核病实验室检测的医疗机构结核病实验室提供技术支持及定期考核，考核内容包含生物安全、参加室间质评、实验室质量指标、规范操作等。

（三）室间质量评价

室间质量评价是通过实验室间的比对判定实验室检测能力的活动。国家结核病参比实验室每年组织抗结核药物药敏试验熟练度测试、结核分枝杆菌分子生物学检测能力验证等。各省（自治区、直辖市）级结核病参比实验室负责组织辖区内所有具备相应能力及常规开展结核病检测的实验室参加室间质评工作。

1. **药物敏感试验**（drug sensitivity test，DST）**熟练度测试**

（1）省（直辖市、自治区）级结核病参比实验室提供相关文件和资质，协助国家结核病参比实验室办理菌株运输审批文件。

（2）国家结核病参比实验室制备并按照国家相关规定下发药敏试验熟练度测试菌株。

（3）省（自治区、直辖市）级结核病参比实验室负责对接收的菌株进行复苏和转种，并按照本省拟开展药敏试验熟练度测试的实验室数量进行下发。

（4）各开展结核分枝杆菌药敏实验的实验室对接收的菌株按照推荐的流程开展药敏试

验，并将结果按照统一要求报送至省级结核病参比实验室。

（5）省级结核病参比实验室汇总所辖区域所有报送结果，并在规定时间内返回国家结核病参比实验室。

（6）国家结核病参比实验室反馈测试结果，并下发有效合格证书。

（7）疾病预防控制机构结核病实验室在确保本实验室具备相应能力和熟练度的基础上，应指导、协助不合格的医疗机构实验室查找原因，并及时解决存在的问题，采取纠正措施。

2. 结核分枝杆菌分子生物学能力验证

（1）省（自治区、直辖市）级结核病参比实验室汇总辖区内参加分子生物学能力验证的实验室数量，并上报国家结核病参比实验室。

（2）国家结核病参比实验室制备并下发分子生物学能力验证标本。

（3）省（自治区、直辖市）级结核病参比实验室负责对接收的能力验证标本进行临时保存并转发。

（4）各开展结核分枝杆菌核酸检测及耐药基因检测的疾病预防控制机构或医疗机构实验室对接收的标本开展相关试验，并按照统一要求将结果报送至省级结核病参比实验室。

（5）省级结核病参比实验室汇总所辖区域测试报告结果，并在规定时间内返回国家结核病参比实验室。

（6）国家结核病参比实验室反馈测试结果，并下发有效合格证书。

（7）疾病预防控制机构结核病实验室在确保本实验室具备相应能力的基础上，应指导、协助不合格的辖区内医疗机构实验室查找原因，并及时解决存在的问题，采取纠正措施。

3. 痰涂片镜检盲法复检

（1）针对涂片镜检，目前仍然推荐使用痰涂片镜检盲法复检方法作为室间质评方法，批量测试涂片可作为盲法复检的补充方法。

（2）省级参比室对地（市）级实验室每半年进行1次盲法复检，地（市）级实验室对县（区）级实验室每季度进行1次盲法复检，如遇特殊困难，可经省级参比实验室核准后适当减少盲法复检次数，但1年不得少于2次，同时，应增加每次抽取复验的涂片数，以保证年内抽验涂片总数不变。

（3）负责组织盲法复检的疾病预防控制机构实验室应将结果及时进行通报与反馈。

（4）疾病预防控制机构在确保本实验室具备相应能力的基础上，应指导、协助不合格的医疗机构实验室查找原因，并及时解决存在的问题，采取纠正措施。

4. 其他 针对分枝杆菌分离培养目前没有完善的室间质评方法，未来随着技术的成熟及开展方法的多样化，国家结核病参比实验室将组织并推行开展其他检测技术的室间质评工作，如非结核分枝杆菌药敏熟练度测试、基因分型能力验证等。

（四）现场评价

在常规质量管理、室间质评及质量指标的基础上，如有必要为了质量改进，可进一步进行现场评价。

二、临床诊疗质量控制

精准诊断、规范治疗是防治结核病传播的最有效手段。为提高我国病原学阳性肺结核患者的登记率，改善病原学阴性肺结核患者的诊断质量，提高肺结核患者治疗成功率。应建立肺结核诊断质量评估考核机制，按照《中国结核病预防控制工作技术规范（2020年版）》的质量要求，定期对肺结核诊断治疗质量进行评估。

（一）组织实施

1. 中国疾病预防控制中心结核病预防控制中心组织制订临床诊疗质量评估方案，各省、地（市）、县（区）疾病预防控制机构组织制订本级评估细则，定点医疗机构应建立结核病诊断治疗质量控制评估机制。

2. 组建国家级、省级、地（市）、县（区）临床诊疗评估专家组。专家成员包括卫生健康行政部门领导，公共卫生、临床和实验室等领域专家。

3. 定期（每年度或每半年度）组织对下一级、本级结核病防治定点医疗机构开展结核病诊疗质量考核，以及配合上级诊疗质量组完成考核结果的验收复核工作。

4. 及时通报考核结果，对考核未达标的单位，督促限期整改。将考核结果纳入机构的绩效考核内容，同时在医院等级评审、医保资金分配上，把考核结果作为其中的重要依据。

（二）诊疗质量控制内容

1. **登记肺结核患者病原学阳性率**　　《肺结核诊断》（WS 288—2017）标准将肺结核分为：疑似患者、临床诊断患者、确诊患者。病原学或病理组织学检查阳性患者为确诊患者。病原学检查确诊是最准确，也是最简单的诊断方式。提高登记肺结核患者病原学阳性率，是落实患者早发现目标最快捷的手段。

病原学阳性率质量考核包括以下内容。

（1）结核病实验室病原学检测技术开展情况：涂片显微镜检查、分枝杆菌分离培养、分枝杆菌核酸检测（检查实验室）。

（2）初诊疑似肺结核患者病原学检查标本送检次数：3份涂片、2份培养、1份分子学检查（检查患者住院或门诊病案）。

（3）初诊疑似肺结核患者病原学检查送检标本质量，是否是合格的病原学检测标本

（检查实验室留存标本）。

（4）登记肺结核患者病原学阳性率（检查季度或年度报表）。

2. 病原学阴性肺结核诊断质量 调查发现，病原学阴性肺结核诊断主要依据胸部影像学检查。胸部影像学诊断的正确率与医生的临床经验密切相关，不典型病变误诊率更高。要提高病原学阴性肺结核诊断质量，须严格执行《肺结核诊断》（WS 288—2017）标准中肺结核临床诊断患者的诊断依据，遵照《中国结核病预防控制工作技术规范（2020年版）》中病原学阴性肺结核诊断质量控制要求开展工作。

病原学阴性肺结核诊断质量控制包括以下内容。

（1）病原学阴性肺结核诊断能力评估

1）结核病免疫辅助检查开展情况：结核菌素试验（TST）、γ干扰素释放试验（IGRA）、结核抗原及抗体检测、其他免疫学检测方法等（检查实验室）。

2）结核病影像诊断开展情况：胸部X线检查、胸部CT检查、其他影像检查等（检查影像室）。

3）临床医生、影像诊断医生技术能力评估：职称、学历、结核病知识知晓情况等（问卷调查）。

（2）病原学阴性肺结核误诊及过诊率评估（查阅患者病案及影像资料）。

（3）按照《肺结核诊断》（WS 288—2017）标准中肺结核临床诊断病例诊断依据，评估病原学阴性肺结核诊断依据符合情况（查阅患者病案及影像资料）。

3. 肺结核治疗成功率 抗结核治疗须遵从早期、联合、规律、适量、全程原则。非耐药肺结核患者强化期需要使用4种抗结核药物，继续期需要使用2种抗结核药物。联合、足量、足疗程的治疗，90%以上患者可以治愈。不联合、不足量、不全程用药，患者很易发生耐药。规范使用抗结核治疗方案，是提高肺结核治疗成功率关键。

肺结核治疗成功率评估包括以下内容。

（1）非利福平耐药肺结核患者标准抗结核治疗方案使用评估（查阅患者病案）

1）标准治疗方案2HRZE/4HR（重症结核2HRZE/10HRE）使用，不使用标准方案适应证。

2）抗结核药物足量使用，不足量用药适应证。

3）抗结核药物口服用药，不口服用药适应证。

4）标准抗结核治疗方案使用率。

（2）非利福平耐药肺结核患者抗结核固定剂量复合制剂（FDC）使用（查阅患者病案）

1）抗结核FDC使用率。

2）散装抗结核药物正确替换率。

（3）抗结核药物不良反应规范处理评估（查阅患者病案）

1）抗结核药物不良反应预防措施。

2）抗结核药物不良反应观察。

3）抗结核药物不良反应处理。

（三）诊疗质量控制方式及频度

结核病诊断质量控制重点是定点医疗机构建立一套科学的质量评估体系，对本单位结核病诊断治疗质量进行常态化的评估，及时发现和纠正诊疗过程中的质量问题。上级机构每半年或一年组织对下属机构开展诊断治疗质量检查，及时发现和处理存在的质量问题。

三、信息监测的质量控制

各级疾病预防控制机构要每日浏览审核结核病登记报告信息，指导综合医疗机构和定点医疗机构对传染病报告和结核病登记系统录入信息的及时性、完整性和准确性进行自查，并定期对结核病信息报告和登记的质量进行督导核查。

（一）自查

疾病预防控制机构应督促综合医疗机构每日对报告的肺结核和疑似肺结核患者信息的及时性、完整性和准确性进行自查；督促定点医疗机构每日对录入监测系统的结核病患者的诊疗、管理等相关信息的及时性、完整性和准确性进行自查。

（二）审核

疾病预防控制机构要在 24 小时内对医疗机构上报的肺结核患者诊疗信息进行审核和并督促错误信息修正。

（三）检查

结合各级的督导工作，开展结核病监测数据质量检查工作。检查内容包括监测系统中结核病信息报告的及时性、完整性和准确性。对发现的问题及时提出改进建议，并向被检查单位上级主管部门反馈。

（四）手工报表的录入时限

季度报表要于下一季度第 1 个月的第 5 日前完成录入；年度报表要于每年 1 月 30 日之前完成系统录入。

（五）漏报、漏登调查

通过结核病漏报、漏登专项调查，可以掌握综合医疗机构中肺结核的漏报情况和定点医疗机构中结核病的漏登情况。进而改善登记报告的完整性，提高监测系统的数据质量。

各地区可以结合实际情况，定期开展区域性的结核病漏报专项调查，或依托于常规督导活动开展机构调查。

第四节　考核与评价

结核病防治规划的考核与评价，是综合运用社会学、统计学和流行病学等研究方法，对国家或地区结核病防治规划的实施进行考核和评价，从而发现问题，总结经验和教训，提高规划执行效果，为决策者提供依据从而采取相应措施，不断提高规划的实施质量。

一、考核与评价的组织

为贯彻落实全国及各地结核病防治规划、行动计划及年度计划等各项措施，促进结核病防治工作质量的提升，应定期开展结核病防治考核与评价工作。结核病防治考核和评价工作应按照不同机构和不同的职责分工进行，包括疾病预防控制机构、结核病定点医疗机构和基层医疗卫生机构。考核与评价应由当地的卫生健康部门组织并领导，开展对下级卫生健康部门、疾病预防控制机构、结核病定点医疗机构、综合医疗机构和基层医疗卫生机构的考核工作。

二、制订考核和评价方案

卫生健康部门组织专家制订考核和评价方案。每次考核和评价前必须制订详细的计划，包括背景、目的、日程（包括准备会、现场考核、总结及反馈）、方法、现场调查、记录表格、重点内容、人员及分组等方面。

（一）背景

包括该地区的概况、结核病控制历史与现状、主要工作进展，通过相关资料分析，初步确定结核病控制可能存在的主要问题和障碍。

（二）目的

阐明本次考核要达到的目的和预期目标。

（三）日程安排

包括准备会、出发、现场考核、总结及反馈和时间安排。

（四）方法

根据本次考核与评价目的和内容，确定考核所采取的形式和具体方法。具体按照年度计划、行动计划或规划的要求开展。

（五）内容和对象

根据被考核地区和评价的工作现状和目的，确定考核的主要内容和对象。

1. **工作内容** 包括政府承诺、患者发现、疫情报告、转诊追踪、治疗管理、药物供应、培训、实验室、健康促进、统计监测、督导、设备管理和财务管理等内容。根据本次考核的范围和重点，选择相关的考核检查单。

2. **考核与评价对象** 实施结核病防治工作的疾病预防控制机构、结核病定点医疗机构和基层医疗卫生机构和实施人员，根据考核评价和日程确定具体对象。

（六）人员及分组

参加考核和评价应具备较高的行政管理和业务水平。考核组应争取政府及相关部门领导成员，如政府、发改委、财政、审计、卫生等部门的官员及合作伙伴的参与，以增加考核活动和政策性评价的力度、深度和权威性。应根据考核目的，有针对性地安排相关领导、专家和技术人员进行组合，以保证考核工作顺利开展。考核和评价技术层面的专家可由疾病预防控制中心、临床医疗机构及社区管理专家组成，可从相关单位抽调人员参与。

三、指标选择

在考核或评价时，关键的步骤就是选择适当的衡量指标。根据不同的指标特性及含义，将其灵活地应用到各个机构的结核病防治工作领域，能够充分地发挥监控与评价指标应有的作用，进而促进结核病防治规划工作的实施。整体防治工作的"投入、过程、产出、结果"方面的指标应有所平衡，有助于解释规划实施成功或不足的经验或原因。指标的选择应考虑以下因素。

1. 基于规划、年度计划的目的和目标选择。

2. 指标的可用性，即能够反映想要了解领域的变化或进展。

3. 资料收集的方法、所需费用及实际操作的可行性。

4. 不同期间、地域间的可比性。

5. 注意指标的应用级别。

四、资料收集方法和来源

考核或评价指标确定后，要有明确的信息和资料收集方法。资料收集方法包括常规监测、现场调研和专题调查 3 种方法。其中日常工作中最常用的方法是常规监测和现场调研。在实际工作中，没有一种方法可以获得全面监控与评价所需要的全部指标的信息和资料，不同途径收集的信息应当互为补充。

（一）常规监测

目前，我国常规应用的结核病疫情监测信息主要来源于传染病报告信息管理系统（infectious disease report information management system，IDRS）和结核病管理信息系统（tuberculosis management information system，TBMIS）。随着全民健康保障信息化工程的推广，结核病常规监测系统也将随之进行整合升级。

（二）现场调研

现场调研是结核病防治规划监控工作的一项重要内容，能够核查常规监测信息的完整性、真实性和逻辑性等。同时，也可以了解常规监测信息系统中未涵盖的内容。

（三）专题调查

为了获得常规监测信息系统和现场调研等无法获得的流行病学信息、资料和行为指标时，需要开展专题调查。例如结核病感染率、患病率、发病率、死亡率、结核分枝杆菌耐药率、公众对结核病防治核心知识的知晓率以及肺结核患者经济负担等。专题调查比常规数据收集更为复杂，费用很高，对于工作人员要求更高。

五、撰写考核或评价报告

根据年度计划或者阶段性规划 / 行动计划的指标要求，结合考核和评价的结果，撰写相应的报告。报告要重点突出、兼顾基本，即要针对重点工作的完成情况，同时包括对基本工作的要求。最后，总结工作存在的问题和取得的经验，提出下一步工作的重点或考核意见。

六、考核与评价结果应用

考核与评价报告应通过卫生行政部门或业务部门发文的形式下达被考核机构，列出应整改的事项，督促整改。各级质控机构应当建议政府部门将结核病列入区域健康指标评价、机构绩效考核、医院等级评价及其他行政或业务条线考核评价内容，发挥考核和评价作用。

知识要点

1. 培训是一个培训师借助于课程设计的各种方法和技巧，将知识、技能传授给学员，使其提高能力，改变原本不适当态度的过程。

2. 培训的目标包括理论知识的学习、技能的掌握以及态度的转变。

3. 不同的培训方法具有不同的效能，应根据学员的需求进行培训方法的设计。培训方法主要包括演讲、示范、案例分析、小组讨论、头脑风暴等。

4. 应根据不同机构的不同工作职责开展不同类型的培训。培训的类型包括培训班、进修、技术骨干强化培训、技术支持培训、远程培训。

5. 培训的程序为分析培训需求、确定培训目标、制订培训计划、组织培训实施、培训效果评估。

6. 结核病防治工作的技术指导是指上级对下级结核病防治规划工作进行督察和业务指导，帮助被指导单位和工作人员提高业务水平和工作技能，提高被指导单位工作质量。

7. 技术指导前期准备包括收集和了解被指导单位的背景资料、确定指导内容、制订技术指导方案、下发通知、召开准备会。

8. 质量保证包括实验室质量控制、临床诊疗质量控制、信息监测的质量控制。

9. 各级疾病预防控制机构具备的实验室要求：省级应至少具备痰涂片镜检、分枝杆菌分离培养、菌种鉴定、结核分枝杆菌核酸检测、结核分枝杆菌耐药基因检测、药敏试验表型检测及基因分型能力；地（市）级实验室至少具备痰涂片镜检、分枝杆菌分离培养、菌种鉴定、结核分枝杆菌耐药基因检测、药敏试验表型检测能力；县（区）级建议具备痰涂片镜检、结核分枝杆菌核酸检测（分枝杆菌分离培养）能力。

10. 开展结核分枝杆菌核酸检测及结核分枝杆菌耐药基因检测的实验室一般分为4个区，即试剂配制区、样本制备区、扩增检测区和产物分析区。

11. 病原学阳性率质量考核内容包括以下几点。

（1）结核病实验室病原学检测技术开展情况：涂片显微镜检查、分枝杆菌分离培养、分枝杆菌核酸检测（检查实验室）。

（2）初诊疑似肺结核患者病原学检查标本送检次数：3份涂片、2份培养、1份分子学检查（检查患者住院或门诊病案）。

（3）初诊疑似肺结核患者病原学检查送检标本质量，是否是合格的病原学检测标本（检查实验室留存标本）。

（4）登记肺结核患者病原学阳性率（检查季度或年度报表）。

12. 病原学阴性肺结核诊断质量控制内容包括以下几点。

（1）病原学阴性肺结核诊断能力评估。

（2）病原学阴性肺结核误诊及过诊率评估（查阅患者病案及影像资料）。

（3）按照《肺结核诊断》（WS 288—2017）标准中肺结核临床诊断病例的诊断依据，评估病原学阴性肺结核诊断依据符合情况（查阅患者病案及影像资料）。

13. 疾病预防控制机构应督促综合医疗机构每日对报告的肺结核和疑似肺结核患者信息的及时性、完整性和准确性进行自查；督促定点医疗机构每日对录入监测系统的结核病患者的诊疗、管理等相关信息的及时性、完整性和准确性进行自查。

14. 疾病预防控制机构要在 24 小时内对医疗机构上报的肺结核患者诊疗信息进行审核并督促错误信息修正。

15. 结核病监测数据质量检查内容包括监测系统中结核病信息报告的及时性、完整性和准确性。

16. 考核或评价指标确定后，要有明确的信息和资料收集方法。资料收集方法包括常规监测、现场调研和专题调查 3 种方法。

自测题

一、选择题（单选题）

1. 培训的目的是能够使学员在哪些方面得到提升（   ）

    A. 知识
    B. 技能
    C. 态度
    D. 知识、技能和态度

2. 关于辅助教具的选择，以下哪项说法是错误的（   ）

    A. 预先确认辅助教具能够正常使用

    B. 只要半数以上学员能够看清楚教具上的内容即可

    C. 预先想好教具出现意外的应对之策

    D. 确保全部学员能够看清楚教具上的内容

3. 以下关于幻灯片制作的原则和法则，哪些表达不准确（   ）

    A. 简洁

    B. 字体不宜超过 3 种

    C. 每张幻灯表达足够多的概念

    D. 字体不宜太小

4. 以下关于规划要求的技术指导频度正确的是（　　　）

　　A. 国家级每年指导至少 4 次

　　B. 省级每年对所辖地市指导至少 4 次

　　C. 地（市）级每年对所辖县（区）至少指导 4 次

　　D. 县（区）级每年指导 4 次

5. 以下关于实验室生物安全要求，描述准确的一项是（　　　）

　　A. 结核分枝杆菌大量活菌操作要求在符合生物安全二级的实验室中进行

　　B. 涂片镜检要求在符合生物安全一级实验室中进行

　　C. 分枝杆菌分离培养要求在符合生物安全二级实验室中进行

　　D. 药敏试验表型检测要求在生物安全二级实验室中进行

6. 以下哪项是目前推荐使用的痰涂片室间质控的方法（　　　）

　　A. 盲法复检

　　B. 批量测试

　　C. 培训

　　D. 现场指导

7. 以下哪项不是临床诊疗质量控制的内容（　　　）

　　A. 病原学阳性率

　　B. 病原学阴性诊断规范性

　　C. 痰标本质量

　　D. 漏报率

8. 关于结核病信息监测质量控制的做法，以下哪项表达最准确（　　　）

　　A. 自查

　　B. 审核

　　C. 漏报调查

　　D. 应该采取常规自查、审核、检查和漏报调查相结合的方式

9. 结核病检测数据的质量检查主要报告哪几个方面（　　　）

　　A. 完整性　　　　　　　　　　　　B. 及时性

　　C. 准确性　　　　　　　　　　　　D. 以上都是

10. 进行考核评价时，资料收集常用的方法主要包括（　　　）

　　A. 常规监测　　　　　　　　　　　B. 现场调研

　　C. 专题调查　　　　　　　　　　　D. 以上都是

二、名词解释

1. 培训
2. 专题调查

三、简答题

1. 简述培训的主要流程。
2. 简述各级疾病预防控制机构的实验室要求。
3. 简述病原学阳性率质量考核内容。

第十三章
科学研究

学习目的

1. 了解国内外结核病研究热点。
2. 掌握文献查阅与综述写作的基本要点。
3. 掌握提出科研问题的要点和步骤。
4. 掌握研究方案设计和实施的基本要点。
5. 掌握数据管理、收集、整理、分析等操作要点。
6. 掌握撰写研究报告和科学论文的基本步骤。

结核病科学研究在结核病防治工作中占有重要地位和作用。加强科学研究和创新是终结结核病流行策略（end TB strategy）的第三大支柱。结核病研究需要从问题的提出、研究方案的制订与实施、研究结果应用等方面形成研究的全过程。

第一节　提出研究问题

广大结核病防治专业技术人员在结核病防治工作中，一方面需要借鉴他人的经验，应用证据解决问题；另一方面也需要在结核病防治工作实践中提出研究问题，开展研究解决问题。

一、关注结核病研究热点

作为结核病防治专业技术人员，应积极关注国内外结核病研究热点，并结合自身工作岗位，从中发现和确定自己感兴趣的研究领域。从结核病防治和临床研究优先领域可分为以下几方面。

（一）结核病防治研究优先领域

1. **结核病疾病负担的研究**　不同人群结核病感染率水平的调查、潜伏性感染人群发病水平及影响因素的调查、结核病发病率估算及趋势的预测研究、我国重点地区结核病患病率水平的调查研究、不同地区结核病死亡率及影响因素的调查研究等。

2. **结核病防控策略及关键措施研究**　如何提高结核病患者依从性，提高治疗成功率；如何通过新的信息化技术手段，如手机 App、电子药盒等，提高患者全程管理率，提高治疗成功率；如何规范病原学阴性肺结核诊断；如何提高结核潜伏感染高危人群筛查率和预防性治疗接受率；如何提高实验室检测质量和诊断的准确性；开展卡介苗预防接种质量及免疫效果的评价研究，重点是卡介苗保护率及持续时间等。

3. **结核病防治服务体系的研究**　不同层级、不同类型机构的诊疗职责和工作任务，诊疗质控等。结核病实验室检测体系的研究包括不同层级、不同类型的结核病实验室开展的检测工作任务、实验室质控、生物安全等；结核病治疗管理体系的研究包括定点医院门诊治疗、住院治疗和社区治疗的有效衔接、跨区域流动人口患者在不同地区治疗间的信息和管理衔接、治疗全程监控等。

4. **结核病防治相关保障及支撑相关的研究**　结核病预防用疫苗或药物的人群试验预防干预效果评价研究；结核病临床药物治疗效果的人群试验研究；结核病患者医疗保障的相关政策研究；结核病患者和耐多药患者结核病经济负担及影响因素的研究。

5. **结核病交叉学科方面的研究**　应用空间地学及应用数学开展结核病空间流行病及预测研究；肿瘤患者结核病感染及患病调查研究；尘肺患者结核病感染及患病调查研究；不同营养状况的人群结核病发病水平的研究：不同环境暴露包括家庭环境、工作环境、医院环境和实验室工作环境等人群的感染和发病水平的研究等。

（二）结核病临床研究优先领域

1. **基础研究**　对结核分枝杆菌感染人体后基因表达的研究；对结核分枝杆菌的持留状态的研究；蛋白化学修饰对结核分枝杆菌作用的研究；铁、镁等金属离子在结核分枝杆菌生长代谢过程的作用研究；结核分枝杆菌基因功能及基因之间的相互关系研究；结核分枝杆菌脂质代谢组学的研究；结核分枝杆菌在人体长期潜伏的机制研究；结核分枝杆菌基因型及耐药性动态变化规律研究；不同地区流行的优势结核菌株及其同源性研究；结核宿主的易感性基因研究；结核病疫苗研究等。

2. **研发灵敏度、覆盖面以及临床实用性强的结核病诊断新技术、新产品**　结核病诊断技术革新、诊断工具研发、探寻病原学阴性结核病患者特异度分子标识，研发相应诊断产品等。

3. **研究结核病及耐药结核病的短程治疗方案**　抗结核新药研究、结核病和耐药结核病新的超短程化疗方案的研究等。

4. **结核病患者新型治疗和管理方法的探索** 微创伤、病灶内定点清除等结核病新型治疗；肺结核患者的新型治疗管理方式等。

二、文献查阅与撰写综述

任何科研工作都是踏在前人的肩膀上向前行进的，学习文献是一种传承，更是一种思索，要通过做文献综述，对现有资料去芜存菁，可以看清学科或领域的发展趋势，为自己的科研工作打下牢固的基础。

（一）文献检索

收集文献的方法主要有两种：通过各种检索工具进行检索，或者使用专业的数据库进行检索。文献检索要尽量搜集最新的文献资料来获取最新的内容。

（二）文献阅读

阅读、分析文献是一项很重要的工作。文献中的数据要与相关知识结合起来，并以此作为研究基础。文献处理需要复杂的认知活动，研究人员要学会合理地使用已收集到的参考文献，并以此来为自己的研究建立一个坚实的基础。

（三）撰写综述

对于科学研究新入门者，熟悉并理解所要研究领域的文献，最好的方法是完成一个文献综述。综述通常分为两大类，一类称叙述性综述，以汇集文献资料为主辅以注释，客观而少评述；一类为评述性综述，着重评述，通过回顾、观察和展望，提出合乎逻辑的、具有启迪性的看法和建议。

（四）文献管理软件的应用

为了提高文献检索及阅读的效率，可使用文献管理软件。文献管理软件的便利之处在于一是直接联网到不同的数据库进行检索，免去登录不同数据库的劳累之苦，提高效率；二是可以非常方便地管理文献信息，包括文摘、全文、笔记，以及其他的附件材料等等，检索功能方便查找到需要的文献，多数软件还具备一定的分析功能；三是文末参考文献格式的编辑，轻松便捷。

三、实践中提出科学问题

（一）选择研究课题

结核病防治人员，应在工作实践中善于发现问题，要找到自己科学研究的兴趣点，要养成阅读文献与撰写综述的习惯，这样长期积累和坚持，就能将工作实践中的一般问题转化成一个可以研究的问题。研究问题的要点如下。

1. **必要性** 研究课题应当针对当前迫切需要解决的理论问题和应用问题，以及虽然目前还不迫切需要但具有潜在的理论价值和应用价值的问题。

2. **创造性** 研究课题应具有创新性和独特性，要能够提供新知识、新方法、新观点或新思想，或能够解答"空白"领域的问题。如果仅仅简单地重复别人的研究，或不能得出新的认识，就会使研究结果缺乏新意和深度，甚至没有多大的价值。

3. **可行性** 首先，可行性是指课题研究已具备了科学条件。其次，所提出的问题是能够由科学来解答的。最后，研究已经具备了多种社会条件和主观条件，如在经费、人力、物质条件上有了可靠的保证，并能得到社会各部门和被调查地区、单位和个人的支持与协助，调查和研究人员已具备了必要的专业能力和实践经验，他们对于这一课题已有了初步了解和初步设想等。

4. **适当性** 适当性是指研究的课题要与研究目的或所要解答的实际问题相适应，要与研究力量和研究能力相适应。有些研究题目虽然也具有必要性、可行性、创造性，但它们与这项调查研究的主要目的不相适应，题目过大或者过小，都无助于解答实际问题。对于缺乏经验和缺乏专业知识的研究人员来说，研究课题应简单、浅显一些，从小题目开始，逐步积累经验，然后再扩大调查研究的范围，由浅入深、由简单到复杂。

（二）形成研究假设

在形成研究问题的基础上，可以进一步提出研究假设。研究假设是研究者根据经验事实和科学理论对所研究的问题作出假定性的说明和推断。研究假设是工作的主线，具有科学性（以科学事实为基础）和假定性（猜测与推断、需要验证）的特征，有待研究予以验证。可通过求同法、求异法、共变法、类推法、剩余法等方法形成假设。

（三）确定研究目的

假设形成之后，它就成为研究工作中的主线。但依照这条主线工作时，还要把它具体化为研究目的。研究目的是研究的基本意图，是研究内容的焦点，也是研究行动的指南。唯有明确研究目的，研究资料的收集才有依据，研究结果的解释才有意义。因此，提出研究目的是课题研究具体化的步骤之一。

第二节　研究方案设计

当科学研究问题提出之后，要进行研究方案的设计。研究方案一经确定，研究者就应该严格按照方案设计要求进行课题研究。研究方案的设计恰当与否将会直接影响到研究预期目标能否达到，研究结果是否准确可信，结论是否可靠。

一、研究设计思路

研究方案的设计思路是，首先要明确研究目的，根据研究目的拟定一个科研课题的题目。内容包括：选定能反映所研究问题的各项分析指标，使抽象的研究目的具体化；划定研究的总体范围；确定调查方法或实验/试验方法；估计样本含量大小；制订资料的整理分析计划；在整个研究过程中的每一个环节进行质量控制；进行经费预算；确定研究工作的步骤与时间进度等。

二、研究设计分类

研究设计的类型很多，不同的分类标准有不同的研究类型，相应地有不同的研究设计类型，不同的研究类型具有各自的特点，需要研究者熟悉和掌握。按照医学科学研究性质标准来分，医学科学研究类型可分为观察性研究、实验性研究、理论性研究三大类。

（一）观察性研究

1. **定义及分类**　由于伦理和资源的限制，研究者不能全部掌握或控制研究中涉及的各种条件，大多数情况下只能进行非实验性研究（non-experimental study），即观察性研究（observational study）。观察性研究是医学研究的基本方法，主要特点是研究过程中没有人为施加的干预措施，而是客观地观察记录某些现象的现状及其相关特征，能为今后决策和进一步深入研究提供依据。观察性研究可分为描述性研究和分析性研究。

（1）描述性研究（descriptive study）：是客观地描述事物的特征，该研究同样需要研究者应用统计方法和指标进行描述，描述性研究往往是分析性研究的基础，二者没有严格的界限。

1）横断面研究（cross-sectional study）：又称现况研究，指对某人群或某样本人群在一个时点上，进行疾病及其有关因素的调查。

本质：暴露信息和疾病信息同时确定，根据暴露和疾病情况将人群同时分类。

分类：普查、随机抽样调查、非随机抽样调查。

2）生态学研究（ecological study）：又称相关性研究（correlational study），是指在收

集疾病或健康状态以及某些因素的资料时，不是以个体为分析单位，而是以群体为分析单位。

要求：需要有所有研究人群暴露和疾病的两类信息，用以比较各组人群中暴露与疾病是否相关。

3）纵向调查（longitudinal study）：对调查对象或监测的疾病进行长时间、连续的动态观察。分类：随访调查，疾病监测。

（2）分析性研究（analytical study）：分析性研究实质上是一种纵向的研究方法。

1）病例对照研究（case-control study）/ 回顾性研究（retrospective study）：是从患者去研究与患病有关的因素，即从果到因，先选定病例和对照，分别回顾暴露情况，分析因素与疾病的联系。

2）队列研究（cohort study）/ 前瞻性研究（prospective study）：是将研究对象按可疑病因因素的有无或暴露程度分为若干组，经过一定时间，比较各组的发病率或死亡率，从而判断暴露因素与疾病的关系的研究方法，是"由因到果"的研究方法。

2. **研究设计要点**　观察性研究，又称调查研究，其研究设计的基本内容包括调查计划的制订、资料的整理分析和质量控制以及抽样方法的选择等。调查设计是调查研究工作的先导和依据，也是调查结果准确可靠的保证。调查设计的特点是：研究因素是客观存在的，如职业、地域、民族等。不能用随机化分组来平衡混杂因素对调查结果的影响，故重点是调查表、分析表与抽样方法设计。

（二）实验性研究

1. **定义及分类**　实验性研究（experimental study）是一种研究者在一定程度上掌握着实验的条件，主动给予研究对象某种干预措施的研究方法，较好地排除了外界因素的干扰，可以获得较为可靠的科学依据。即根据研究目的，主动对研究对象施加干预因素控制非实验变量，以总结干预作用。实验性研究可以分为以下几类。

（1）动物实验（animal experiment）：动物实验的研究对象是动物，因此容易设立对照组，并能实现随机分配实验动物，研究者可以严格控制实验条件。

（2）临床试验（clinical trial）：在人体进行的干预性研究，临床试验的目的是评价某种疾病的治疗方法或是发现某种疾病的不良结局。由于以人为研究对象，需要考虑受试者的知情同意、心理因素、伦理道德问题，因此临床试验研究具有特殊性。

（3）现场试验（field trial）：现场试验接受处理或某种预防措施的研究对象是个体，非群体或亚人群，且研究对象为未患病的健康人或高危人群。现场试验费用较高，适宜常见病、严重疾病的预防研究。

（4）社区干预试验（community-based public health trial）：又称准实验研究，社区干预试验是在某一特定人群中通过干扰某些致病因素或施加某些保护性措施，观察对人群产生的效果。例如：水加氟预防龋齿，某些食品对儿童身体发育的作用等。

2. **研究设计要点** 实验性研究设计以人、动物或生物材料为研究对象，在研究实施过程中研究者根据研究目的对研究对象主动施加干预措施，控制非研究因素的干扰，并观察总结其结果，回答研究假设所提出的问题。实验研究的特点是：研究者能人为设置研究因素；研究对象接受研究因素的种类或水平是由随机分配决定的。因此，实验研究中能够更有效地控制误差，使多种研究因素包括在较少次数的实验之中。

（1）动物实验研究：实验研究中最常见的是动物实验研究，无论是药理学、毒理学、微生物学、寄生虫学、遗传学直到近代的分子生物学、分子遗传学等学科，以及新药的临床前试验等均需要动物实验研究。

（2）以人为对象的试验研究：以人为对象的试验研究包括临床试验研究、现场试验研究和社区人群干预试验研究。在设计时必须充分考虑以人为对象的特点。在试验研究设计中受试者情况复杂，应注意以下几个方面。

1）设立合理的对照：因为研究对象是人，如何设立对照组（control group）必须慎重考虑。决不允许研究工作由于设立对照组而对人的健康有所危害。

2）随机分组（random allocation）：试验中的受试对象进入哪个处理组须十分严格、科学，以保证各处理组间非处理因素的均衡性。

3）盲法：临床试验中尽可能采用"双盲法"（double blind），就是研究者方（医师、护士等直接参与临床试验观察者）和受试者方（受试者、家属等）都不知道受试者使用的是试验药还是对照药。但有时患者依据他对医师及治疗措施的信任程度可能会有某些不自觉的、不真实的反应。这就要求研究者应尽可能选择客观指标作为评价疗效的根据，谨慎使用主观性较大的指标。

（三）理论性研究

理论性研究多指数学模型的研究，是利用医学研究所获得的数据，拟合建立能够反映疾病发生、发展规律及各因素间关联性的研究；或用计算机仿真，进行理论研究等。

自 20 世纪初以来，结合了疾病传播机制、数理统计方法和计算机技术的传染病模型发展较快。从经典的动力学模型到现代神经网络模型，从确定效应的舱室模型到随机化的马尔科夫模型、混沌模型，从经典概率到贝叶斯到机器学习，不管模型的构建方法和数理基础如何发展进化，其基本目的是不变的，都是为了研究者们更好地了解传染病（结核病）的疾病特征、传播风险、发展趋势。基于现有大数据分析和对结核病疾病负担模型和预测，不仅可以衡量和评估结核病防治策略、对策的实施效果，也可以为制定结核病防治中长期规划提供参考依据。

三、常用抽样方法

在实际科学研究中，常常需要开展调查工作，而调查涉及普查、抽样调查、典型调查三类调查方法。其中以抽样调查最为常见，抽样方法包括概率抽样和非概率抽样。

（一）概率抽样

概率抽样又叫随机抽样（random sampling），是调查者用客观的、随机的方法抽取样本，是实际工作中常用的选取样本的方法。此方法有统计学的理论依据，可以计算抽样误差，能客观地评价调查结果的精度（precision）；在抽样设计时还能对调查的精度加以控制。常常分为单纯随机抽样（simple random sampling）、系统抽样（systematic sampling）、分层抽样（stratified sampling）、整群抽样（cluster sampling）、多阶段抽样（multistage sampling）五大类。

1. **单纯随机抽样** 单纯随机抽样又称简单随机抽样。该方法是最基本的抽样方法，也是其他抽样方法的基础，是指对被抽样总体中全部观察单位按照某种特征编号，组成抽样框，然后用随机化抽取部分观察单位组成样本，总体中的每一个个体被抽入样本的可能性相等，抽样的工具可采取随机数字表或计算机软件（如 SAS、SPSS、Excel 等）。

优点：简单、直观，均数或率及标准误的计算简便。

缺点：总体很大时，要对观察单位依次编号，不易操作，且抽取到的观察单位比较分散，组织调查比较麻烦。

2. **系统抽样** 系统抽样又称为机械抽样或等距抽样，是先将研究总体中的观察单位按某一顺序排列，然后分成 n 部分，再从第一部分中随机抽取第 i 号观察单位，依次用相等间距，最后从每一部分各抽取一个观察单位组成例数为 n 的样本。

优点：①易于理解，简便易行；②容易得到一个按比例分配的样本；③样本的观察单位在总体中分布均匀，其抽样误差一般小于单纯随机抽样。

缺点：①当总体中观察单位按顺序有周期趋势或单调递增或递减趋势时，系统抽样将产生明显的偏性，但对于适合采用系统抽样的情形，一旦确定了抽样间隔，就必须严格遵守，不得随意更改。否则，可能造成另外的系统误差；②实际工作中一般按照简单随机抽样方法估计系统抽样的抽样误差，因此，这样计算得到的抽样误差一般偏大。

3. **分层抽样** 分层抽样又称类型抽样或分类抽样。先按照对主要研究指标影响较大的某种特征，将总体分为若干类别（统计学上称之为"层"），再从每一层内随机抽取一定数量的观察单位组成样本。

优点：①减少抽样误差。分层后增加了层内的同质性，因而观察值的变异度减小，各层的抽样误差减小，在样本含量相等的情况下，其标准误差一般均小于单纯随机抽样、系统抽样和整群抽样的标准误；②便于对不同层采用不同的抽样方法，有利于调查组织工作的实施；③还可以对不同层进行独立分析。

缺点：抽样手续较简单随机抽样要繁杂一些。

4. **整群抽样** 整群抽样又称集团抽样，它是先将总体划分为 K 个"群"（cluster），从 K 个群中随机抽取 k 个"群"，每个"群"中包含若干个观察单位，被抽中"群"的所有观察单位构成所研究的样本。

优点：便于组织，节省经费，容易控制调查质量。

缺点：样本含量一定时，其抽样误差一般大于单纯随机抽样的误差（因为样本观察单位未能广泛地散布在总体中）。群间差异越小，抽取的"群"越多，抽样误差越小。因而在样本含量确定后，宜增加抽样的"群"数而相应地减少群的观察单位数。整群抽样的样本量 $n = n_0 \times Deff$，其中 n_0 为单纯随机抽样下的样本量，$Deff$ 为设计效应（design effect），是复杂抽样设计与简单随机抽样设计估计量的方差之比，用来反映复杂抽样设计的效率或相对精确的程度。整群抽样的 $Deff > 1$，通常类似调查的 $Deff$ 可以通过查阅文献获得。

5. **多阶段抽样** 多阶段抽样又称多级抽样，它是将调查分成两个及两个以上的阶段进行的抽样，一般先将总体分为若干群，作为抽样框，然后用单纯随机抽样方法或分层抽样、系统抽样方法从中抽出部分群作为"一级单位"，以被抽中的一级单位包含的若干较小单位的全体作为抽样框，可以抽出"二级单位"，从被抽出的二级单位中又可以抽出"三级单位"，直到从最后一级单位中抽到所要调查的基本单位。去除最后一级外，前几级的抽样中每一级的抽样实际都属于一次整群抽样，因此多阶段抽样就是一种特殊的整群抽样。

优点：当总体规模很大时，可以先抽取若干小总体，然后在小总体中抽样，这样省时省力，方便管理，节省费用。

缺点：多级抽样会使得抽样误差比较大。

（二）非概率抽样

非概率抽样亦称为有意选择（purposive selection），主要依据调查者的主观意愿、判断或是否方便来抽取样本，包括偶遇抽样、判断抽样、定额抽样、雪球抽样等。此方法要求研究者对总体有深入的了解和很好的调查技巧。非概率抽样在一定情况下也可能产生较好的调查效果，常在探索性研究或研究的初期阶段采用。但由于此方法缺乏理论根据，无法估计抽样误差，难以保证样本的代表性，不能对调查结果的精度作出客观评价，所以总的来说一般不宜采用。

四、书写研究方案

（一）研究方案的书写格式

研究方案的内容一般包括：课题名称、研究背景、研究目的、研究方法、研究进度、已有的研究基础、研究中可能存在的问题及控制方法、经费预算、预期成果等。

（二）研究方案的书写要点

以下对研究方案中各个部分按顺序进行讨论。

1. **课题名称** 课题名称的拟定原则是以极简练的文字表示研究的核心内容，并突出研究中有创新、有特色的内容。当题目需要表达的内容较多，必须使用较多文字时，可将拟表达的内容分成两个层次，即以主题加副题的形式予以表达。

2. **研究背景** 研究背景或立题依据是指进行该项研究的动机、意义和相关依据。研究的动机和意义这部分主要是回答两个问题：①为什么要选这个课题，它有什么意义，带给人们什么收益？②根据什么选择这个题目？回答第一个问题时主要看它在科学上、医学上的意义，还要看其经济上、社会上的效益等。回答第二个问题也就是提供有关的各种背景材料。

3. **研究目的** 在研究方案中应提出明确的研究目的即本课题拟解决的问题，因为与研究有关的一切工作如目标人群的确定、研究对象的选择、研究方法的选择等都是围绕目的而进行的。目的陈述不清楚的研究，不会是一项好的研究。一项研究通常只含一个目的，有时也可以有多个。目的部分应该写得十分简练清楚，它不是研究假设的翻版，也不是研究意义的重复，而是把它们的核心内容做科学的概括，用一句话或几行字表达出来，绝不能进行长段的描述。

4. **研究方法** 研究方法是研究方案中分量最大的部分。研究方法包括所选用的研究方法类型及研究中所涉及的有关技术或工具等，一般包括以下几点。

（1）研究设计类型如是现况研究，或是病例对照研究或是队列研究、实验研究等。

（2）研究对象的选择包括源人群的确定、研究对象的选择原则和标准、样本含量，以及选择的方法如抽样或配比等。

（3）资料收集方法包括调查方式的确定、调查表的拟定、调查员培训、观察指标的确定，以及需测量项目的测量指标、测量方法及其标准化等。

（4）资料整理分析方法包括资料的核对和整理用的分析软件、资料分析策略以及具体分析方法如多因素分析模型等。

在研究方案中通常是将上述有关方法整理成一个流程图使整个研究过程与使用方法一目了然。此外，为了避免研究方案庞杂臃肿，将一部分细节作为附录放到整个方案的后面是一个好的办法。对于通用的方法仅写出名称即可，而不必详述。如仅写成1∶2的病例对照研究、随机对照的临床试验研究、血清的酶联免疫吸附测定法等即可。但是，对这些方法类型的要素还应作出必要的交代。如研究的对象是什么、如何分组，是普查还是抽样研究，用什么样的人搜集资料，如何进行质量控制等。

5. **研究进度** 研究进度部分介绍研究的总体时间安排，通常先将整个研究工作分为几个阶段，如研究计划制订阶段、研究实施阶段、资料整理分析阶段以及课题总结和论文撰写阶段等，然后根据各阶段的时间安排编制研究时间进度表。

6. **已有的研究基础**　已有的研究基础包括研究条件，如与完成该项研究有关的人力和物力条件，以及与本课题组相关的研究工作基础和研究所需经费的落实情况等。研究方案中应说明已具备的条件和尚待解决条件及拟解决的途径。值得提出的是，一个好的课题组成员组成是开展一项成功研究的关键。

7. **研究中可能存在的问题及控制方法**　没有一项流行病学研究是完美无缺的。一名好的流行病学专家应该能在研究的设计阶段就估计到研究的设计、实施和分析过程中可能存在的问题和缺陷，并预先设想出解决的办法。对一些无法解决的问题，应该评价其对研究结果或结论所产生的影响。在最后的研究论文或报告中，更要如实地指出和评价本研究中所存在的问题及对结论的影响。

8. **经费预算**　在很多时候，特别是申报科研基金时，都要事先估算完成本项研究所需的经费。经费预算要合理，过少不足以完成科研任务；过多则会形成浪费，也不易获得资助。经费预算要根据具体的研究内容和性质而定，一般包括人力资源费、购置仪器设备费、材料和消耗品、现场调查费、标本采集费、交通运输费、通讯费、资料整理和分析费以及论文发表和成果总结费等。

9. **预期成果**　研究方案的最后一项为预期成果。预期成果是指完成该研究后可以得到的结果或数据，理论或应用价值和学术水平的预测。预期成果可以是几句概括性的叙述，因为预见的东西不可能很准确和具体，但它代表了良好设计方案的逻辑性结构，与研究目的相呼应。也包括成果的表达形式如科学论文、技术发明或专利等。

第三节　研究方案实施

当研究方案制订完成之后，下一步的工作就是组织实施。为确保研究方案能按照研究者的意图进行，首先需要制订实施方案，然后再按照实施方案规定的详细流程和步骤开展研究，并在执行过程中做好数据管理与质量控制工作。

一、实施方案的制订

实施方案是研究方案的细化与操作步骤的具体化，它为研究者提供具有高度可操作性的具体步骤，使其能够按照一定的时间进程逐步落实课题的各项内容。理论上，任何一个完全独立的研究者都可以依据研究实施方案进行同样的研究，得出一致的研究结论。

（一）制订实施方案的基本步骤

制订实施方案的基本步骤主要有以下几点。

1. 以课题研究方案为主要依据，进一步明确研究对象，确定研究的目标人群和抽样框架。

2. 明确研究对象的来源及征集方式和方法，进一步明确研究对象的入选与排除标准。

3. 将课题研究方案主要研究内容按预计被执行的时间排定次序，制订研究进度表。

4. 明确各项研究内容需要观测或测定的指标并按照现场预计收集这些指标的时间顺序制订现场工作流程。

5. 收集并整理研究中所测量指标的技术标准，按照不同的工作性质分类制订出相应的现场工作（操作）手册。

6. 按照研究的观测指标与现场工作流程确定需要招聘调查员的数量及素质要求，并制订出调查员培训方案。

7. 制订出现场管理办法，明确不同岗位的具体职责；制订现场日常工作任务表与不同工作所需物品清单。

8. 制订出质量控制方法与质量控制的工作流程。

9. 通过一到两轮专家论证，并进行一到两次预试验，根据专家建议与实际情况调整和完善实施方案。

（二）开展预试验

预试验是指在完成研究实施方案的初步设计后，项目正式启动前进行的以完善实施方案为主要目的的非正式试验。通过预试验，研究者一般需要达到以下几个目标。

1. 以提高现场的工作效率为中心，完善现场工作流程。

2. 以项目的主要研究内容为基本点，优化项目的观测指标。

3. 以降低现场的工作失误为基本点，确定质量控制的关键环节。

4. 按照被调查对象的实际反应，测试与调整调查表。

5. 若有实验检测项目，考察并统一实验室检测标准。

6. 通过现场演练，考核人员培训的实际效果。

7. 对影响研究结果的关键问题作综合分析，并提出解决方案。

预试验要达到上述目标，就必须在与正式研究现场条件基本一致的情况下实施，另外，需要研究者对预试验的过程进行综合分析，写出书面的预试验报告，重点说明试验的进程、遇到的问题及其解决方案。

二、组织实施

在预试验完成后，研究者可以制订出比较完善的项目实施方案。一般来说，研究者需要召开一次专家论证会议，对实施方案进行最后一次的论证，如果没有太大的问题，研究即可进入正式研究阶段。正式研究一般应当完全遵守既定的实施方案，并注意以下几个问题。

1. 研究过程中不能任意增加或减少研究内容，也不能随意改变技术路线。
2. 做好被研究对象的组织动员工作。
3. 现场调查项目情况复杂，应有充分的后勤保障及人身和财产安全保障。
4. 严格调查资料与数据的完全管理。
5. 严格进行质量控制。

三、全程质量控制

研究方案实施过程中的质量控制涉及研究设计、数据收集、资料分析、结果报告等各个环节，其目的是以提高所获得数据质量为核心，增强研究结果的可靠性与可信度。因而，研究者应在科学研究的全过程中贯彻和执行质量控制的要求。

（一）质量控制的策略

质量控制的主要目标是确保研究数据的有效性和完整性达到一个相对合理的范围。可以依靠以下几个方面的努力来保证获得高质量的研究数据。

1. 良好的研究设计。
2. 周密而细致的实施方案。
3. 严格的人员培训和考核制度。
4. 研究对象的信任和配合。
5. 相关部门的支持和参与。
6. 严格的质量保证和质量控制体系。
7. 建立明确的质量控制总体目标。

（二）质量保证的原则

质量保证的原则是事先周密地计划，执行过程中详细记录工作日志最好能请相关研究领域的专家事先对研究方案进行论证，事后能对调查质量进行必要的外部听证。成立质量管理工作组，严格按照事先确定的课题进度表执行方案，项目组核心成员与质量管理委员会成员定期下现场督导工作，是保证研究效率、控制研究质量的最根本途径。

（三）质量控制的重点

质量控制的重点是要避免或减少研究过程中误差（error）的发生。误差是指研究结果与真实结论之间的差异。所有的科学研究中都存在误差，但是只将误差控制在一定范围之内才有可能得出真实的结论。误差包括随机误差（random error）和系统误差（systematic error）两大类。

1. **随机误差**　随机误差通常由于抽样和测量的随机变异所致，没有固定方向和固定大小，一般呈正态分布，随机误差不能避免，但是可通过统计学方法予以评估。

2. **系统误差**　系统误差又被称为偏倚（bias），是指在研究设计、实施及结果分析等过程中由于方法学的缺陷而导致的研究结果固定地偏离真实情况，这种误差具有固定方向和固定大小，无法靠统计方法来消除，因而应尽可能防止其发生。

（1）偏倚的分类：一般将偏倚分为三大类，即选择偏倚、信息偏倚和混杂偏倚。选择偏倚是选择研究对象时，被选入者特征上的差异所产生的系统误差；信息偏倚是在研究实施过程中，获取研究信息时产生的系统误差；混杂偏倚是由于混杂因素的影响，掩盖或夸大了研究因素与研究疾病之间的联系，从而使真正联系被错误地估计的系统误差。混杂因素必须与所研究的疾病有关，是疾病的危险或保护因素，并且与研究的暴露因素存在与否相关，必须不是研究因素与疾病病因链上的中间环节或步骤。

（2）偏倚的控制

1）选择偏倚的控制方法主要有：①掌握发生环节；②严格选择标准；③研究对象的合作；④采用多种对照。

2）信息偏倚的控制方法主要有：①严格信息标准；②盲法收集信息；③采用客观指标；④调查技术的应用；⑤统计学处理。

3）混杂偏倚的控制方法主要有：①限制；②随机化；③匹配；④统计学处理。

第四节　数据整理分析与应用

在研究的过程中，会产生研究者希望产生的研究数据，对研究数据进行恰当的处理，是达成研究目的必需步骤。本节将介绍研究资料的整理与数据的分析方法，并简要介绍研究报告的基本规范与撰写论文的基本求等。

一、数据整理

数据整理是指将所有原始数据录入电子数据库，并经过一定的有效性与完整性核查程序，生成供统计分析用的电子数据。因此，数据整理工作是数据统计分析工作必不可少的准备阶段。

（一）制订数据整理方案

数据整理的第一步就是制订出数据整理的方案。数据整理方案应当包括以下内容：数据整理的负责人员、时间进程、整理的内容、基本步骤、质量控制、数据备份与数据安全等。

（二）数据核查

在对数据进行分析之前，应对收集到的资料进行核对，即检查其准确性、一致性和完整性。调查资料常来源于询问或自填式调查表，如果不进行核对就开始分析，不可避免地会出现一些差错。

（三）建立数据库

完成数据采集及核查后，下一步工作就是建立数据库。首先是选择数据管理软件。目前常用的数据管理软件有很多，如 Excel、Assess、Epi Data、Epi Info、Oracle、MS、SQL、Server 等。对于一般科研人员，Excel 和 Epi Data 具有简单、易用、实用的特点，方便在日常的科研工作中进行简单的数据管理。

1. **利用 Excel** Excel 是一种常见的办公软件，也可以利用它制作简易的数据文件。直接将收集到的各个指标录入到 Excel 中就可形成一个简易的数据库。但是为了便于数据的分析，要注意数据的格式和数据编码。

2. **利用数据管理软件 Epi Data** Epi Data 3.1 数据管理软件是一款免费的数据录入与管理软件，广泛应用于医学研究中需要数据采集、录入与管理的许多领域，如实验室研究数据的录入与管理新药临床试验数据管理等。

对于所建立的数据库来说准确地储存数据和导出数据是对数据管理系统的最基本的要求。此外，建立数据库需要综合考虑的其他因素有：①符合研究方案的流程易于数据的录入；②数据导出的样式全面且内容完整易于统计分析；③数据在系统内可进行较为完整的检查以及时发现"问题"数据；④符合数据库应用软件的要求。

（四）数据备份

日常的数据备份要求所有记录均有双备份，对原始文档修改之前应当对其进行备份。数据备份贯彻于整个数据管理的过程，包括数据收集、数据整理、数据分析的各个环节。

（五）数据清理

数据清理是指在对数据库中的逻辑删除记录和重复记录进行删除和压缩，并对缺失数据进行统一编码。所有对原始数据的处理应当有详细的档案记录。数据清理的目的大致有：①净化数据，去除数据中的杂质和冗余数据；②整合数据，将多个数据源的数据进行横向或纵向合并；③转换数据，改变文件格式、字段类型、数据结构等，使其适合统计软件的读取和所选择的统计模型。此外，出于保护隐私的目的，有时需要去除不必要的隐私字段，或者对部分数据进行必要的变换。

（六）数据库锁定

经过上述的数据核查和数据清理后报现场项目负责人审核后进行数据库的逻辑锁定，并将调查原始资料一并封存，今后任何人不能擅自对记录进行人为改动。所有的数据分析工作只能使用锁定的数据库，原始数据库只作为存档和外部的质量核查档案资料。

（七）数据的保存与共享

研究中所有的数据都应妥善保存，同时根据访问权限供研究人员查阅和使用，也可共享给外部人员使用，但共享时需注意在伦理学许可范围内确定是否共享研究对象的私人信息，原则上尽量不共享或尽可能少共享研究对象的私人信息。

二、数据分析

科学研究的结果常常以数据形式呈现，这些数据里包含了丰富的信息。当完成数据的整理后，接下来就要开始数据分析了。使用适宜、正确的统计方法进行数据分析是得出真实可靠的研究结论的重要保证。

（一）资料的类型与分析方法

在数据分析中，恰当地应用统计学方法及其原理是至关重要的。进行资料分析时，应根据资料的不同类型选用适当的统计学方法。

1. **计量资料的统计分析方法**　计量资料是指可用数字表示的资料并可采用一定的器具或测量方法获得具体数据。一般有度量衡单位，如身高（cm）、血压（kPa）、体重（kg）等。这些变量属于连续变量。计量资料通常可采用平均数、标准差、t 检验、方差分析与回归分析等统计分析方法。

2. **计数资料的分析方法**　计数资料指某些不能用数字表示，只能观察到单位数量的资料。包括人时资料和纯计数资料。计数资料分为二分类变量和多分类变量。二分类变量通常只有两种相互独立的属性，如性别（男性、女性）、过敏史（无、有）。多分类变量的定性观察结果通常有两种以上互不包含的属性，如婚姻状况（未婚、已婚、离异或丧偶、其他）。计数资料可采用率、构成比、卡方检验等方法进行统计分析。

3. **等级资料**　等级资料是指将观察单位按照某种属性的不同程度分组，是介于计数与计量资料之间的一种半计量资料。通常有两个以上的等级，如文化程度（小学及以下、初中、高中、大学及以上）、疗效评价（痊愈、显效、有效、无效）。等级资料与计数资料的区别在于等级资料各类别之间存在大小或程度上的差别。等级资料可采用率、构成比、秩和检验、卡方检验等方法进行分析。

（二）数据分析的基本步骤及要点

1. **复习研究背景**　数据分析的第一步不是将数据导入统计软件编写分析程序，而是研究者和数据分析员共同复习研究的背景资料，进一步明确研究的主要假设。

2. **掌握研究方法**　统计分析员应当掌握研究的设计方案，了解研究样本的选择过程、数据的收集过程，掌握研究中存在的主要混杂因素。

3. **应答情况分析**　一般来说研究中的无应答者与应答者会存在一定的差异，但是如果导致调查对象无应答的原因与研究的疾病有明显的相关性则会导致研究结果的偏倚。例如，患者可能易于接受调查而健康者可能主观上会拒绝调查。研究者首先需要计算应答率，如果应答率比较高，无应答偏倚可以被忽略；如果应答率比较低需要认真分析无应答的原因。另外，应答率的高低无明确的分界标准，可以参考同种类型的调查研究的平均应答水平。高于平均应答水平的为高；低于平均应答水平的为低；如果无同种类型的研究，可以按高于应答率大于90%为高，应答率在80%～90%之间的为一般的应答水平，应答率低于80%为低。当应答率较低时，就需要对无应答者的特进行分析，以评估无应答可能带来的偏倚。

4. **数据的基本描述**　数据的基本描述主要包括研究变量的统计描述，不同分组人群的主要研究变量的统计描述。计数与等级资料可以计算不同类型的频率分布，不同组间的比较可以用卡方检验；计量资料可检验是否为正态分布，计算均数和标准差，不同组间的比较可以用 t 检验，多组比较可以用方差分析。注意，这时的统计检验分析主要目的是检验组间的变量分布是否均衡，并不是检验主要研究假设，因此基本是属于数据描述。

5. **数据分析**　这里的数据分析是指按照研究设计用一定的统计模型对研究的主要假设进行的比较分析。例如，在结核病药物疗效的实验研究中，研究的主要假设是研究药物在治疗结核上是有效的。进行数据分析时，如果有多种模型可以选择，应当尽可能选择简单的模型，如果有交互作用，需要用加法或乘法交互作用模型。

6. **统计表与统计图**　统计表与统计图是数据分析结果报告的重要形式，如箱式图、直方图和线图等，读者可直接参考统计书。

7. **数据挖掘**　数据挖掘是指研究者利用复杂的统计模型对现有的数据或二手资料重新进行广泛性探索分析。由于数据挖掘本身受到研究的原始资料的局限性，因此数据挖掘的结果不具有很强的病因学意义。数据挖掘的主要目的是为进一步研究寻找有价值的参考信息，并且能为疾病的防治策略的制定提供一定的决策支持。

三、撰写研究报告

在数据分析完毕后即进入撰写研究报告的阶段，研究报告的主要内容包括研究背景、研究人群和研究方法的描述、结果陈述及其意义和建议三大部分。

（一）研究背景

研究者应在背景部分描述所开展研究的国内外研究进展，突出说明本课题研究的实践意义和理论价值。

首先，背景部分需要综述所研究领域的当前进展。需在综合分析、归纳整理文献的基础上，介绍该研究方向的发展历史、研究现状最新动态以及未来的发展趋势。在综合某一研究领域的发展和现状的基础上，背景部分的综述也应适当包括一些评估，对所综述的内容进行一定的分析评价，总结该领域已取得的成就及尚待解决的问题，简要描述未来的发展趋势。另外需要注意的是，应将综述的重点部分放在与本研究相关的最新医学信息和科研动向上。其次，可介绍本次研究的内容，研究者既往的工作基础和所具备的工作条件，简述与他人研究的关系。最后，可简述所采用的研究方法。在上述综述的基础上，背景部分最后应重点说明本研究所具备的实践意义和理论价值。整个背景部分的篇幅不宜过长，一般为 3 000～4 000 字，或根据实际情况进行调整。

（二）研究人群和研究方法的描述

在研究报告中，应清楚地描述所选择的研究人群和采纳的研究方法。研究人群和研究对象的选择直接影响研究结果的代表性、适用性、选择偏倚和随机误差。一个研究的代表性取决于源人群和参与研究者对源人群的代表性。在研究人群部分应详细描述研究对象的纳入和排除标准及其来源。

研究方法中应描述研究设计、参与研究的机构、研究对象、研究指标、指标的测量、偏倚、样本量及其估计方法、统计方法、计量变量的分析方法和研究所受资助的情况。在介绍了研究设计法、研究对象后，应尽可能介绍每个所采纳指标的定义并详述其测量或计算方法，并区分结局暴露、潜在预测因子、潜在的混杂因素或效应修正因素。同时，应简述发现研究中潜在偏倚的方法。样本量及其计算方法是研究方法中必不可少的部分，在介绍时可根据统计学原理和实际情况行描述。在描述统计方法时应尽可能包括控制混杂的方法，并描述如何进行失访和缺失值的处理，如何处理匹配数据，如何进行效应值的处理等。如果可能，描述亚组分析和敏感性分析的方法。在计量资料的分析上，可介绍如何分组及其原因等。如为干预性研究应详细描述干预措施实施的目标人群及实施方法。如为随机对照试验，则应详述随机的方法以及如何使用盲法等。

（三）结果陈述及其意义和建议

结果部分应主要描述研究对象的分布，分别展示描述性资料、结局资料、主要结果和其他分析等。首先应介绍研究在各个阶段的研究对象数量，合格的研究对象数量及纳入研究的数量，完成随访的数量和分析的数量。简要描述各个阶段未能参与者的原因。如果使用了匹配，应给出每个病例对应的对照数量的分布。描述性资料包括描述研究对象的人口学特征、暴露和潜在混杂因子的信息、介绍数据的完整程度、随访数量以及随访天数等。在结局资料部分应报告结局事件的数量或综合指标。不同研究类型其主要结果中应报告的内容不尽相同。例如，观察性研究中应描述未调整和按照混杂因子调整后的关联结果、精确度（如 95%CI），阐明按照哪些混杂因素进行了调整以及原因，报告亚组分析和敏感性分析的结果等。如为整群随机对照试验，应分析每个主要和次要结局，如果可能，应报告个体或群体水平上每个组的综合结果，估计效应大小和精确度（如 95%CI），报告各主要结局的群内相关系数等。

之后应概括与研究假设有关的重要结果。同时分析有可能存在的偏倚，讨论研究的局限性以及分析暴露和结局存在多样性时出现的问题。讨论所有可能偏倚的方向和大小。结合当前证据和研究的局限性，谨慎给出一个总体的结果解释，阐述研究结果的可推广性。根据研究分析结果和结论，提出下一步工作建议，包括尚需解决的问题以及进一步调查研究的建议。

四、撰写科学论文

各医学期刊会定期登载其征稿格式和要求，在正式投稿之前，研究者需按照拟投期刊的要求对论文的格式进行有针对性地修改，以便发表。本节论述科学论文撰写的一般格式。

（一）题目

论文文题应以最恰当、最简明的词语反映论文最重要的特定内容。通常情况下题目应该用简洁、准确的词语反映文章最重要的特定内容，最好不超过 20 个字，英文标题最好不超过 15 个单词。标题中应尽量避免不必要的英文缩写或大多数不熟悉的中文简称。尽可能不设副标题。文题用词应有助于选定关键词和编制题录、索引，不使用非公知公用的缩略语、字符、代号等，也不宜将原形词和缩略语同时列出。

（二）作者

医学科研论文的作者署名既是对所有具备作者资格研究者劳动的承认，也同时要求所有作者对所发表论文的真实性和可靠性承担责任。作者署名，既方便编辑和读者与作者进行交流和沟通，也方便其他研究者通过期刊数据库检索作者已发表的文献。通常情况下，文章投稿后作者署名排序不应随意变更。

只有同时满足下述 3 个条件才能被列为论文作者：①参与了研究选题和设计，或参与资料的分析和结果解释；②起草论文或修改论文中关键内容或其他重要内容；③按编辑和审稿专家提出的修改意见参与了论文的修改，并审阅和同意最后的修改稿。仅参与项目申请或资料收集的人员不适合列为作者，可在致谢部分表示感谢。

（三）摘要

摘要是一个压缩版本的小号论文，它是整篇论文的精髓。通过阅读摘要能让编辑、审稿专家和读者迅速了解文章的大意，以决定是否需要通读全文。摘要还能方便研究人员通过数据库检索文献。摘要通常由目的、方法、结果和结论组成，以第三人称书写，不列图标，不引用参考文献，避免主观评论和解释。

（四）关键词

关键词是反映论文主题内容的词或词组，它位于摘要之后和正文之前。关键词的数量一般介于 3 ~ 6 个。关键词能帮助读者在众多的文献海洋中快速检索到其所感兴趣的内容。关键词分为自由词和主题词。自由词是从文中抽提出来的、代表主题内容的、未经或略经规范化的单词或词组，是表达医学文献主题概念的自然语言词汇。

（五）前言

主要概述研究的背景、目的、研究思路、理论依据、研究日期，并阐明本研究希望解决的问题及意义等。应简明扼要，切忌详述历史过程或复习文献过多。不要涉及本研究中的数据或结论。不要与摘要雷同。不需加小标题，一般不超过 250 字。比较短的论文可以只用小段文字起前言作用。

（六）材料与方法

主要介绍研究对象（人或实验动物，包括对照组）的选择方法、研究设计方法及观察指标等以便重复验证和估计其可靠性。应具体介绍采用何种研究方法，研究对象的选择标准（如诊断标准及分型标准等）资料来源和获取资料的方法研究的样本量及抽样方法，研究的主要观察指标，如何进行随访和质量控制等。此部分还应交代资料的数据处理及分析方法、数据输入和分析软件以及所使用的统计方法。

在涉及药物、生化实验的研究中，注意药物、试剂应使用化学名，注明剂量、单位、批号、生产单位和生产时间等。仪器、设备应注明名称、型号、规格、生产单位、精密度或误差范围。无需描述其工作原理。

（七）结果

结果部分是整篇论文中作者最主要的贡献，它描述了该研究在多大程度上回答了引言中提出的研究问题，也是最后下结论的主要依据。大多数情况下，不能将原始记录简单地罗列在结果部分，要按研究资料类型选择恰当的统计指标、统计图和统计表简要地表达主要的研究结果，并将统计推断结果妥当地表达出来，包括统计量、检验概率、效应值和 $95\%CI$。必要时，作者可采用小标题把主要结果按逻辑顺序排列，以方便读者阅读。

（八）讨论及结论

讨论是论文的精华部分，是对前言所提出的问题的回答。讨论中应简要地概述国内外相关研究的近况，以及本研究的结果和结论与国内外相关研究的对比，分析异同及其可能的原因。着重说明本文创新点所在，并根据研究的目的阐明本研究结果的理论意义和实践意义。应对本研究的局限性、缺点、疑点等加以分析和解释，并说明本文未能解决的问题，提出今后研究的方向与问题。分析这些不足对研究结果的影响，通过前面的分析，提炼出本研究的最终结论。部分期刊会要求作者将结论单独列为一部分。

（九）致谢

有些期刊会要求论文有致谢部分，致谢部分包括下述几方面的内容。

1. 对本研究提供资金资助的单位、个人和合作单位。
2. 协助完成本次研究工作和提供便利条件的组织和个人。
3. 给予转载和引用权的资料、图片、文献、研究思想和设想的所有者。
4. 对本研究做出了贡献又不满足作者条件的个人。

（十）参考文献

列出参考文献的目的：①尊重被引用者的研究成果，强调本研究的继承性；②节约文字、避免重复；③供编辑、审稿专家和读者查阅和考证所引用的内容。论文中引用的参考文献必须为作者亲自阅读和核实过的文献。国内学者经常直接转引别人引用的文献，未仔细核实原始文献的正误，容易出现"以讹传讹"的误引问题。在同等情况下，作者应尽量引用权威期刊发表的和最新发表的文献。由于不同医学期刊对文献索引格式要求差别较大，作者在撰写索引文献时应严格遵循拟投稿期刊的要求。

（十一）其他内容

有些国际医学期刊还要求作者要做利益冲突（conflicting interests）方面的声明，以避免论文撰写过程中受所在单位或经费资助人或单位的影响，无法客观地报告研究结果。有些时候，作者还可在文末附上不适合放入正文中的公式推导、调查表格或其他内容。

<h1 style="text-align:center">第五节　研究案例分享</h1>

一、现况研究实例

我国开展的结核病流行病学抽样调查就是采用现况研究的设计思路进行的。自 1979 年开始，我国先后进行了 5 次全国结核病流行病学抽样调查，主要目的是获得肺结核患病率及其分布状态，评价结核病防治规划的实施效果。下面以 2010 年开展的第五次全国结核病流行病学抽样调查为例进行介绍。

（一）调查对象

本次流调的调查对象为全国 15 岁及以上的本地户籍人口（不包括外出超过 6 个月的人口）及外来常住人口。

（二）抽样设计

以获得全国肺结核患病率为主要目的，采用多阶段分层整群等比例随机抽样的方法在全国共抽取了 176 个调查点。

（三）调查内容与方法

1. **肺结核患病率**　本次流调的主要目的是获得活动性、涂阳和菌阳肺结核的患病率。采取的检查方法是对所有调查对象（含已知的肺结核病患者）进行胸部 X 线检查，对符合条件的调查者进行痰涂片检查和痰培养。按照《肺结核诊断标准》（WS 288—2008），根据调查对象的既往史、临床症状、胸部 X 线检查、痰涂片和痰培养检查及诊断性抗感染治疗等结果经各级验收后确定诊断。

2. **结核分枝杆菌的菌种鉴定和药物敏感性**　对本次流调获得的分枝杆菌分离株进行菌种鉴定和一、二线抗结核药物的药物敏感性试验。

3. **肺结核患者社会经济情况**　对本次流调中发现的所有活动性肺结核患者进行问卷调查，了解患者发病、就诊及治疗过程中相关的社会经济情况。

4. **结核病知识知晓率**　对所有调查对象进行结核病知识知晓情况问卷调查。

（四）数据收集、整理与分析

由受过培训的各省流调队专业人员，根据《全国第五次结核病流行病学抽样调查实施细则》（国卫疾控结防便函〔2010〕36 号）的调查程序进行调查。在调查现场、数据的整理和录入环节均建立了严格的质量控制要求。采用 Epi Data 3.1 进行双录入，采用 SPSS 17.0 软件进行数据统计学分析。对定量资料根据其是否符合正态性分布报告均值、标准差或四分位数，对定性资料报告各分类频次及比例。对连续性变量组间差异的比较，根据其是否满足正态性及方差齐性要求选用 t 检验或秩和检验。二分类变量及无序多分类变量的组间差异比较采用卡方检验，有序多分类变量使用秩和检验。所有检验均为双侧，显著性水平设为 $\alpha = 0.05$。

（五）主要结果

在 2010 年，全国 15 岁及以上人群活动性肺结核、涂阳肺结核、菌阳肺结核的患病率分别为 459/10 万、66/10 万和 119/10 万。

在活动性肺结核患者中，流调前无肺结核症状者占 43.1%；有症状的活动性肺结核患者中，从未就诊者占 53.2%，就诊者首诊于结核病防治机构（以下简称结防机构）者占 6.9%。公众对 5 条结核病防治核心信息的总知晓率为 57.0%。

二、实验研究实例

在 2013—2015 年期间，中国疾病预防控制中心牵头组织开展了"基于社区的重点人群肺结核主动发现干预效果评价：多中心前瞻性队列研究"的实验研究。

（一）研究目的

评价以社区为基础的结核病重点人群肺结核患者主动发现干预措施的实施效果。

（二）研究现场

考虑不同经济状况和肺结核疫情，采用分层整群抽样的方法，从我国东部、中部和西部地区选择 10 个省（直辖市、自治区），包括上海市、江苏省、浙江省、广东省、黑龙江省、河南省、湖北省、四川省、云南省和广西壮族自治区；在每个省（直辖市、自治区）根据县（区）常住人口数、肺结核登记率和医疗卫生服务资源状况等因素选择 1 个县（区）；在每个县（区）中按照人口数、基本公共卫生服务项目实施状况和结核病防治网络设置、结核病防治工作情况选择 1 ~ 3 个乡镇 / 社区作为研究现场。10 个省（直辖市、自治区）共选择 27 个研究现场，包括 10 个乡镇和 17 个社区。

（三）研究对象

以研究现场常住人口中的肺结核发病重点人群作为研究对象。

1. **65 岁及以上老年人** 截至 2013 年 9 月 30 日满 65 周岁的人群。

2. **已知确诊糖尿病的患者** 在社区卫生服务中心 / 站（村卫生室）的个人健康档案中登记或在现场个案调查时经问询既往诊断为糖尿病的人群。

3. **HIV/AIDS 者**　县（区）疾病预防控制中心登记的 HIV/AIDS 者。

4. **既往结核病患者**　2005—2012 年结核病管理信息系统中登记的所有结核病患者。

5. **活动性肺结核患者密切接触者**　基线调查期间所有在治的或新确诊的活动性肺结核患者的密切接触者。

本研究通过了中国疾病预防控制中心伦理委员会的审核批准（编号：201322）。所有研究对象在调查前均签署了知情同意书。

（四）干预措施

由经过标准化培训的省级、地（市）级和县（区）级疾病预防控制中心工作人员和乡镇卫生院、村卫生室、社区卫生服务中心（站）医生组成工作队，于 2013—2015 年每年开展一次肺结核主动发现干预。本研究在常规肺结核患者被动发现的基础上，在社区层面的肺结核患者主动发现措施如下。

1. **健康教育**　采取入户面对面健康宣教，对每位研究对象进行口头宣教，并发放《健康宣传单》和《结核病防治知识宣传折页》。健康宣传的主要内容包括结核病传播途径、主要症状、出现症状后的就诊机构、治疗及预后、国家的诊疗减免政策等结核病防治核心信息。

2. **症状筛查和体格检查**　对每位研究对象进行肺结核可疑症状筛查和问卷调查。肺结核可疑症状包括：咳嗽、咳痰、咯血或血痰、发热、胸痛、夜间盗汗、食欲不振、乏力、体质量减轻。

问卷调查的内容主要包括性别、年龄、职业、文化程度、吸烟情况、饮酒情况、肺结核接触史等；体格检查的主要内容包括身高和体质量测量等。

3. **胸部影像学检查**　对每位研究对象进行胸部 X 线检查。其中，对 15 岁以下的重点人群，首先进行结核菌素皮肤试验，对于 PPD 硬结平均直径 ≥ 10mm 或有水疱或肺结核可疑症状者再进行胸部 X 线检查。

4. **痰标本检查**　经症状筛查后满足研究可疑症状者和胸部 X 线检查异常者留取 3 份痰标本（晨痰、夜间痰和即时痰）进行痰涂片检查，从中选择 2 份性状好的痰标本进行痰培养检查。如研究对象无痰，则对其开展超声雾化吸入法诱导吸痰。

研究可疑症状是指在调查之日前 1 个月内，满足以下 3 个条件中任一条件者：①咳嗽、咳痰持续 2 周及以上；②咯血或血痰；③咳嗽、咳痰 1 周以上不足 2 周，且伴有发热、胸痛、夜间盗汗、食欲不振、乏力、体质量减轻（> 3kg）中的任一症状。

（五）肺结核诊断

由各地的县（区）级结核病定点医疗机构医生根据检查结果，依据《肺结核诊断标准》（WS 288—2008）做出诊断。对于不能排除炎症的疑似肺结核患者，由诊断小组根据病史、临床表现、检查结果及诊断性抗感染和抗结核治疗等进行综合判断。所有被当地诊断的肺结核和疑似肺结核患者均由国家级专家组进行确诊。

（六）质量控制

国家级课题组制订统一的课题实施方案和细则，并对现场研究人员开展标准化培训。正式调查前，各研究现场均先选取 1 个村（1 500 ~ 2 000 名研究对象）开展预调查。研究邀请第三方机构美国 Westat 公司对现场实施情况进行监督和质量控制。国家级课题组成员定期前往现场进行数据核查，并对 5% 的现场资料进行抽查。

（七）统计学处理

通过课题设计的网络在线数据采集系统——"重大专项结核病发病与干预模式研究信息管理系统"录入研究数据，由专人进行数据双录入。采用 SAS 9.3 软件进行分析，采用"百分率（%）"描述人口学特征、结核病防治核心信息知晓率、主动发现干预措施的贡献率等；采用卡方检验或 Fisher 精确概率法检验和 Cochran-Armitage 趋势检验的方法分析在肺结核重点人群中开展主动发现策略的效果和在不同人群中连续开展干预的效果；采用多因素 logistic 回归分析影响主动发现贡献率的因素。所有假设检验均为双侧，$\alpha = 0.05$。

（八）主要结果

在发现的活动性肺结核患者中，发病 3 年内主动发现的患者占全部发现患者的 84.9%，2013 年、2014 年和 2015 年主动发现的贡献率分别为 95.7%、81.0% 和 73.2%，呈逐年下降的趋势（$Z = -6.403$，$P < 0.01$）。多因素分析结果显示，相对于 15 ~ 24 岁年龄组，55 ~ 64 岁年龄组 [OR（95%CI）= 7.18（1.59 ~ 32.39）] 和 ≥ 65 岁年龄组 [OR（95%CI）= 13.52（3.31 ~ 55.16）] 主动发现的贡献率较高；与东部地区相比，在西部地区 [OR（95%CI）= 2.44（1.38 ~ 4.29）] 主动发现的贡献率较高。

知识要点

1. 在实践中提出科学问题的步骤是发现问题，形成研究假设，确定研究目的。

2. 按照医学科学研究性质标准来分，医学科学研究类型可分为观察性研究、实验性研究、理论性研究三大类。观察性研究根据是否有对照组可进一步分为描述性研究和分析性研究。

3. 常用的描述性研究类型有现况研究、生态学研究；常用的分析性研究有队列研究和病例对照研究两类；常用的实验性研究包括动物实验、临床试验、现场试验和社区干预试验四类。

4. 偏倚存在于科学研究的全程，是系统误差，更是一种错误，通过一定的方法可以避免或减小。一般将偏倚分为三大类，即选择偏倚、信息偏倚和混杂偏倚。

5. 在抽样调查中，常用的抽样方法有概率抽样和非概率抽样两种，前者又叫随机抽样，相比后者此方法有统计学的理论依据，可以计算抽样误差，能客观地评价调查结果的精度，选取的样本代表性好；后者虽然没有前者的优点，但因成本低、易于实施，常应用于探索性研究或研究的初期阶段。

6. 医学科学研究中通常将资料分为 3 种类型：计量资料、计数资料、等级资料，不同的资料类型统计方法不同。

7. 科学论文写作中，要注意在正文后列出的参考文献必须是作者亲自阅读的一次文献，要按照在正文中出现的先后顺序依次列出。

自测题

一、选择题（单选题）

1. 科学研究工作的第一步，也是科研工作的关键是（　　）

  A. 课题选择　　　　　　　　　　　　B. 收集资料

  C. 整理资料　　　　　　　　　　　　D. 分析资料

  E. 开题报告

2. 研究设计的作用为（　　）

  A. 可以减少人力、物力和时间

  B. 可以取得较为可靠的资料

  C. 可对实验数据的误差大小做出比较准确的估计

  D. 提高实验效率

  E. 以上都是

3. 科学研究设计中对照的意义是（　　）

  A. 排除或控制自然变化对观察结果的影响

  B. 鉴别处理因素与非处理因素的差异

  C. 可找出综合因素中的主要有效因素

  D. 通过对照可消除或减少实验误差

  E. 以上都是

4. 科研选题范围要有利于（　　　）

    A. 经济建设和社会发展及重大疾病的防治

    B. 扬长避短，发挥优势，使某些研究形成"拳头"课题

    C. 利用现有的人力、设备、集中投资，解决有可能突破的问题

    D. 贯彻"以应用研究为主，重视基础研究，加强开发研究

    E. 以上都正确

5. 下列关于描述性研究的叙述，正确的是（　　　）

    A. 描述性研究总是设立对照组

    B. 描述性研究以个体为单位收集和分析资料

    C. 描述性研究最大的优点是直接验证病因假设

    D. 依据描述疾病的分布特点，其结果可提供某病的病因线索

    E. 抽样调查通常要求进行随机分组

6. 前瞻性队列研究与流行病学实验的根本区别是（　　　）

    A. 是否人为控制研究条件　　　　　　B. 是否设立对照组

    C. 是否进行显著性检验　　　　　　　D. 是否在现场人群中进行

    E. 是否检验病因假设

7. 以下是病例对照研究的特点，除了（　　　）

    A. 设立对照

    B. 属于观察性研究方法

    C. 可以估计疾病的患病率

    D. 观察方向由"果"至"因"

    E. 可以从调查资料中估计比值比

8. 验证病因假设因果效应相关性论证强度最高的是（　　　）

    A. 随机对照试验

    B. 病例对照研究

    C. 队列研究

    D. 病例系列研究

    E. 现况调查

9. 以下错误的说法是（　　　）

    A. 研究者故意更改科研数据属于过失误差，在科研中应该杜绝

    B. 随机误差是没办法避免的，但可以缩小

    C. 系统误差的存在总是造成研究结果总是高于真值或低于真值，具有方向性

    D. 偏倚（bias）也称偏差，是一种系统误差

    E. 系统误差可以通过良好的科研设计加以控制

10. 在以下几种概率抽样方法中，抽样误差最小的方法是（　　　）

　　A. 分层抽样

　　B. 系统抽样

　　C. 单纯随机抽样

　　D. 整群抽样

　　E. 多阶段抽样

二、名词解释

1. 入院率偏倚

2. 双盲

三、简答题

1. 简述文献综述与其他文体的区别。

2. 简述抽样调查的原则及优缺点。

3. 简述科学论文的书写格式。

附 录

附录 1　中英文名词对照表

每小时换气次数	air change per hour，ACH
谷丙转氨酶	alanine transminase，ALT
人工智能	artificial intelligence，AI
卡介苗	bacillus Calmette-Guérin，BCG
生物安全二级	biosafety level 2 laboratory，BSL-2
数字化胸部影像	digital chest radiograph，DR
现代结核病控制策略	directly observed therapy shortcourse strategy，DOTS
耐药结核病	drug resistance tuberculosis，DR-TB
电子直接观察治疗	electronic directly observed treatment，eDOT
终结结核病流行策略	end TB strategy
广泛耐药结核病	extensive drug resistant tuberculosis，XDRTB
固定剂量复合剂	fixed dose combination，FDC
免疫预防	immune prevention
γ 干扰素释放试验	interferon -γ release assay，IGRA
结核分枝杆菌潜伏感染	latent tuberculosis infection，LTBI
最低抑菌浓度	minimum inhibitory concentration，MIC
耐多药结核病	multidrug resistant tuberculosis，MDR-TB
结核分枝杆菌	Mycobacterium tuberculosis，MTB
注射用母牛分枝杆菌	Mycobaterium tuberculosis for injection
非结核分枝杆菌	non-tuberculous mycobacteria，NTM
预防性治疗	prenvention treatment，PT
重组结核杆菌融合蛋白（EC）	recombinant Mycobacterium tuberculosis fusion protein，EC
耐利福平结核病	rifampicin resistant tuberesis，RR-TB
遏制结核病策略	stop TB strategy
促甲状腺激素	thyroid stimulating hormone，TSH
血清总胆红素	total bilirubin，TBIL
结核病	tuberculosis，TB
结核菌素试验	tuberculosis skin test，TST
全基因组测序技术	whole genome sequencing，WGS
齐 - 内	Ziehl-Neelson，Z-N

附录 2　参考答案

第一章　概述

一、选择题

1. B　　　2. ABCD　　　3. ABC　　　4. ABC　　　5. C
6. B　　　7. ABCD　　　8. B　　　9. D　　　10. ABD

二、名词解释

1. 结核分枝杆菌复合群

一组基因组高度同源、可引起结核病的分枝杆菌。包括结核分枝杆菌、牛分枝杆菌、非洲分枝杆菌、田鼠分枝杆菌等。其中结核分枝杆菌、牛分枝杆菌、非洲分枝杆菌为引起人类结核病的主要病原菌。

2. 结核潜伏感染

结核潜伏感染是指机体内感染了结核分枝杆菌，但没有发生临床结核病，没有临床细菌学或者影像学方面活动性结核病的证据。

三、简答题

1. 简述结核分枝杆菌的免疫机制。

结核分枝杆菌是人体的一种免疫系统寄生菌，主要是以 T 细胞为主的细胞免疫。一部分侵入机体的结核分枝杆菌会立刻被机体的免疫系统杀死，幸存的结核分枝杆菌通过刺激免疫细胞产生适应性反应在其内部复制繁殖。被侵入的宿主在几周内建立细胞介质免疫反应，以阻止其复制。此阶段的反应，可通过抗原刺激试验检测感染和细胞介导免疫应答。

2. 简述终结结核病流行策略的三大支柱。

终结结核病流行策略的三大支柱包括：

（1）以患者为中心的综合治疗和预防

早期诊断结核病包括开展药物敏感试验，系统筛查接触者和高危人群；对包括耐药结核病在内的所有结核病患者进行治疗，同时提供患者支持；开展结核病 / 艾滋病联合防控，管理并发症；为高危人群提供预防性治疗；以及接种抗结核病疫苗。

（2）强有力的政策和支持性系统

具有充分资源用于结核病治疗和预防的政治承诺；社区、民间社会组织以及公立和私立卫生保健提供者的参与；实现全民健康覆盖；社会保护、缓解贫穷以及针对结核病其他决定因素的行动。

（3）强化研究和创新

开发、研制并迅速利用新的工具、干预措施和战略；开展研究以优化实施和影响，并促进创新。

3. 简述疾病预防控制机构在结核病防治工作中的职责和任务。

疾病预防控制机构在结核病防治工作中的具体职责主要包括：在卫生健康行政部门的领导下，组织开展结核病规划实施、管理及评估工作；负责结核病预防控制工作的技术指导、质量监控和技术考核；监测和报告肺结核疫情；开展流行病学调查、疫情处置等工作；组织落实肺结核患者治疗期间的规范管理；组织开展肺结核或者疑似肺结核患者及密切接触者的追踪工作；组织开展结核病高发和重点行业人群的防治工作；开展结核病实验室检测，对辖区内的结核病实验室进行质量控制；组织开展结核病防治培训，提供防治技术指导；组织开展结核病防治健康教育工作；开展结核病防治应用性研究。

第二章　结核潜伏感染筛查与预防

一、选择题（单选题）

1. B	2. C	3. D	4. E	5. C
6. C	7. D	8. C	9. D	10. D

二、名词解释

1. 结核潜伏感染

结核潜伏感染（LTBI）是指人体在感染 MTB 后对其抗原刺激产生的一种无活动性结核病的临床症状和影像学改变的持续免疫状态。

2. 结核抗原皮肤试验

重组结核杆菌融合蛋白（EC）由高效表达结核分枝杆菌 ESAT6-CFP10 的大肠埃希菌，经发酵、分离和纯化后获得的重组结核杆菌融合蛋白制成。该类试剂包含结核分枝杆菌特异性抗原 ESAT-6 和 CFP-10，卡介菌和其他大多数 NTM 中不含这些抗原。因此，该试验可以有效鉴别卡介苗（BCG）接种与 NTM 感染。

三、简答题

1. 简述我国抗结核预防治疗的重点人群。

（1）与病原学阳性肺结核患者密切接触的 5 岁以下儿童结核潜伏感染者；

（2）HIV 感染者及艾滋病病人中的结核潜伏感染者，或感染检测未检出阳性而临床医生认为确有必要进行治疗的个体；

（3）与活动性肺结核患者密切接触的学生等新近潜伏感染者；

（4）其他人群：需使用肿瘤坏死因子治疗、长期应用透析治疗、准备做器官移植或骨髓移植者、硅肺患者以及长期应用糖皮质激素或其他免疫抑制剂的结核潜伏感染者。

2. 简述开始抗结核预防性治疗前应开展哪些健康教育工作，核心信息包括哪些。

在 LTBI 检测前、开始预防性服药前，以及服药过程中均需要对服药者及其家属，通过多种形式开展结核病防治知识健康教育。

核心信息包括：1. 检测结核潜伏感染的重要性，发病后的危害；2. 抗结核预防性治疗重要性，保护效果；3. 可能出现的不良反应，如何应对；4. 服药中的注意事项。

3. 简述如何评价抗结核预防性治疗的效果。

评价内容包括：目标人群结核病和感染状况筛查情况、高危人群中符合预防性治疗者的预防性治疗覆盖情况、对预防性治疗者的规范管理情况和治疗完成情况、服药过程中不良反应发生情况，因不良反应停止治疗情况、治疗期内及治疗后发生结核病的情况。

评价指标包括：目标人群筛查率、预防性治疗覆盖率、预防性治疗者规范管理率、预防性治疗完成率、因不良反应停止治疗率、预防性治疗者结核病发病率。

第三章　结核病实验室检查

一、选择题（单选题）

1. D	2. A	3. C	4. B	5. C
6. C	7. B	8. D	9. B	10. D

二、名词解释

1. 最低抑菌浓度

固体或液体稀释法药敏试验中能够抑制至少 99% 细菌生长的抗菌药物的最低浓度即为最低抑菌浓度。

2. 药敏试验临界浓度

体外抑制 99% 表型野生型结核分枝杆菌菌株的某种抗结核药物的最低浓度。

三、简答题

1. 简述菌种鉴定结果的意义和解读。

抗酸杆菌和分离培养阳性均不能确定是否为结核分枝杆菌或非结核分枝杆菌。一些非结核性分枝杆菌可以引起与结核分枝杆菌非常类似的疾病和症状，在临床上非常容易与结核病混淆，造成误诊误治。因此混合分枝杆菌培养物可能表明显著混合感染，对不同菌落类型的固体培养基进行目视检查，通过 MALDI-TOF 可能会显示"额外的峰"（混淆识别预测软件），分子结果可能是"异质的"，考虑混合感染时可以重复采样进一步检测，来自患者的多个样本有助于确定混合感染是否具有临床意义，也可使用多种方法确保鉴定结果与表型结果相匹配（如菌落形态和生长速度），在发布最终报告之前应调查不一致的结果。在 NTM 流行率高的地区，应常规检测具有临床意义的 NTM 分离株，并鉴定到种水平。

2. 简述细菌学检测方法如涂片镜检和分枝杆菌分离培养与结核分枝杆菌核酸检测结果不一致如何解释。

如果痰涂片镜检与培养均阴性、在排除污染的情况下阳性结果即表示结核分枝杆菌复合群核酸阳性；如果痰涂片镜检和培养均阳性、结核分枝杆菌核酸检测阴性，排除扩增抑制的情况下应考虑是否为 NTM 感染等，少数情况下因靶基因突变或缺失导致假阴性结果；如果仅痰涂片镜检阳性、培养和核酸检测均阴性，则考虑可能为棒状杆菌和诺卡菌等其他抗酸杆菌的感染；如果痰涂片及荧光定量 PCR 实验均阴性，仅培养阳性，且为少数菌落生长，应排除在培养的操作过程中交叉污染的可能性，若再次培养或其他标本仍为阳性且培养物经鉴定确为结核分枝杆菌则为结核分枝杆菌分离培养阳性。

3. 简述耐药基因检测方法与药敏试验表型检测结果不一致的原因。

一般来说检出明确的与耐药相关的基因突变可以说明结核分枝杆菌对该药物是耐药的，而未检测到突变或野生型推断细菌对该药物是敏感的。一般低水平耐药时易出现表型和基因型药敏结果的不一致现象，某些位点突变通常导致高水平耐药，如果菌株本身突变发生在某些临界耐药位点即较低水平耐药，采用现有药敏试验表型检测时可能会报告敏感结果，从而造成基因型和表型药敏结果不一致。结核病患者体内通常敏感菌和耐药菌并存，但是占比例不同。比例法在含有 1% 以上的耐药菌时即可检出，而耐药基因检测需在临床标本中含有较高比率（一般在 20% 以上）的耐药菌才能检出，其检测耐药菌的敏感度低于传统药敏试验表型检测。因此会出现表型与分子结果不一致或同时检出敏感基因型和耐药基因型的现象。并非所有与耐药性相关的基因都设计在所使用的基因型药敏试验中。"未检测到突变"表明该生物体很可能对所列药物敏感，但不能百分之百确定，意味着未发现与耐药性相关的最常见的突变。相反，检测到的某些突变也可能是沉默突变，而不是真正能够引起表型耐药的突变，此时会引起基因型的假耐药结果。

第四章　结核病诊断

一、选择题（单选题）

1. A　　　　2. C　　　　3. C　　　　4. D　　　　5. C

6. B　　　　7. B　　　　8. B　　　　9. B　　　　10. D

二、名词解释

1. 因症就诊

具有肺结核可疑症状的患者，直接前往医疗机结核门诊就诊，这是目前我国结核病发现主要方式。

2. 肺结核可疑症状者

咳嗽、咳痰 ≥ 2 周，或咯血为肺结核可疑症状。

三、简答题

1. 简述不同类型肺结核的典型胸部影像学表现。

（1）原发性肺结核主要表现为肺内原发病灶及胸内淋巴结肿大，或单纯胸内淋巴结肿大。儿童原发性肺结核也可表现为空洞、干酪性肺炎以及由支气管淋巴瘘导致的支气管结核。

（2）血行播散性肺结核急性血行播散性肺结核表现为两肺均匀分布的大小、密度一致的粟粒阴影；亚急性或慢性血行播散性肺结核的弥漫病灶，多分布于两肺的上中部，大小不一，密度不等，可有融合。儿童急性血行播散性肺结核有时仅表现为磨玻璃样影，婴幼儿粟粒病灶周围渗出明显，边缘模糊，易于融合。

（3）继发性肺结核胸部影像表现多样，轻者主要表现为斑片、结节及索条影，或表现为结核瘤或孤立空洞；重者可表现为大叶性浸润、干酪性肺炎、多发空洞形成和支气管播散病灶等；反复迁延进展者可出现肺损毁，损毁肺组织体积缩小，其内多发纤维厚壁空洞、继发性支气管扩张，或伴有多发钙化等，邻近肺门和纵隔结构牵拉移位，胸廓塌陷，胸膜增厚粘连，其他肺组织出现代偿性肺气肿和新旧不一的支气管播散病灶等。

（4）气管、支气管结核主要表现为气管或支气管壁不规则增厚、管腔狭窄或阻塞，狭窄支气管远端肺组织可出现继发性不张或实变、支气管扩张及其他部位支气管播散病灶等。

（5）结核性胸膜炎分为干性胸膜炎和渗出性胸膜炎。干性胸膜炎通常无明显的影像表现；渗出性胸膜炎主要表现为胸腔积液，胸腔积液可表现为少量或中等量、大量的游离积液，或存在于胸腔任何部位的局限包裹积液，吸收缓慢者常遗留胸膜增厚粘连，部分为胸膜结核瘤。

2. 简述结核性胸膜炎确诊病例的诊断标准。

凡符合下列项目之一者：

（1）胸部影像学检查显示与结核性胸膜炎相符的病变及胸腔积液或胸膜病理学检查符合结核病病理改变者；

（2）胸部影像学检查显示与结核性胸膜炎相符的病变及胸腔积液病原学检查阳性者。

3. 简述病原学阳性肺结核患者密切接触者包括哪些人群。

与登记的病原学阳性肺结核患者在其确诊前 3 个月至开始抗结核治疗后 14 天内直接接触的人员。

第五章　结核病治疗

一、选择题（单选题）

1. B	2. C	3. D	4. D	5. C
6. B	7. C	8. D	9. D	10. D

二、名词解释

1. 规律用药

患者使用医生规定的药物、规定的用量、规定的次数、规定的疗程时间（月数）。

2. 抗结核药物固定剂量复合剂

抗结核药物 FDC 是指将 2 种或 2 种以上抗结核药物按照一定的剂量配方制成的一种复合制剂。

三、简答题

1. **简述利福平和异烟肼敏感或耐药状况未知肺结核治疗方案。**

治疗方案：2H-R-Z-E/4H-R。

（1）强化期治疗：使用 H-R-E-Z 四联抗结核药物 FDC，每日 1 次，连续服用 2 个月，共计用药 60 次。

（2）继续期治疗：使用 H-R 二联抗结核药物 FDC，每日 1 次，连续服用 4 个月，共计用药 120 次。

2. **简述抗结核治疗完成治疗。**

利福平敏感结核：病原学阴性患者完成规定的疗程，疗程末痰涂片或培养结果阴性或未痰检。病原学阳性患者完成规定的疗程，疗程结束时无痰检结果，但在最近一次痰涂片或培养结果为阴性。

利福平耐药结核完成治疗：完成规定的疗程，无证据显示治疗失败，但强化期后没有达到连续 3 次痰培养阴性，每次至少间隔 30 天。

3. **简述什么是药物不良反应。**

药物不良反应是指合格药物在正常用法用量下出现的与用药目的无关的或意外的有害反应。

第六章　患者管理

一、选择题（单选题）

1. C	2. E	3. D	4. E	5. A

6. D　　　　7. D　　　　8. D　　　　9. C　　　　10. D

二、名词解释

1. 医务人员管理

由医务人员对患者进行直接面视下督导服药的管理方式，利福平耐药肺结核患者均需要这种管理方式。基层医疗卫生机构的医务人员主要负责督导服药，并且每月记录1次对患者的随访评估结果，结核病定点医疗机构或疾病预防控制机构的相关医务人员也可实施督导服药。

2. 智能工具辅助管理

借助电子药盒、手机等智能工具，对患者进行督导服药的管理方式。智能工具至少要具备定时提醒服药和记录服药行为的功能。基层医疗卫生机构的医生需在患者的强化期每10天对患者随访1次，继续期每月随访1次。

三、简答题

1. 简述如何由家庭成员对肺结核患者进行管理。

由肺结核患者的配偶、父母、子女及与患者一起生活的其他家庭成员，对患者进行督导服药的管理方式。实施督导服药的家庭成员应具备的条件包括：年龄在15岁以上、小学及以上文化程度，且经过医生培训后能够督促患者服药、复诊和填写相关记录。基层医疗卫生机构的医生需在患者的强化期每10天对患者随访1次，继续期每月随访1次。

2. 简述如何由志愿者对肺结核患者进行管理。

由志愿者（如教师、学生、已治愈的结核病患者及其他人员）对患者进行督导服药的管理方式。志愿者具备的条件包括：年龄在18岁以上、初中及以上文化程度，且经过医生培训后能够督促患者服药、复诊和填写相关记录。基层医疗卫生机构的医生需在患者的强化期每10天对患者随访1次，继续期每月随访1次。

3. 简述如何处理由非定点医疗机构转诊未到位的患者。

对没有电话或通过电话追踪5天内未到位的患者，县（区）级疾病预防控制机构追踪人员与基层医疗卫生机构人员电话联系，或将"患者追访通知单"以电子文档或传真等形式，发送至基层医疗卫生机构，告知患者的详细情况。基层医疗卫生机构在收到需追踪患者信息后，应主动到患者家中了解具体情况，劝导患者到定点医疗机构就诊。同时电话通知或填写"患者追访通知单"第二联，向县（区）级疾病预防控制机构进行反馈。

第七章 患者关怀

一、选择题（单选题）

| 1. A | 2. D | 3. D | 4. D | 5. A |
| 6. D | 7. D | 8. E | 9. D | 10. E |

二、名词解释

1. 同伴支持

同伴支持指的是发现合适已经治愈康复的患者，对他们提供培训，使之成为同伴支持者（社区同伴/诊疗专家），以朋友和教育者双重身份，从诊断到治愈整个阶段对每个患者进行支持、健康教育，并与正在接受治疗的患者进行交流。

2. 结核病的社区关怀

社区关怀指促进肺结核可疑症状者及早就医、规范肺结核可疑症状者推介和转诊行为、社区随访关怀。

三、简答题

1. 简述患者关怀的主要内容。

患者关怀的主要内容是全流程高质量的诊疗服务，建立患者人文关怀支持体系，为患者提供全方位关爱，为患者搭建快捷的就诊通道，实现乡镇、县级医疗机构与省市级医疗机构一体化诊疗服务和切实减轻患者负担。

2. 简述结核病患者的心理支持主要技术和心理支持方式。

结核病患者的心理支持主要技术包括心理健康教育、支持性心理治疗、认知行为治疗和危机干预技术。心理支持分为个体和团体两种方式。

3. 简述营养治疗的目的和原则。

（1）纠正氨基酸比例失调，达到正氮平衡，防止营养不良。

（2）改善整体健康状况，提高患者的生活质量。

（3）保证维生素和膳食纤维的摄入，三餐营养素合理分配。

（4）实行个性化营养治疗。

第八章 聚集性疫情处置

一、选择题（单选题）

| 1. B | 2. D | 3. D | 4. D | 5. A |
| 6. C | 7. D | 8. C | 9. B | 10. D |

二、名词解释

1. 聚集性疫情

指在一定时间内（通常指半年）、某机构 / 场所（如学校 / 校区、长期照护机构、厂矿 / 企事业单位 / 部队等）发现多例（一般指 2 例及以上）病例之间存在流行病学关联，即疫情中的病例之间有传播链的存在。

2. 密切接触者

指与活动性肺结核患者在其确诊前 3 个月至开始抗结核治疗后 14 天内（传染期）直接接触的人员。如患者出现肺结核可疑症状的时间早于确诊前 3 个月，则这一定义中的传染期需更新为症状出现时间至开始治疗后 14 天。

三、简答题

1. 简述聚集性疫情的出现方式。

聚集性疫情的出现方式主要有两种：一是在一段时间内，该机构 / 场所中多名人员因症主动就诊、或接受结核病主动筛查，陆续诊断为活动性结核病患者；二是该机构 / 场所内出现结核病散发病例后，疾病预防控制机构开展疫情处置，通过对患者的密切接触者进行筛查，新发现多名活动性结核病患者。

2. 简述判定病例之间流行病学关联的方法。

可采用基因分型和调查信息分析的方法进行。基因分型方法包括分枝杆菌散在重复单位 - 可变数目串联重复（MIRU-VNTR）方法和全基因组测序，如菌株具有相同的基因型，则可判定患者之间存在流行病学关联。在对患者的调查信息进行分析之后，如在发病时间上符合结核病的流行病学规律，在空间分布上存在着密切接触的可能，且未发现有其他可能的感染来源，则可从流行病学角度判断为具有关联。

3. 简述机构内的活动性肺结核患者的复工标准。

病原学阳性肺结核患者和重症病原学阴性肺结核患者（包括有空洞 / 大片干酪状坏死病灶 / 粟粒性肺结核等）经过规范治疗完成全疗程，达到治愈或完成治疗的标准。

其他病原学阴性肺结核患者经过 2 个月的规范治疗后，症状减轻或消失，胸部 X 线病灶明显吸收。自治疗 3 月末起，至少 2 次涂片检查均阴性且至少 1 次结核分枝杆菌培养检查为阴性（每次检查的间隔时间至少满 1 个月）。如遇特殊情况的患者，需由当地结核病诊断专家组综合判定。

第九章　感染控制

一、选择题（单选题）

1. C	2. C	3. B	4. B	5. C

6. C   7. D   8. B   9. D   10. A

二、名词解释

1. ACH

每小时换气次数（air change per hour，ACH），即每小时某空间气体体积全部置换的次数，1ACH 意味着在 1 小时内空气被交换了一个整个房间的体积，ACH 值越高，稀释效果就越好，空气传播感染的风险就越低。

2. 通风

通风是将新鲜的室外空气或经过滤处理的室内空气排放到某一空间，将气体分布到整个空间，同时让部分空气排出此空间，从而稀释此空间可吸入感染性微滴核浓度的过程。

三、简答题

1. 简述手卫生的步骤。

（1）在流动水下，使双手充分淋湿。

（2）取适量洗手液（肥皂），均匀涂抹至整个手掌、手背、手指和指缝。

（3）认真揉搓双手至少 15 秒，应注意清洗双手所有皮肤，包括指背、指尖和指缝，具体揉搓步骤为：①掌心相对，手指并拢，相互揉搓；②手心对手背沿指缝相互揉搓，交换进行；③掌心相对，双手交叉指缝相互揉搓；④弯曲手指使关节在另一手掌心旋转揉搓，交换进行；⑤右手握住左手拇指旋转揉搓，交换进行；⑥将五个手指尖并拢放在另一手掌心旋转揉搓，交换进行。

（4）在流动水下彻底冲净双手，擦干，取适量护手液护肤。

（5）擦干宜使用纸巾。

2. 简述结核感染控制的框架。

组织管理、行政控制、环境控制、呼吸防护。

3. 简述通风的类型。

通风分为自然通风、机械通风、混合通风和通过高效微粒空气过滤器的循环风。

第十章　健康促进与社会动员

一、选择题（单选题）

1. A   2. B   3. D   4. C   5. D
6. A   7. B   8. D   9. C   10. D

二、名词解释

1. 健康促进

健康促进是促使人们提高、维护和改善他们自身健康的过程，是指一切能促使行为和生活条件向有益于健康改变的教育和生态支持的综合体。其中环境包括社会、政治、经济和自然环境等，支持包括政策、立法、财政、组织、社会开发等系统。健康促进的概念在1986年于世界卫生组织第一届全球健康促进大会上被提出。

2. 社会动员

是指在结核病防治工作中充分发挥社会各相关机构、企事业单位、社会团体和有影响力的社会人士的广泛参与和示范引领作用，形成多部门合作和全社会共同参与的良好氛围，充分发挥个人健康责任第一人的作用，在切合本地区社会经济、文化背景和健康需求的条件下，持续组织开展健康教育和健康促进活动，形成政府主导、多部门合作、全社会共同参与的结核病防治社会共同治理体系。

三、简答题

1. 简述对公众开展结核病健康教育的核心信息。

（1）肺结核是长期严重危害人民健康的慢性传染病。

（2）肺结核主要通过呼吸道传播，人人都有可能被感染。

（3）咳嗽、咳痰2周以上，应怀疑得了肺结核，要及时就诊。

（4）不随地吐痰，咳嗽、打喷嚏时掩口鼻，戴口罩可以减少肺结核的传播。

（5）规范全程治疗，绝大多数患者可以治愈，还可避免传染他人。

2. 举例说明结核病的健康教育对象。

结核病健康教育的对象包括普通大众，结核病患者以及与患者有关各类人员，医务工作者，流动人口，企事业单位、学校和其他集体单位成员，结核病的易感人群、如老年人、HIV感染者、糖尿病患者等，结核病防治志愿者等。

3. 简述一项健康教育活动设计应包括的主要内容。

一项健康教育活动的设计主要包括：

（1）活动目标：目标分为总目标和具体目标，总目标一般指健康教育活动宏观、长远、预期达到的愿景，是健康教育工作努力的方向。具体目标指本次活动能够解决的问题，是为实现总目标而设计的、明确的、可测量的目标。

（2）活动方案：需要在开展需求分析的基础上制订，具体包括：①活动名称和活动主题；②目标人群；③干预措施；④组织领导和指责分工；⑤主要参加人员；⑥具体活动内容；⑦活动保障等。

（3）活动形式：具有时代感、形式新颖，与互联网新媒体传播生态接轨，也可结合当地民俗活动。

（4）组织实施：严格按活动方案开展工作流程和工作记录等。

（5）总结评估：包括活动的组织领导、实施情况、取得的效果和经验、下一步构想等，活动原始资料及时归档管理。

第十一章　监测与评价

一、选择题（单选题）

| 1. B | 2. D | 3. D | 4. D | 5. A |
| 6. C | 7. C | 8. D | 9. D | 10. D |

二、名词解释

1. 肺结核患者病原学阳性率

指某一地区、一定期间内登记的肺结核患者（不包含单纯结核性胸膜炎）中病原学阳性患者的比例。

2. 病原学阳性患者耐药筛查率

指在某一地区、一定期间内登记的病原学阳性患者开展耐药检测的比例。

三、简答题

1. 简述肺结核传染病报告的报告要求、责任报告单位和责任报告人。

肺结核报告要求属地管理首诊负责制。各级各类医疗卫生机构（包括结核病定点、非定点医疗机构）为责任报告单位，其执行职务的医务人员（包括乡村医生、个体开业医生）为责任报告人。现场调查时发现的肺结核病例，由现场调查人员报告。

2. 简述结核病管理信息系统常用的患者发现和治疗管理指标有哪些。

（1）患者发现：肺结核患者新登记率、肺结核患者登记率、肺结核患者病原学阳性率、初诊患者数占全人口比例、报告肺结核患者和疑似肺结核患者的总体到位率。

（2）治疗管理：肺结核患者接受治疗率、病原学阳性患者2、3个月末痰菌阴性率、病原学阳性患者治愈率、病原学阴性患者完成治疗率、肺结核患者成功治疗率。

3. 根据监测数据的分析结果应该进行讨论并提出有针对性的建议，关于讨论和建议应该遵循哪些原则？

一是对数据质量评价中发现的问题进行讨论并提出相关建议；二是结合监测资料分析的目的，对分析结果进行讨论并提出相关建议；三是对发现的特殊问题进行重点讨论并提出相关建议。

第十二章　质量控制

一、选择题（单选题）

1. D　　　2. B　　　3. C　　　4. D　　　5. C
6. A　　　7. D　　　8. D　　　9. D　　　10. D

二、名词解释

1. 培训

是一个培训师借助于课程设计的各种方法和技巧，将知识（knowledge，K）、技能（skill，S）传授给学员，使其提高能力，改变其行为的过程，并使他们转变原本不适当的态度（attitude，A）。

2. 专题调查

为了获得常规监测信息系统和现场调研等无法获得的流行病学信息、资料和行为指标时，需要开展专题调查。例如结核病感染率、患病率、发病率、死亡率、结核分枝杆菌耐药率、公众对结核病防治核心知识知晓率以及肺结核患者经济负担等。专题调查比常规数据收集更为复杂，费用很高，对于工作人员要求更高。

三、简答题

1. 简述培训的主要流程。

主要包括：

（1）分析培训需求：根据需求制订培训计划，需求的分析要结合当前机构的工作现状、发展计划、参训人员的素质基础，以及可利用的各类资源等因素。

（2）确定培训目标：基本目标要以促进结核病防治规划各项指标完成、提升实施工作质量、促进防治工作发展为前提制定。

（3）制订培训计划：各级机构要把培训工作纳入本级年度结核病防治工作的整体计划，并为计划实施创造有利条件。培训计划的制订包括培训目的、时间和地点选择、培训对象及规模、培训内容、培训形式、师资选择、经费预算等。

（4）组织培训实施：组织机构应按照培训计划和日程安排，完成课程讲授或相应的培训活动，培训结束资料（如培训通知、学员签到单、培训教材、学员培训评估表和学员考试卷等）及时归档。

（5）培训效果评估：应对本年度组织实施的培训工作及时进行总结评估，包括对培训教材、培训方法及培训效果的评估。评估方法包括培训前后测试、学员评估表分析、远期培训效果追踪调研等。分析培训完成情况及培训内容掌握情况，撰写评估报告，为下一年度改进培训工作提供依据。

2. 简述各级疾病预防控制机构的实验室要求。

疾病预防控制机构应设立与本级职能相适应的结核病实验室，省级应至少具备痰涂片镜检、分枝杆菌分离培养、菌种鉴定、结核分枝杆菌（MTB）核酸检测、结核分枝杆菌耐药基因检测、药敏试验表型检测及基因分型能力；地（市）级实验室至少具备痰涂片镜检、分枝杆菌分离培养、菌种鉴定、结核分枝杆菌耐药基因检测、药敏试验表型检测能力；县（区）级建议具备痰涂片镜检、结核分枝杆菌核酸检测（分枝杆菌分离培养）能力。

3. 简述病原学阳性率质量考核内容。

包括：

（1）结核病实验室病原学检测技术开展情况：涂片显微镜检查、分枝杆菌分离培养、分枝杆菌核酸检测（检查实验室）。

（2）初诊疑似肺结核患者病原学检查标本送检次数：3份涂片、2份培养、1份分子学检查（检查患者住院或门诊病案）。

（3）初诊疑似肺结核患者病原学检查送检标本质量，是否是合格的病原学检测标本（检查实验室留存标本）。

（4）登记肺结核患者病原学阳性率（检查季度或年度报表）。

第十三章　科学研究

一、选择题（单选题）

1. A　　2. E　　3. E　　4. E　　5. D
6. A　　7. C　　8. A　　9. A　　10. A

二、名词解释

1. 入院率偏倚

又称伯克森偏倚，该偏倚常发生在以医院为主的病例对照研究中，是由于患某病的人、无该病的人及其有某些特征的人的住院时机不一样而导致的偏倚。

2. 双盲

受试对象（受试者、家属等）与研究执行者（医师、护士等直接参与临床试验观察者）均不知道受试对象的分组情况，只有研究者指定的第三方机构或个人知道分组情况。

三、简答题

1. 简述文献综述与其他文体的区别。

文献综述与"读书报告""文献复习""研究进展"等有相似的地方，它们都是从某一方面的专题研究论文或报告中归纳出来的。但是，文献综述既不像"读书报告""文献复习"那样，单纯把一级文献客观地归纳报告，也不像"研究进展"那样只讲科学进程。文献综述的特点是"综"，"综"是要求对文献资料进行综合分析、归纳整理、使材料更精练明确、更有逻辑层次；"述"就是要求对综合整理后的文献进行比较专门的、全面的、深入的、系统的论述。文献综述是作者对某一方面问题的历史背景、前人工作、争论焦点、研究现状和发展前景等内容进行评论的科学性论文。

2. **简述抽样调查的原则及优缺点。**

（1）原则：①随机化原则：随机化原则是指整群中的每一个个体被选为样本的概率相等；②样本大小适当的原则：样本大小适当的原则是指样本应达到一定数量，不宜过大也不宜过小。

（2）优点：①节省时间人力和物力资源；②由于调查范围小，调查工作易做得细致等。

（3）缺点：①抽样调查的设计、实施与资料分析均比普查复杂；②资料的重复或遗漏不易被发现；③对于变异大的研究对象或因素和需要普查普治的疾病不适合用抽样调查；④患病率太低的疾病也同样不适合用抽样调查，因为需要很大的样本量，而如果抽样比大于 75%，则不如进行普查。

3. **简述科学论文的书写格式。**

①题目；②作者署名；③摘要；④关键词；⑤引言；⑥材料与方法；⑦结果；⑧讨论与结论；⑨致谢；⑩参考文献；⑪做出利益冲突方面的声明等其他内容。

参考文献

[1] 张贺秋，赵雁林.现代结核病诊断技术 [M].北京：人民卫生出版社，2013：16-20.

[2] 屠德华，万利亚，王黎霞.现代结核病控制理论与实践 [M].北京：军事医学科学出版社，2013：1-7.

[3] TIEMERSMA EW, VAN DER WERF MJ, BORGDORFF MW,et al. Natural History of Tuberculosis：Duration and Fatality of Untreated Pulmonary Tuberculosis in HIV Negative Patients A Systematic Review[J]. PLoS One,2011, 6（4）:e17601.

[4] HOUBEN RM，DODD PJ. The Global Burden of Latent Tuberculosis Infection：A Re-estimation Using Mathematical Modelling[J]. PLoS Med，2016，13（10）：e1002152.

[5] World Health Organzation. WHO consolidated guidelines on tuberculosis：tuberculosis preventive treatment: Module 1：prevention[R]. Geneva：World Health Organization，2020.

[6] World Health Organization. Global Tuberculosis Report 2021[R]. Geneva：World Health Organization，2021.

[7] World Health Organization.The stop TB strategy：Building on and enhancing DOTS to meet the TB-related Millennium Development Goals[R]. Geneva：World Health Organization，2006.

[8] World Health Organization. The global plan to stop TB，2006—2015[R]. Geneva：World Health Organization，2006.

[9] World Health Organization. Global Tuberculosis Report 2018[R]. Geneva：World Health Organization，2016.

[10] World Health Organization. Implementing the end TB strategy[R]. Geneva：World Health Organization，2015.

[11] Christopher Dye. 结核病种群生物学 [M]. 贾忠伟，陆祖宏，译 . 北京：人民卫生出版社，2017：10-19.

[12] 国家卫生健康委员会等八部委 . 遏制结核病行动计划（2019-2022）年 [EB/OL].（2019-6-13）[2019-8-15]. http://www.nhc.gov.cn/jkj/s3589/201906/b30ae2842c5e4c9ea2f9d5557ad4b95f.shtml.

[13] 国务院办公厅 . 国务院办公厅印发《"十三五"全国结核病防治规划》[EB/OL].（2017-02-16）[2022-06-20]. http://www.gov.cn/zhengce/content/2017-02/16/content_5168491.htm.

[14] 国家卫生健康委办公厅 . 国家卫生健康委办公厅关于印发《中国结核病预防控制工作技术规范（2020年版）》的通知：国卫办疾控函〔2020〕279 号 [R/OL].（2020-11-02）[2022-06-20]. http://www.zyscdc.com/article/36/41.html.Office.

[15] 赵雁林，陈明亭 . 中国结核病防治工作技术指南 [M]. 北京：人民卫生出版社，2021.

[16] 王黎霞，张慧.疾控机构人员结核病防治培训教材 [M]. 北京：人民卫生出版社，2019：8-10.

[17] 戴志澄，肖东楼，万利亚.中国防痨史 [M]. 北京：人民卫生出版社，2013：1-9.

[18] 国家卫生健康委员会.结核病防治管理办法（中华人民共和国卫生部令第 92 号）[R/OL].（2013-02-20）[2022-06-20]. http://www.nhc.gov.cn/fzs/s3576/201808/f59b75d1441046698129424c92ad1759.shtml.

[19] 中国防痨协会.高危人群结核分枝杆菌潜伏感染检测及预防性治疗专家共识 [J]. 中国防痨杂志 ,2021,43（9）：874-878.

[20] Laboratory services in tuberculosis control organization and management: part one：organization and management [M]. Geneva：The World Health Organization, 1998:7-11.

[21] FREEDEN T. Toman's tuberculosis case detection, treatment, and monitoring：questions and answers[M].2nd ed. Geneva：The World Health Organization, 2004.

[22] 罗雪娇，沙巍.《非结核分枝杆菌病诊断》解读 [J]. 结核与肺部疾病杂志 , 2021，2（2）:116-119.

[23] 廖鑫磊、王桂荣.非结核分枝杆菌病分子诊断技术概述 [J]. 结核与肺部疾病杂志，2021，2（2）：98-101.

[24] 吴雪琼.加强结核病耐药性检测研究提高正确解读检测结果水平 [J]. 中国防痨杂志，2019,41（2）：124-128.

[25] 杨蕾，王国治，卢锦标.结核病病原学诊断评价方法探讨：与《结核病病原学分子诊断专家共识》[J]. 中国防痨杂志，2018,40（12）：1355-1356.

[26] 张俊仙，吴雪琼.结核分枝杆菌耐药性检测方法的研究进展 [J]. 中国防痨杂志，2019,41（2）：227-232.

[27] 《中国防痨杂志》编辑委员会，中国医疗保健国际交流促进会结核病防治分会基础学组和临床学组.结核分枝杆菌耐药性检测专家共识 [J]. 中国防痨杂志，2019,41（2）：129-137.

[28] 张治国，郭海萍，逄宇.实验室诊断技术在耐药结核病中应用价值的若干思考 [J]. 结核与肺部疾病杂志，2021,2（1）：13-17.

[29] 中华人民共和国国家卫生健康委员会.肺结核诊断：WS 288—2017[S]. 北京：中国标准出版社，2017.

[30] 成诗明，周林.基层医疗卫生机构人员结核病防治培训教材 [M]. 北京：人民卫生出版 ,2019：15-25.

[31] 王黎霞，成诗明，周林，等.结核杆菌 / 艾滋病病毒双重感染防治工作技术指导手册 [M]. 北京：人民卫生出版社，2018：35-45.

[32] 成诗明，周林，赵顺英，等.中国儿童结核病防治手册 [M]. 北京：人民卫生出版社，2017：38-48.

[33] 周林，刘二勇，陈明亭，等.认真执行卫生行业新标准努力提升结核病防控质量 [J]. 中国防痨杂志，2018, 40(3): 231-233.

[34] 中华医学会结核病学分会临床检验专业委员会.结核病病原学分子诊断专家共识 [J]. 中华结核和呼吸杂志，2018,9(41):688-695.

[35] 周林，王倪.抗结核药品管理手册 [M]. 2 版 . 北京：人民军医出版社，2011：15-25.

[36] 中国防痨协会学术工作委员会，《中国防痨杂志》编辑委员会 . 抗结核药品固定剂量复合制剂的临床使用专家共识 [J]. 中国防痨杂志，2020，42（9）：885-893.

[37] World Health Organizatoin. Handbook for the use of digital technologies to support tuberculosis medication adherence[R]. Geneva: World Health Organizatoin, 2018.

[38] United States Agency for International Development(USAID).International standards for tuberculosis care[M].3 rd ed. The Hague:TB CARE I/USAID,2014：1-5.

[39] HOPEWELL PC. Updating the international standards for tuberculosis care[J]. Int J Tuberc Lung Dis , 2014,18(3):253.

[40] 赵雁林，陈明亭，周林 . 中国结核病患者关怀手册 [M]. 北京：人民卫生出版社 ,2021：30-40.

[41] 徐彩红，周向梅，范伟兴，等 . 我国结核病防治主要成就回眸及亟待解决的问题与建议 [J]. 中国防痨杂志，2020,42(12):1263-1267.

[42] 王前，周林，刘二勇，等 . 我国县级结核病定点医疗机构结核病诊断能力现况调查研究 [J]. 中国防痨杂志 , 2020,42(9):926-930.

[43] 国家卫生健康委员会疾病预防控制局 .《新型冠状病毒感染的肺炎防控方案 (第二版)》[R/OL].（2020-01-22）[2022-06-20].http://www.gov.cn/xinwen/2020/01/23/content_5471768.htm.

[44] ZHANG M X，WANG T，HOU S Y，et al. An Outbreak of Multidrug-Resistant Tuberculosis in a Secondary School - Hubei Province，2019[J]. China CDC Weekly，2019，1（5）：67-69.

[45] 李建翠，汪延举，史衍席，等 . 采用分子流行病学和传统调查相结合分析嘉祥县某中学结核病聚集性疫情 [J]. 中国防痨杂志，2012，34（10）：655-658.

[46] 国家卫生健康委办公厅，教育部办公厅 . 中国学校结核病防控指南（2020 年版）[R/OL].（2020-10-16）[2022-06-20]. http://www.nhc.gov.cn/cms-search/downFiles/64478e4d380741d483ba452a7e81243d.pdf.

[47] 许树强，王宇 . 突发事件公共卫生风险评估理论与实践 [M]. 北京：人民卫生出版社，2017：6-18.

[48] 世界卫生组织 . 世界卫生组织结核感染预防控制指南（2019 年更新版）[M]. 成君，张慧，张灿有，译 . 北京：人民卫生出版社，2020：43.

[49] 国家质量监督检验检疫总局，卫生部，国家环境保护总局 . 室内空气质量标准：GB/T 18883—2002[S]. 北京：中国标准出版社，2002.

[50] Centers for Disease Control and Prevention.2007 Guideline for Isolation Precautions: Preventing Transmission of Infectious Agents in Healthcare Settings[R/OL]. Atlanta: Centers for Disease Control and Prevention, 2007. （2017-10-15）[2022-06-10]https://www.cdc.gov/infectioncontrol/guidelines/isolation/index.html.

[51] JENSEN P A, LAMBERT L A, IADEMARCO M F, et al. Guidelines for preventing the transmission of Mycobacterium tuberculosis in health-care settings, 2005[J]. MMWR Recomm Rep,2005,54(RR-17):1-141.

[52] 中华人民共和国国家质量监督检验检疫总局，中国国家标准化管理委员会 . 紫外线杀菌灯：GB

19258-2012[S].北京：中国标准出版社，2012.

[53] 中华人民共和国卫生部.医疗机构消毒技术规范：WS/T 37—2012[S].北京：中国标准出版社，2012.

[54] 王黎霞，陈明亭.中国结核病防治规划系列 - 健康促进手册 [M] .2 版.北京：人民军医出版社，2012:4.

[55] 傅华.健康教育学 [M].北京：人民卫生出版社，2021：201-205.

[56] 田向阳.健康传播理论与实用方法 [M].北京：人民卫生出版社，2017：136-138.

[57] 田向阳，程玉兰.健康教育与健康促进基本理论与实践 [M].北京：人民卫生出版社，2016：90-92.

[58] 李立明，姜庆五.中国公共卫生理论与实践 [M].北京：人民卫生出版社，2015：1014-1019.

[59] 甘泉.社会动员论 [M].武汉：武汉大学出版社，2010：126-142.

[60] 张慧，徐彩红，刘小秋.结核病防治规划监控与评价指标手册 [M].北京：人民卫生出版社，2020：30-59.

[61] 初乃惠，赵雁林.结核病研究进展报告（2020）[M].北京：人民卫生出版社，2021：190-234.

[62] World Health Organization. Digital Health for the End Tb Strategy：an Agenda for Action[R]. Geneva: WHO Document Production Services，2015.

[63] 中华人民共和国国家卫生和计划生育委员会办公厅.关于印发结核病患者健康管理服务规范的通知（国卫办基层函〔2015〕880 号）[R/OL].（2015-10-27）[2022-06-20]. http://www.nhc.gov.cn/jws/zcwj/201510/3658751de5ce4d70a4cfe3536b856f44.shtml.

[64] 中国人员共和国国务院.病原微生物实验室生物安全管理条例 [R/OL].（2020-12-27）[2022-06-20]. http://www.gov.cn/zhengce/2020-12/27/content_5574545.htm.

[65] 中华人民共和国国家质量监督检验检疫总局、中国国家标准化管理委员会.实验室生物安全通用要求 :GB 19489-2008[S].北京：中国标准出版社，2008.

[66] 中国疾病预防控制中心病毒病预防控制所，中国疾病预防控制中心，中国疾病预防控制中心传染病预防控制所，等.病原微生物实验室生物安全通用准则：WS 233—2017[S]. 北京：人民卫生出版社，2017.

[67] 中华人民共和国卫生部.卫生部关于印发《人间传染的病原微生物名录》的通知.卫科教发〔2006〕15 号.（2006-01-27）[2022-06-20]. http://www.nhc.gov.cn/jkj/s7914/200804/de764f35fd1b4fd4b4bffacb0e1f8333.shtml.

[68] 中华人民共和国卫生部.卫生部关于印发《医疗机构临床实验室管理办法》的通知.卫医发〔2006〕73 号 [R/OL].（2006-03-06）[2022-06-20]. http://www.nhc.gov.cn/yzygj/s3577/200804/d3281df051d44badbd45cf12fe95a28e.shtml.

[69] 詹思延.流行病学 [M].8 版.北京：人民卫生出版社，2017.

[70] 陈世耀，刘晓清.医学科研方法 [M].北京：人民卫生出版社，2015：1-15.

[71] 杨帆，郭强，何兴华.医学研究中的抽样方法 [J].西部医学，2019，31（4）：653-656.

[72] 马艳，陆伟，高磊，等.终止结核病流行须加强结核分枝杆菌潜伏感染高危人群筛查和预防性治疗的

管理 [J]. 中国防痨杂志 , 2022, 44(3): 209-214.

[73] 中国医学科学院病原生物学研究所 , 中国疾病预防控制中心 , 中国科学院地理科学与资源研究所 . 全国结核分枝杆菌潜伏感染率估算专家共识 [J]. 中国防痨杂志 , 2022, 44(1): 4-8.

[74] 赵雁林 , 陆伟 , 沙巍 , 等 . 结核潜伏感染人群预防性治疗手册 [M]. 北京：人民卫生出版社，2022：43-89.

[75] 卢水华 , 陆伟 . 新型结核菌素皮肤试验使用手册 [M]. 北京：人民卫生出版社，2021：5-8.

[76] 徐彩虹 , 赵雁林 . 中国结核病预防性治疗指南 [M]. 北京：人民卫生出版社，2023：20-46.